准看護師試験のための

精選実力テスト集

第7版

別冊解答付

メヂカルフレンド社

執筆者〈50音順〉

市成　瑠美子　元 葵会仙台看護専門学校　副校長

大久保恵美子　水戸市医師会看護専門学院　教務主任

長嶋　久美子　世田谷区医師会立看護高等専修学校　教務主任

堀田　恵津子　首都医校　学科責任者

人体のしくみと働き
第 1 回

氏 名

点

1 人体各部の名称について，正しいものを 1 つ選び，番号を○で囲みなさい． `10点`

1．人体は外見上，頭，体幹，体肢の 3 部からなっている．
2．人体から脳や内臓を取り除くと，骨や筋肉で囲まれた 3 つの腔間がある．
3．腋窩線とは，腋窩の中心を通る線をいう．
4．乳頭線（鎖骨中線）とは，乳頭を通る水平線をいう．

2 人体各部の体位を示す用語で，正しいものを 1 つ選び，番号を○で囲みなさい． `10点`

1．正中面とは，身体を前後に分ける面をいう．
2．矢状面とは，正中面に垂直の面をいう．
3．水平面とは，地面に平行，垂直面と直角に交わる面をいう．
4．前頭面とは，正中面と直角に交わり，身体を左右に分ける垂直面をいう．

3 組織について，誤っているものを 1 つ選び，番号を○で囲みなさい． `10点`

1．神経組織は，刺激伝導の主体である神経細胞（ニューロン）と神経膠細胞（グリア細胞）からなる．
2．支持組織は，支持，結合，充填，分隔などの役割をもち，脈管，神経の通路となる．
3．上皮組織は，扁平上皮，立方上皮，円柱上皮，移行上皮，多列上皮に分類される．
4．筋組織は，平滑筋組織と骨格筋組織の 2 つに分けられる．

4 次のうち，正しいものを 1 つ選び，番号を○で囲みなさい． `10点`

1．ヒトの染色体数は 44 本であり，42 本（21 対）の常染色体と，男性は XY，女性は XX の性染色体をもつ．
2．無糸分裂は，ヒトの通常の細胞分裂方法で，前期，中期，後期，終期の 4 期に分けられる．
3．ミトコンドリアは，細胞が生きていくのに必要なエネルギーの産生に関係がある．
4．細胞は，形質膜（細胞膜）とよばれるたんぱく質が主体のきわめて厚い膜に包まれている．

5 次のうち，誤っているものを 1 つ選び，番号を○で囲みなさい． `10点`

1．成人では約 200 個の骨が連結して骨格をつくり，身体の支柱となる．
2．含気骨は，上顎骨など頭蓋骨の一部で，内部に空気が入る．
3．扁平骨は，平たく，板状をしている．
4．骨質は，内層の緻密質と外周の海綿質からなる．

6 次のうち，正しい組み合わせを 1 つ選び，番号を○で囲みなさい. `10点`

　　a．骨膜は，内・外の 2 層からなる.
　　b．骨は，外から骨を包む骨膜と骨質からなる.
　　c．骨が縦に伸びるのは，骨端と骨幹の境の軟骨細胞が増殖して，後に骨化するためである.
　　d．骨の中で造血機能を営むのは，黄色骨髄である.
　　　1．a，b　　　2．a，c　　　3．b，d　　　4．c，d

7 次のうち，正しい組み合わせを 1 つ選び，番号を○で囲みなさい. `10点`

　　1．球（臼状）関節 ——————— 肩関節
　　2．蝶番関節 ——————— 股関節
　　3．車軸関節 ——————— 仙腸関節
　　4．半関節 ——————— 橈尺関節

8 次の図で「岬角」の部位を 1 つ選び，番号を○で囲みなさい. `10点`

　　1．①
　　2．②
　　3．③
　　4．④

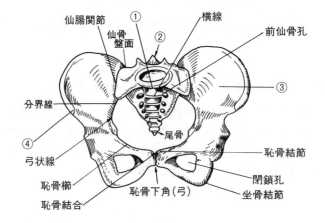

仙腸関節　①　横線
仙骨盤面　②　前仙骨孔
分界線　　　　　③
④
弓状線　　　尾骨
恥骨櫛　　　恥骨結節
恥骨結合　恥骨下角（弓）　閉鎖孔　坐骨結節

9 上肢骨について，正しいものを 1 つ選び，番号を○で囲みなさい. `10点`

　　1．上肢骨は，上肢帯骨と自由上肢骨を区別し，片側 20 個の骨からなる.
　　2．自由上肢骨は，鎖骨と肩甲骨からなり，胸鎖関節と肩関節をつくる.
　　3．尺骨は前腕外側，橈骨は前腕内側にある長骨である.
　　4．手根骨は，8 個の短骨で構成され，4 個ずつ 2 列に配列し，手根間関節をつくる.

10 下肢骨について，誤っているものを 1 つ選び，番号を○で囲みなさい. `10点`

　　1．下肢骨は，下肢帯骨（寛骨）と自由下肢骨を区別し，左右各 31 個の骨からなる.
　　2．下肢帯骨（寛骨）は，腸骨，恥骨，坐骨の 3 個の骨が寛骨臼の部分で骨結合したものである.
　　3．大腿骨は，人体中最大の管状骨である.
　　4．下腿には 2 本の長骨があり，内側の太いほうを腓骨，外側の細いほうを脛骨という.

人体のしくみと働き

点

第 2 回

1 次のうち，正しいものを 1 つ選び，番号を〇で囲みなさい. `10点`

1. 脊柱は 32～34 個の椎骨からなり，上方には頸椎 7 個，胸椎 15 個がある.
2. 腰椎 5 個は椎骨中，最も小さく，頑丈である.
3. 後頭骨にある大後頭孔（大孔）によって，頭蓋腔は脊柱管と連続している.
4. 頭頂骨は，頭頂部の左右にある一対の扁平骨で，冠状縫合により結合する.

2 次のうち，誤っているものを 1 つ選び，番号を〇で囲みなさい. `10点`

1. 第 1 頸椎は，その形が環状をしているので環椎という.
2. 胸骨は胸郭の前面正中部にあり，胸骨柄，胸骨体，剣状突起の 3 部からなる.
3. 橈骨は，前腕内側にある長骨である.
4. 骨盤は，左右の寛骨と仙骨および尾骨から構成される.

3 次のうち，正しい組み合わせを 1 つ選び，番号を〇で囲みなさい. `10点`

1. 肩峰 ————— 肩甲骨
2. 大転子 ———— 尺骨
3. 肘頭 ————— 大腿骨
4. 乳様突起 ——— 前頭骨

4 次のうち，正しい組み合わせを 1 つ選び，番号を〇で囲みなさい. `10点`

a. 寛骨は，仙骨，恥骨，坐骨が癒合したものである.
b. 脊髄は脊柱管内にあり，下端は第 1～2 腰椎の高さにある.
c. 第 7 頸椎は，棘突起が長く隆椎とよばれ，椎骨の位置を決める基準になる.
d. 大泉門とは，左右の頭頂骨と後頭骨の間の膜様部で，生後約 2 年で閉じる.
  1. a, b　　2. a, d　　3. b, c　　4. c, d

5 次のうち，正しい組み合わせを 1 つ選び，番号を〇で囲みなさい. `10点`

1. 篩骨 ————— 蝶形骨のくぼみに脳下垂体を入れている
2. 前頭骨 ———— 1 個の貝殻状の骨で，額をつくる
3. トルコ鞍 ——— 鼻腔の天井や眼窩の内側壁をつくる
4. 大泉門 ———— 生後 1～2 か月で触れなくなる

6 骨の機能のうち，誤っているものを 1 つ選び，番号を〇で囲みなさい． `10点`

1．身体の力学的支持組織
2．ミネラル恒常性の保持
3．骨髄の造血機能
4．黄色骨髄は，白血球や血小板などを産生する

7 下の図で「橈骨」の部位を 1 つ選び，番号を〇で囲みなさい． `10点`

1．①
2．②
3．③
4．④

上肢　　　下肢

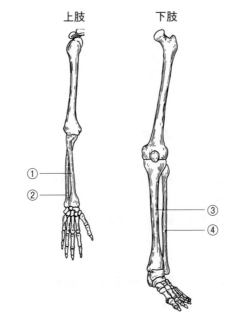

8 頭蓋骨について，1 対のものを 1 つ選び，番号を〇で囲みなさい． `10点`

1．前頭骨
2．後頭骨
3．蝶形骨
4．鼻骨

9 頭蓋骨の縫合について，正しいものを 1 つ選び，番号を〇で囲みなさい． `10点`

1．矢状縫合は，左右の側頭骨を結合している．
2．冠状縫合は，左右の頭頂骨と後頭骨を結合している．
3．ラムダ縫合は，左右の頭頂骨と前頭骨を結合している．
4．鱗状縫合は，頭頂骨と側頭骨を結合している．

10 次のうち，正しいものを 1 つ選び，番号を〇で囲みなさい． `10点`

1．頭蓋腔は脊柱管と連結しておらず，脳と脊髄はつながっていない．
2．蝶形骨体の上面をトルコ鞍といい，中央の下垂体窩には下垂体がはまる．
3．大泉門は前頭骨と側頭骨，小泉門は後頭骨と側頭骨の間にできる．
4．上顎骨は，顔の中央の鼻腔入口を囲む 1 枚の骨で，上顎体の内部には上顎洞がある．

人体のしくみと働き
第 3 回

点

---

1 筋について，正しい組み合わせを 1 つ選び，番号を〇で囲みなさい. `10点`

　　a．筋は外形により分類され，基本的に紡錘状であり，ほかに羽状筋，鋸筋などがある.
　　b．筋は神経の支配を受けることなく収縮する.
　　c．筋の両端は直接または腱となり，骨に付着する.
　　d．筋はその所在により，頭部，胸部，背部，四肢の 4 群に分けられる.
　　　1．a, b　　　2．a, c　　　3．b, c　　　4．c, d

---

2 次のうち，正しい組み合わせを 1 つ選び，番号を〇で囲みなさい. `10点`

　　a．胸鎖乳突筋 ──── 胸部の筋 ──── 外側頸筋
　　b．横隔膜 ────── 腹部の筋 ──── 胸腔と腹腔の境にある
　　c．鼠径靭帯 ───── 腹部の筋 ──── 体幹と大腿との境をなす
　　d．咀嚼筋 ────── 頭部の筋 ──── 下顎神経の支配を受ける
　　　1．a, b　　　2．b, c　　　3．b, d　　　4．c, d

---

3 次のうち，誤っているものを 1 つ選び，番号を〇で囲みなさい. `10点`

　　1．上腕二頭筋は，主に前腕の屈曲を行う.
　　2．下腿三頭筋の下部を合わせて踵骨腱（アキレス腱）という.
　　3．手の筋は手指の細かい運動を行うが，尺骨神経の支配だけを受ける.
　　4．上腕二頭筋と上腕三頭筋は拮抗筋である.

---

4 次のうち，正しいものを 1 つ選び，番号を〇で囲みなさい. `10点`

　　1．筋収縮のエネルギー源は，ATP の分解によって得られる.
　　2．平滑筋は心臓以外の内臓の壁，血管の壁を構成する随意筋である.
　　3．横隔膜には 2 つの孔がある.
　　4．骨格筋は不随意筋で，運動神経により収縮する.

---

5 筋肉の働きについて，正しい組み合わせを 1 つ選び，番号を〇で囲みなさい. `10点`

　　1．上腕二頭筋 ──── 肘関節を伸ばす
　　2．三角筋 ────── 上腕を内転する
　　3．大腿四頭筋 ─── 膝関節を曲げる
　　4．腸腰筋 ────── 股関節を曲げる

6 下の図で「胸鎖乳突筋」の部位を1つ選び，番号を○で囲みなさい． 10点

1. ①
2. ②
3. ③
4. ④

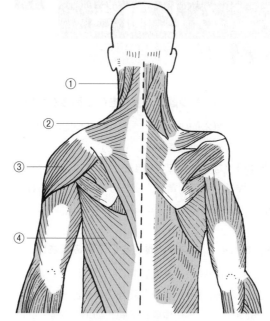

7 次のうち，正しいものを1つ選び，番号を○で囲みなさい． 10点

1. 平滑筋は消化管や血管，膀胱などに存在し，収縮は早いが，伸展性は小さい．
2. 硬直とは，筋肉のATPがなくなり，筋が硬くなった状態をいう．
3. 大きなエネルギーを必要とする短距離走などの運動は，有酸素的エネルギーが使われる．
4. 閾値とは，興奮を起こさせるのに必要な最大の刺激の強さをいう．

8 骨について，正しいものを1つ選び，番号を○で囲みなさい． 10点

1. 血管が乏しい組織である．
2. 機能は，無機質の恒常性を保つ働きはないが，造血機能がある．
3. 軟骨は，血管や神経が豊富な組織である．
4. 軟骨が骨化すると成長が止まる．

9 筋肉について，正しいものを1つ選び，番号を○で囲みなさい． 10点

1. 頸部の筋の広頸筋は，表情筋の一種で，副神経の支配を受け皮膚を緊張させる．
2. 胸部の筋の横隔膜は，薄い板状の筋で，収縮すると胸腔の内容積が減少し，腹腔内圧も減少する．
3. 腹部の筋の後腹筋は，腹腔の後壁をなし，胸腰筋膜の後方にあり，腰神経叢の枝に支配される．
4. 背部の筋の深背筋は，頭や脊柱を支え，その運動にかかわる．

10 次のうち，誤っているものを1つ選び，番号を○で囲みなさい． 10点

1. 表情筋（浅頭筋）は，顔面神経の支配を受け，収縮することによって目や口は開く．
2. 咀嚼筋（深頭筋）は下顎に停止し，下顎神経の支配を受け，咀嚼運動を行う．
3. 骨格筋は常に軽い持続的収縮状態にあり，姿勢の保持に役立っている．
4. 筋の疲労は，筋細胞内のATPが減少してくることによるもので，酸素がないとより早く疲労する．

人体のしくみと働き

点

第 4 回

1 次のうち，正しいものを 1 つ選び，番号を〇で囲みなさい． `10点`

1. 血液は血球と液体成分からなり，全血液量は体重の約 1/5〜1/6 である．
2. 血液の機能には，物質の運搬作用はあるが防御作用はない．
3. 血液の Hb 量は，成人男性で 16g/dL，成人女子で 14g/dL で，± 2g を正常範囲とする．
4. リンパ球の寿命は平均 100〜200 日であるが，赤血球の寿命は約 60 日である．

2 次のうち，正しい組み合わせを 1 つ選び，番号を〇で囲みなさい． `10点`

a. 輸血時には凝集の有無を確かめる試験を行うが，これを Rh 試験という．
b. 血液の pH が正常範囲を超えて小さくなった状態を，アシドーシスという．
c. 血小板は，血液中に約 5 万〜10 万/μL 存在するが，核はない．
d. ABO 式血液型は，メンデルの法則に従って遺伝する．
　 1. a, b 　　2. a, c 　　3. b, d 　　4. c, d

3 赤血球について，正しいものを 1 つ選び，番号を〇で囲みなさい． `10点`

1. 核を有し，O_2，CO_2 の運搬をする機能がある．
2. 数は，成人男子で約 1000 万/μL，成人女子で約 900 万/μL である．
3. 白血球や血小板より軽い．
4. 寿命は約 120 日で，古くなったものは脾臓や肝臓で壊される．

4 血液型について，正しいものを 1 つ選び，番号を〇で囲みなさい． `10点`

1. 両親の血液型が A 型の場合，子どもは A 型しか生まれない．
2. 両親の血液型が AB 型の場合，子どもに O 型はいない．
3. 両親の血液型が O 型の場合，子どもは全員 AB 型である．
4. 両親の血液型が AB 型と O 型の場合，子どもは AB 型か O 型である．

5 次のうち，誤っているものを 1 つ選び，番号を〇で囲みなさい． `10点`

1. 白血球には核があり，細菌感染などの病巣にアメーバ様運動をして集まり細菌を貪食する．
2. トロンボプラスチン，プロトロンビン，Ca イオン，フィブリノゲンは血液凝固に関与する．
3. 日本人は Rh 陰性の人が少ない．
4. 血液の pH が正常より小さくなった状態を，アルカローシスという．

6 血小板について，正しいものを 1 つ選び，番号を○で囲みなさい. `10点`

　　1．形は不定形で，直径は 2〜3μm である.

　　2．寿命は，70〜80 日で，核はない.

　　3．主要な機能は，血液の溶解作用である.

　　4．数が異常に多くなると，皮内や皮下に出血斑が出現する.

7 血液の機能について，誤っているものを 1 つ選び，番号を○で囲みなさい. `10点`

　　1．O_2，CO_2 の運搬

　　2．代謝産物の排泄

　　3．ホルモンの分泌

　　4．免疫作用

8 次のうち，正しいものを 1 つ選び，番号を○で囲みなさい. `10点`

　　1．健康な人の血液は弱酸性に保たれている.

　　2．ヘマトクリットとは，血液中の赤血球の占める割合をいい，男性より女性のほうが多い.

　　3．好中球は血中の白血球の半数以上を占め，主に細菌を貪食する.

　　4．酸塩基平衡では pH が正常範囲を超えて小さくなった状態をアルカローシスという.

9 白血球について，正しいものを 1 つ選び，番号を○で囲みなさい. `10点`

　　1．すべて，細胞質に特異的な顆粒をもつ.

　　2．機能は，生体防御作用である.

　　3．数は，平常時で男女とも約 2 万〜3 万/μL で，核がある.

　　4．毛細血管壁を通過することはできない.

10 血漿について，正しいものを 1 つ選び，番号を○で囲みなさい. `10点`

　　1．血液の液体成分で，70〜72％は水である.

　　2．血漿たんぱく質が減少して膠質浸透圧が低下すると，組織間隙に水が貯留する原因になる.

　　3．血管内圧によって水，イオン，血漿たんぱく質などの成分のすべては，組織間隙に出ていく.

　　4．フィブリノゲンとプロトロンビンは，血漿タンパク質で，物質を運ぶ役割がある.

人体のしくみと働き
第 5 回

1 循環器系について，誤っているものを 1 つ選び，番号を〇で囲みなさい． 10点

　1．心臓壁は，心内膜，心筋層，心外膜の 3 層からなる．
　2．心臓の形は円錐形で，握り拳大の大きさで 250～300g の重量である．
　3．心臓壁を栄養する血管は冠状静脈である．
　4．心筋層は心臓の主体となる部分で，左心室は右心室の 3 倍も厚い．

2 下の図で「右房室弁（三尖弁）」の部位を 1 つ選び，番号を〇で囲みなさい． 10点

　1．①
　2．②
　3．③
　4．④

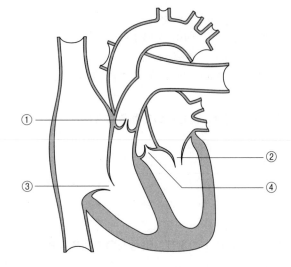

3 次のうち，正しいものを 1 つ選び，番号を〇で囲みなさい． 10点

　1．肺動脈は，右心室から出ている．
　2．冠状動脈は，大動脈弓から出ている．
　3．肺静脈中には，静脈血が流れている．
　4．肺動脈を流れる血液には，肺静脈を流れる血液より酸素が多く含まれる．

4 次のうち，正しいものを 1 つ選び，番号を〇で囲みなさい． 10点

　1．肺静脈は，2 枝に分かれて左右の肺に入る．
　2．肺動脈は，左右の肺から各上下 2 本が出て計 4 本が左心房に開く．
　3．大動脈弓は，左から順に腕頭動脈，左総頸動脈，左鎖骨下動脈の 3 本の太い枝を出す．
　4．腹腔動脈は，総肝動脈，脾動脈，左胃動脈の 3 本に分枝する．

5 ▶ 次のうち，正しいものを 1 つ選び，番号を○で囲みなさい． `10点`

　　1．脾臓の機能は，古くなった赤血球を再生する．

　　2．静脈は動脈に比べて弾性線維に富み，高い圧にも耐えることができる．

　　3．心臓は周期的に収縮，拡張を繰り返し，この周期的活動を心臓周期という．

　　4．門脈は，消化管や脾臓からの血液を集めて腎臓に運ぶ静脈である．

6 ▶ 心臓について，正しい組み合わせを 1 つ選び，番号を○で囲みなさい． `10点`

　　a．栄養血管 ──────── 冠状動脈

　　b．心臓促進神経 ──────── 副交感神経

　　c．肺静脈の開口 ──────── 右心房

　　d．心筋自動性興奮 ──────── 洞結節

　　　1．a，b　　　2．a，d　　　3．b，c　　　4．c，d

7 ▶ 次のうち，正しいものを 1 つ選び，番号を○で囲みなさい． `10点`

　　1．右房室弁は僧帽弁ともいい，血液の逆流を防いでいる．

　　2．腕頭動脈は右総頸動脈と右鎖骨下動脈に分岐する．

　　3．胎児の循環では，臍動脈は 1 本，臍静脈は 2 本ある．

　　4．肺動脈には動脈血が流れ，肺静脈には静脈血が流れている．

8 ▶ 次のうち，正しいものを 1 つ選び，番号を○で囲みなさい． `10点`

　　1．大動脈は，右心室の大動脈口から始まる．

　　2．左房室弁は僧帽弁ともいい，三尖弁である．

　　3．胎児循環では，2 本の臍動脈には混合血が，1 本の臍静脈には動脈血が流れている．

　　4．門脈は，肝臓内で毛細血管となったのち，合流して肝動脈となる．

9 ▶ 動脈血圧について，正しいものを 1 つ選び，番号を○で囲みなさい． `10点`

　　1．血圧とは，血液が細胞外で示す圧力をいう．

　　2．脈圧とは，最高血圧（収縮期圧）と最低血圧（拡張期圧）の差で，心拍出量に比例して増減する．

　　3．血圧値は，測定部位が心臓よりも高い場合は高く，低い場合は低くなる．

　　4．収縮期圧は，立位＜座位＜臥位の順に低く，拡張期圧は，立位＞座位＞臥位の順に高くなる．

10 ▶ 心電図について，誤っているものを 1 つ選び，番号を○で囲みなさい． `10点`

　　1．誘導は，一般に右手，左手，左足から行う．

　　2．P は，心房の興奮である．

　　3．QRS は，心室の興奮である．

　　4．T は，心房の興奮の消退である．

人体のしくみと働き
第6回

点

1 次のうち，誤っているものを1つ選び，番号を〇で囲みなさい． `10点`

1．気管は喉頭の下に続く半円筒状の管で，その長さは20cmである．
2．発声器官である声帯は喉頭内にある．
3．呼吸中枢は延髄にあり，呼吸運動の調節を行っている．
4．咽頭は鼻腔，口腔，喉頭の後ろにあり，長さ12cmの中空器官である．

2 次のうち，正しい組み合わせを1つ選び，番号を〇で囲みなさい． `10点`

a．呼吸運動は胸郭の拡大縮小によって行われ，主として肋間筋の働くものを腹式呼吸という．
b．副鼻腔は，頭蓋骨内の空洞で鼻腔と交通している．
c．右気管支は5〜6cmで左気管支より細く，長い．
d．幼児の肺は紅バラ色であるが，成人の肺は暗赤色である．
　1．a, b　　　2．a, c　　　3．b, c　　　4．b, d

3 下の図で「気管支」の部位を1つ選び，番号を〇で囲みなさい． `10点`

1．①
2．②
3．③
4．④

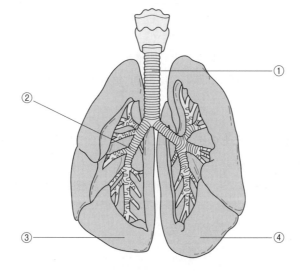

4 次のうち，正しいものを1つ選び，番号を〇で囲みなさい． `10点`

1．呼気中の炭酸ガスの量は，吸気中の炭酸ガスの量より少ない．
2．血液と組織細胞とのガス交換を内呼吸（組織呼吸）という．
3．右肺は2葉，左肺は3葉からなる．
4．1回換気量とは，安静呼吸で1回に吸入または呼出される量で，約1Lである．

5 呼吸の型について，正しいものを 1 つ選び，番号を〇で囲みなさい. `10点`

1．クスマウル呼吸とは，異常に大きい呼吸が不規則に速く繰り返されるものをいう.
2．ビオー呼吸とは，呼吸数と呼吸量が周期的に変動するものをいう.
3．頻呼吸とは，呼吸の深さが深くなり，呼吸数が増加したものをいう.
4．過換気とは，深く速い呼吸により換気量が異常に増加した状態をいう.

6 次のうち，正しいものを 1 つ選び，番号を〇で囲みなさい. `10点`

1．過換気により二酸化炭素が過度に失われると，呼吸性アルカローシスになる.
2．肺活量は，1 回の換気量と予備吸気量を合わせたものである.
3．呼吸中枢の働きは，血中の CO_2 には影響されない.
4．最大酸素摂取量は，安静にした状態で体内へ取り入れることができる最大の酸素量である.

7 次のうち，気道に含まれないものを 1 つ選び，番号を〇で囲みなさい. `10点`

1．口腔
2．鼻腔
3．喉頭
4．気管支

8 次のうち，正しいものを 1 つ選び，番号を〇で囲みなさい. `10点`

1．鼻粘膜の線毛，腺，血管網は，空気を浄化し，湿らせ，温める働きをする.
2．腹式呼吸は主として肋間筋の働く呼吸をいい，女性に多い.
3．チェーン - ストークス呼吸は，呼吸数と呼吸量が一定である.
4．副鼻腔は，頭蓋骨中の空洞で，上顎洞，前頭洞，篩骨洞の 3 つがある.

9 呼吸器系について，誤っているものを 1 つ選び，番号を〇で囲みなさい. `10点`

1．気道とは，外鼻，鼻腔，咽頭，口頭，気管，気管支などをいう.
2．ほこりを肺に送り込まれないよう，気道内腔の粘膜上皮細胞の繊毛運動により咽頭に運ばれる.
3．喉頭腔の喉頭蓋は，普段は閉じているが，食物嚥下時には開く.
4．肺は，右肺のほうが左肺よりもやや大きい.

10 呼吸運動について，正しいものを 1 つ選び，番号を〇で囲みなさい. `10点`

1．肋間筋と横隔膜の拮抗運動によって行われる.
2．呼息の際は，横隔膜と外肋間筋は弛緩している.
3．吸息の際は，胸腔内が大気圧よりも陰圧になるので，空気は肺内に受動的に流入する.
4．胸式呼吸は横隔膜，腹式呼吸は肋間筋が主に働く.

人体のしくみと働き
第 7 回

点

1 次のうち，正しいものを 1 つ選び，番号を〇で囲みなさい． `10点`

1．食道が狭窄する部位は，起始部，横隔膜貫通部の 2 か所である．

2．胃の筋層は中輪層，外縦層の 2 層からなる．

3．小腸は盲腸，空腸，回腸の 3 部からなる．

4．大腸は，盲腸，結腸，直腸の 3 部からなる．

2 次のうち，正しいものを 1 つ選び，番号を〇で囲みなさい． `10点`

1．大唾液腺は，耳下腺，顎下腺の 2 種類である．

2．食道の全長は約 40cm あり，その太さは同一ではなく 3 か所の狭窄部がある．

3．小腸は胃に続き生体では長さ約 10m で，噴門に続いて始まる．

4．十二指腸は指の幅 12 本分の長さがあることから，この名がつけられた．

3 下の図で「幽門」の部位を 1 つ選び，番号を〇で囲みなさい． `10点`

1．①
2．②
3．③
4．④

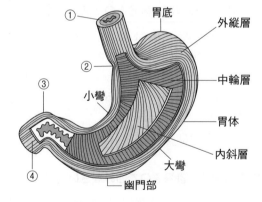

胃底
外縦層
中輪層
小彎
胃体
内斜層
大彎
幽門部

4 肝臓の働きについて，誤っているものを 1 つ選び，番号を〇で囲みなさい． `10点`

1．胆汁を生成，分泌

2．血液貯蔵

3．グルカゴン分泌

4．アルブミン生成

5 次のうち，正しいものを 1 つ選び，番号を〇で囲みなさい． 10点

1．大腸は消化管の最終部で，小腸より太く，短く，全長約 3m である．

2．直腸は長さ 15〜20cm で，男性では膀胱の後部，女性では膀胱・子宮と腟の前部にある．

3．食道の起始部，気管分岐部，横隔膜貫通部は食物が停滞しやすく，がんの好発部位でもある．

4．消化された食物の栄養素は，90%以上が大腸から吸収される．

6 次のうち，正しい組み合わせを 1 つ選び，番号を〇で囲みなさい． 10点

1．ダグラス窩 ——— ランゲルハンス島

2．小腸の運動 ——— 振子，分節運動

3．インスリン ——— 胆嚢

4．S 状結腸 ——— 長さ約 15cm

7 次のうち，正しい組み合わせを 1 つ選び，番号を〇で囲みなさい． 10点

1．分節運動 ——— 消化管や尿管などにみられる基本的な運動様式で，副交感神経は促進的に作用する．

2．嚥下反射 ——— 口腔内で咀嚼された食物が，咽頭，食道を経由して胃に入るまでに行われる運動を嚥下といい，中枢は延髄にある．

3．蠕動運動 ——— 小腸で行われる腸管に起こる輪状収縮で，腸管内容物と消化液が混和される．

4．胆汁 ——— 胆嚢から分泌される．成分は主に胆汁酸とビリルビンで，血液中にビリルビンが過剰になると黄疸が現れる．

8 次のうち，正しい組み合わせを 1 つ選び，番号を〇で囲みなさい． 10点

a．たんぱく質は，すべてアミノ酸が多数結合したものである．

b．肝臓は腹腔の右上部で横隔膜の直下にあり，赤褐色で重さ約 2.0kg の実質臓器である．

c．小腸には多量の水分が存在し，約 55%は小腸で，約 45%は大腸で吸収される．

d．食物が幽門部を刺激することで，幽門部粘膜からガストリンというホルモンが血液中に分泌されることで，胃液の分泌が起こる．

　　1．a, b　　　2．a, d　　　3．b, c　　　4．c, d

9 次のうち，正しいものを 1 つ選び，番号を〇で囲みなさい． 10点

1．エネルギー代謝率（RMR）は，作業の強度を示し，体格，性別，年齢の影響を受ける．

2．肝臓は多様な機能をもつが，予備能力と再生能力は小さい．

3．たんぱく質は糖質や脂肪と異なり，体内での余分な貯蔵ができない．

4．胆汁は，消化酵素を含んでおり，脂肪の消化を助ける．

10 次のうち，誤っているものを 1 つ選び，番号を〇で囲みなさい． 10点

1．食道は，消化管の始まりで，咽頭と胃をつなぐ長い筋性の管で，気管の前方を通る．

2．肝臓は，厚くて大きい右葉と薄くて小さい左葉に分けられる．

3．胆嚢は，肝臓下面の胆嚢窩にはまっているナス形の嚢で，胆汁を一時的に蓄えておく器官である．

4．膵臓は，後腹壁に癒着していて，長さ約 15cm，重さ約 70g の細長い実質臓器である．

人体のしくみと働き
第 8 回

1 泌尿器系について，正しいものを 1 つ選び，番号を○で囲みなさい． `10点`

　1．腎臓は脊柱の両側で，第 12 胸椎から第 3 腰椎の高さにあり，左腎は右腎より少し低い位置にある．
　2．ボウマン嚢は，腎臓で尿をつくる際の 1 つの単位とされている．
　3．尿細管は，ボウマン嚢に始まり集合管に注ぐ 1 本の管である．
　4．尿道は，腎盤が茎にあたる管に収束して腎門から出ていく．

2 次のうち，正しいものを 1 つ選び，番号を○で囲みなさい． `10点`

　1．尿道は，腎盤と膀胱を結ぶ細長い管である．
　2．膀胱は，尿を一時的に貯留するための膜性の嚢である．
　3．尿管では，尿は筋層の蠕動運動によって運ばれる．
　4．膀胱は，男女ともに後方は直腸である．

3 次のうち，誤っている組み合わせを 1 つ選び，番号を○で囲みなさい． `10点`

　1．インスリン ――――― 膵臓 ――――― 糖尿病
　2．サイロキシン ――――― 甲状腺 ――――― バセドウ病
　3．成長ホルモン ――――― 下垂体後葉 ――――― 巨人症
　4．ノルアドレナリン ――― 副腎髄質 ――――― 血圧上昇

4 次の図で「腎盤（腎盂）」の部位を 1 つ選び，番号を○で囲みなさい． `10点`

　1．①
　2．②
　3．③
　4．④

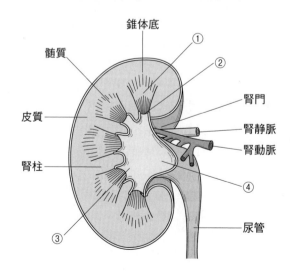

錐体底
髄質
①
②
腎門
腎静脈
腎動脈
皮質
腎柱
④
③
尿管

5 次のうち，正しい組み合わせを 1 つ選び，番号を〇で囲みなさい. `10点`

a．アドレナリンは副腎皮質から分泌され，末梢血管を収縮させる.
b．甲状腺機能低下による疾患はバセドウ病である.
c．下垂体前葉からは，成長ホルモンのほかに甲状腺刺激ホルモンが分泌される.
d．内分泌腺から分泌されたホルモンは直接血管・リンパ管に入って体内を循環するが，特定の器官にだけ作用する.

　1．a, b　　　2．a, c　　　3．b, c　　　4．c, d

6 次のうち，正しいものを 1 つ選び，番号を〇で囲みなさい. `10点`

1．排尿反射の中枢は，脊髄の仙髄にある膀胱脊髄中枢である.
2．反射中枢より出る交感神経が興奮すると排尿が起こる.
3．尿意は，膀胱内の尿量が 600～800mL 程度になると感じる.
4．膀胱括約筋は，外尿道口の回りにある.

7 次のうち，正しいものを 1 つ選び，番号を〇で囲みなさい. `10点`

1．卵巣は，卵管の先にある卵管采に包まれている.
2．卵巣は左右一対あり，毎月同時に排卵する.
3．排卵後の卵胞は黄体化する.
4．卵巣から分泌するエストロゲンは，受精卵の着床を容易にする.

8 次のうち，正しいものを 1 つ選び，番号を〇で囲みなさい. `10点`

1．精子は前立腺でつくられる.
2．受精は卵管峡部で起こる.
3．卵子が受精すれば妊娠黄体となり，受精しなければ白体となり消失する.
4．精路は尿道と平行に陰茎亀頭に開口している.

9 次のうち，誤っているものを 1 つ選び，番号を〇で囲みなさい. `10点`

1．精巣は腹腔内にあって，体温よりやや高い温度で維持されている.
2．精巣の機能には，アンドロゲンの分泌と精子の産生がある.
3．精巣は約 10g で，扁平楕円形の有対の実質器官である.
4．精子の受精能力は，射出後 2～3 日と考えられている.

10 次のうち，正しいものを 1 つ選び，番号を〇で囲みなさい. `10点`

1．成人の 1 日の尿量は 1000～1500mL である.
2．多尿とは，毎日の尿量が 1500mL 以上に増加した場合をいう.
3．無尿とは，毎日の尿量が 100mL 以下になった場合をいう.
4．尿失禁とは，尿量に変化はないが随意に排尿がある場合をいう.

人体のしくみと働き
第 9 回

点

1 神経系について，誤っているものを 1 つ選び，番号を〇で囲みなさい． `10点`

　　1．神経系は，中枢神経系と末梢神経系とに区別される．

　　2．中枢神経系は，脳脊髄神経系と自律神経系に区別される．

　　3．自律神経系は，交感神経と副交感神経に区別される．

　　4．脳脊髄神経系は，脳神経と脊髄神経とに区別される．

2 脳神経について，正しいものを 1 つ選び，番号を〇で囲みなさい． `10点`

　　1．脳とつながる末梢神経をいう．

　　2．10 対ある．

　　3．神経の機能は，運動性はあるが，視覚や味覚などの特殊知覚性はない．

　　4．第Ⅹ脳神経は副神経で，胸鎖乳突筋や僧帽筋を支配する．

3 次のうち，正しいものを 1 つ選び，番号を〇で囲みなさい． `10点`

　　1．迷走神経は，胸部まで分布する．

　　2．舌下神経は，舌に分布し，味覚を司る．

　　3．三叉神経は，脳神経中最大で，3 枝に分かれる．

　　4．下顎神経は，咀嚼の運動を支配するが，知覚は司らない．

4 脊髄神経について，正しいものを 1 つ選び，番号を〇で囲みなさい． `10点`

　　1．脊髄神経には，脊髄から出る知覚神経と脊髄に入る運動神経がある．

　　2．脊髄神経は全部で 31 対あり，尾骨神経は 5 対ある．

　　3．腕神経叢は，側腹筋の下部を支配する．

　　4．陰部神経が麻痺すると，尿や便の失禁を起こす．

5 次のうち，正しいものを 1 つ選び，番号を〇で囲みなさい． `10点`

　　1．皮膚は表面から真皮，表皮，皮下組織がある．

　　2．皮膚表皮は，重層扁平上皮からなる．

　　3．皮膚の付属器は毛，爪だけである．

　　4．表皮にも血管があり，栄養を補っている．

6 下の図で「水晶体」の部位を1つ選び，番号を○で囲みなさい．

1. ①
2. ②
3. ③
4. ④

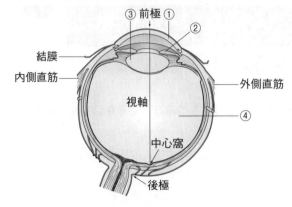

7 次のうち，正しいものを1つ選び，番号を○で囲みなさい．

1. 耳小骨は2個あり，ツチ骨，キヌタ骨がある．
2. 骨迷路は前庭，三骨半規管の2つからなる．
3. 平衡覚を司るのは，蝸牛管の中のラセン器である．
4. 外耳，中耳は音波の伝達器である．

8 感覚器と受容器との組み合わせで，誤っているものを1つ選び，番号を○で囲みなさい．

1. 味覚 ―― 味蕾のなかの味細胞
2. 嗅覚 ―― 嗅上皮にある嗅細胞
3. 聴覚 ―― 蝸牛の基底膜上にある聴覚細胞
4. 視覚 ―― 網膜の視細胞

9 下の図で「エナメル質」の部位を1つ選び，番号を○で囲みなさい．

1. ①
2. ②
3. ③
4. ④

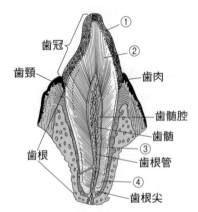

10 次のうち，正しいものを1つ選び，番号を○で囲みなさい．

1. ヒトの毛は，1日に0.2〜0.6mm伸びる．
2. アポクリン汗腺は，ほぼ全身の皮膚に分布し，汗を体表に分泌する．
3. 爪の外に出ている部分を爪母基という．
4. 脂腺は手掌や足底にも分布する．

栄養

第 1 回

1 食事の指針について，正しいものを 1 つ選び，番号を〇で囲みなさい．　　`10点`

1．「食生活指針」には，「食事を楽しみましょう」「適度な運動とバランスのよい食事で，適正体重の維持を」などがある．
2．食塩や脂肪を控えることは健康維持に当然のこととして，「食生活指針」に含まれていない．
3．「日本人の食事摂取基準」は一般国民を主な対象としている．
4．「食事バランスガイド」は，疾病に沿って適切な料理例が示されている．

2 水溶性ビタミンで，正しいものを 1 つ選び，番号を〇で囲みなさい．　　`10点`

1．ビタミン A
2．ビタミン B
3．ビタミン D
4．ビタミン K

3 次のうち，誤っているものを 1 つ選び，番号を〇で囲みなさい．　　`10点`

1．糖質，脂質，たんぱく質は 3 大栄養素であり，エネルギー源になる．
2．飽和脂肪酸に富む脂肪は，血中コレステロール値を高める．
3．ミネラルやビタミンは保全素とよばれる．
4．単糖類は大腸で吸収され，肝臓に運ばれ，グリコーゲンとして蓄えられ，必要時にブドウ糖にして血中に放出する．

4 次のうち，必須アミノ酸でないものを 1 つ選び，番号を〇で囲みなさい．　　`10点`

1．バリン，リジン，メチオニン
2．ロイシン，トリプトファン，スレオニン
3．フェニルアラニン，イソロイシン，ヒスチジン
4．トリプシン，キモトリプシン，ペプチド

5 次のうち，正しい組み合わせを 1 つ選び，番号を〇で囲みなさい．　　`10点`

a．ビタミン A ─────── 脂溶性 ─────── 夜盲症 ─────── 肝油・カボチャ
b．ビタミン B_1 ─────── 脂溶性 ─────── 脚気 ─────── 落花生・豚肉
c．ビタミン C ─────── 水溶性 ─────── 壊血病 ─────── レモン・緑茶
d．ビタミン D ─────── 水溶性 ─────── 悪性貧血 ─────── 卵黄・魚肉

　1．a, b　　2．a, c　　3．b, d　　4．c, d

6 ▶ 次のうち，正しいものを 1 つ選び，番号を〇で囲みなさい.　　10点

　1．食物繊維は，消化管機能や腸の蠕動運動の促進する．ヒトの消化酵素で消化できる．

　2．必須アミノ酸は 11 種類ある．

　3．水溶性ビタミンは，エネルギーの生成には影響しない．

　4．水やミネラルはエネルギー源ではないが，体液の水分と電解質の恒常性を保っている．

7 ▶ 次のうち，正しいものを 1 つ選び，番号を〇で囲みなさい.　　10点

　1．栄養素の摂取不足回避の指標として「推定平均必要量」「推奨量」「目安量」がある．

　2．BMI は，「体重（kg）／身長（cm）／身長（cm）」で算出する．

　3．標準体重（kg）は，身長（m）×身長（m）× 20」で算出する．

　4．推定エネルギー必要量は，「標準体重（kg）×身体活動レベル」で算出する．

8 ▶ ビタミンについて正しいものを 1 つ選び，番号を〇で囲みなさい.　　10点

　1．ビタミン A やビタミン D は，腸内細菌によって合成されるので不足はない．

　2．ビタミン K の欠乏症では血液凝固が亢進する．

　3．葉酸は，胎児の正常な発育に関与する．

　4．ビタミン B_{12} は，補酵素の役割はなく，植物性食品に多く含まれる．

9 ▶ 次のうち，正しいものを 1 つ選び，番号を〇で囲みなさい.　　10点

　1．栄養素は炭水化物，脂質，たんぱく質，無機質，ビタミンを五大栄養素という．

　2．炭水化物，脂質，たんぱく質は，3 大栄養素または保全素とよばれている．

　3．ミネラルやビタミンは，わずかな摂取量の差では生体に危険を及ぼすことはない．

　4．必須脂肪酸は体内で合成される．

10 ▶ 不可欠アミノ酸で，正しいものを 1 つ選び，番号を〇で囲みなさい.　　10点

　1．アスパラギン

　2．グルタミン

　3．イソロイシン

　4．グリシン

栄養

第 2 回

1 次のうち，正しいものを 1 つ選び，番号を〇で囲みなさい. `10点`

1. 病院食の一般食（一般治療食）は，社会保険診療において特別食加算がつく.
2. 身体活動レベルⅡは，移動や立位の多い仕事に従事している人や活発にスポーツをする人などが該当する.
3. 食事摂取基準は，患者の食事指導，食事療法，食事制限を中心に考えられている.
4. 栄養素の目標量は，生活習慣病の予防を目的として，食事摂取基準を設定する必要のある栄養素に関して決められている.

2 次のうち，正しい組み合わせを 1 つ選び，番号を〇で囲みなさい. `10点`

a. 栄養素別治療食は，原則としてエネルギーは 200kcal きざみ，たんぱく質，脂質，糖質は 5g あるいは 10g きざみとなっている.
b. 入院中の患者の食事は，食事箋により栄養士が献立をつくり調理する.
c. 管理栄養士の資格は，国家試験合格者に与えられ，高度の栄養指導に従事する.
d. 約束食事箋とは，患者との話し合いで決める食事のことである.

  1. a, c   2. a, d   3. b, c   4. b, d

3 食事について，誤っているものを 1 つ選び，番号を〇で囲みなさい. `10点`

1. 病院食には，一般治療食と特別食（特別治療食）があり，一般治療食は，特別な栄養素の制限がなく，バランスよく栄養素を摂ることができる食事である.
2. 治療食を食べている患者で食欲がない場合，食欲が出るよう好きなものを少量ずつ食べてもらう.
3. 食事は，食欲をそそるよう，美しく盛りつけ，温度，時間にも気を配る.
4. 食事は，楽しい雰囲気で食べられるよう配慮する.

4 次のうち，正しいものを 1 つ選び，番号を〇で囲みなさい. `10点`

1. 病院の一般食には，常食，軟食，流動食などがある.
2. 病院食は，個人別に年齢と身長，体重を測定してつくられる.
3. 経管栄養法や経静脈栄養法は，一般栄養法である.
4. 最近の病院食は，栄養素別分類から疾患別分類にする病院が増えている.

5 一般食について，正しいものを 1 つ選び，番号を○で囲みなさい. `10点`

1. 七分粥とは，粥 3：おも湯 7 である.
2. 流動食とは，固形分を少し含んだスープ類が多い.
3. 粥食では分数が多いほど栄養素の制約を受ける.
4. 濃厚流動食は少量で高エネルギーを摂取でき，栄養素のバランスも整う. アイスクリームは，作り方によってエネルギーの高い流動食となる.

6 次のうち，正しい組み合わせを 1 つ選び，番号を○で囲みなさい. `10点`

a. 食事療法は，病気を治療するための手段であるため，食欲のない患者でも全量摂取させる.
b. 離乳食は初期，中期，後期の 3 種類が設定されている.
c. 流動食から軟食，軟食から常食への移行は，できるだけ遅いほうが負担はかからなくてよい.
d. 経管栄養には，主に短期で行う経鼻経腸栄養と長期の際に行う胃瘻・腸瘻がある.
　1. a, b　　　2. a, c　　　3. b, d　　　4. c, d

7 胆石症の食事療法について，正しいものを 1 つ選び，番号を○で囲みなさい. `10点`

1. 発症の誘因に暴飲暴食がある.
2. 脂質の摂取不足後に発症することが多い.
3. 疼痛発作後が起きて数日は流動食にする.
4. 急性期の経口摂取開始後は，たんぱく質の摂取を控える.

8 次のうち，誤っているものを 1 つ選び，番号を○で囲みなさい. `10点`

1. 乳幼児の食物アレルギーの原因食品で最も多いのは小麦である.
2. 主に動物性食品に含まれるヘム鉄と，植物性食品や乳製品に含まれる非ヘム鉄とでは，ヘム鉄のほうが吸収率が高い.
3. 食品中の鉄は胃酸やビタミンＣで還元されて小腸から吸収される.
4. 繊維の豊富な食品に，野菜，海藻，きのこなどがある.

9 次のうち，正しいものを 1 つ選び，番号を○で囲みなさい. `10点`

1. 糖質は，十二指腸から吸収され，グリコーゲンとして肝臓に蓄えられる.
2. 脂肪は，リパーゼの働きで分解され十二指腸から吸収される.
3. たんぱく質は，ペプシンにより分解される.
4. 鉄は，主として小腸から吸収される.

10 次のうち，正しいものを 1 つ選び，番号を○で囲みなさい. `10点`

1. 脂質異常症は，高エネルギー食により増悪するので，低脂肪，高エネルギー食，節酒，禁煙とする.
2. 大豆油，オリーブ油，ゴマ油などの飽和脂肪酸は，血中コレステロールを高くする.
3. 膵炎の回復期には，脂質制限が解除される.
4. 胆嚢炎では，脂質を制限したりアルコールや刺激物を控えるなどの食事療法を行う.

氏 名

点

1 次のうち，正しいものを 1 つ選び，番号を〇で囲みなさい． 10点

1．小児の肥満では厳しいエネルギー制限を行う．

2．手術前は，低たんぱく血症に陥ることが多い．

3．糖質の摂取量が多いことが高齢者のフレイル発症のリスク低下と関連する．

4．保健機能食品の栄養機能食品は，許可申請が必要である．

2 栄養療法について，正しいものを 1 つ選び，番号を〇で囲みなさい． 10点

1．特殊栄養法には，静脈を経て行う静脈栄養法のみがある．

2．成分栄養剤は食物繊維が含まれておらず残渣がほとんどない．

3．特別食の疾病別分類食は，合併症がある場合に対応しやすい．

4．静脈栄養法では，2 週間以上にわたる長期の場合に末梢静脈栄養法がよく用いられる．

3 中心静脈栄養法（TPN）について，誤っているものを 1 つ選び，番号を〇で囲みなさい． 10点

1．高エネルギー（高カロリー）輸液，完全静脈栄養ともよばれる．

2．1 日に必要なエネルギー量を投与することができる．

3．カテーテルは内頸静脈または鎖骨下静脈を経て上大静脈まで通す．

4．消化管の機能が不十分な場合に行われるが，副作用は少ない．

4 次のうち，正しい組み合わせを 1 つ選び，番号を〇で囲みなさい． 10点

a．慢性腎臓病 ——— 低たんぱく・高エネルギー食

b．肥満症 ——— 低たんぱく・低エネルギー食

c．肝炎回復期 ——— 低たんぱく・高エネルギー食

d．高血圧症 ——— 減塩，低エネルギー食

1．a, c　　2．a, d　　3．b, d　　4．c, d

5 食事療法について，誤っているものを 1 つ選び，番号を〇で囲みなさい． 10点

1．うっ血性心不全の食事は，減塩，低エネルギー食である．

2．脂質異常症では，低脂肪，低エネルギー食とし，動脈硬化症を予防する．

3．本態性高血圧症では，食塩制限は必要であるが，エネルギーの制限は特にしなくてよい．

4．動脈硬化症では，脂質を制限し，エネルギー摂り過ぎに注意する．

6 ▸ 次のうち，正しい組み合わせを 1 つ選び，番号を○で囲みなさい． 10点

  a．熱性疾患では，ビタミンの必要量が増すので，ビタミン剤で補給するのがよい．

  b．肥満症の場合は，食事量を減らし，糖質・脂肪・たんぱく質を制限する．

  c．便秘の場合は，玄米，麦めし，ごぼう，豆類，きのこ類，海藻，寒天などを摂取するとよい．

  d．胃切除後は，1 回の食事量を少なく，初めの 3 か月は 1 日 3〜4 回に分ける．

    1．a，c　　　2．a，d　　　3．b，c　　　4．b，d

7 ▸ 次のうち，正しい組み合わせを 1 つ選び，番号を○で囲みなさい． 10点

  1．肝硬変 ――――― たんぱく質制限，エネルギー制限

  2．潰瘍性大腸炎 ――― エネルギー制限

  3．慢性膵炎 ――――― 脂肪制限

  4．高尿酸血症 ――― カルシウム摂取

8 ▸ 糖尿病の食事療法について，正しいものを 1 つ選び，番号を○で囲みなさい． 10点

  1．糖質は制限するが，脂肪やたんぱく質は十分に与える．

  2．1 日の摂取エネルギーを決めるには，目標体重が基準になっている．

  3．飽和脂肪酸やショ糖・果糖の制限はない．

  4．炭水化物のネルギーの比率は決められているが，脂質はない．

9 ▸ 痛風について，正しいものを 1 つ選び，番号を○で囲みなさい． 10点

  1．高尿酸血症が持続した結果，急性関節炎を起こす疾患である．

  2．摂取エネルギーの制限はないが，プリン体の制限はある．

  3．水分を摂りすぎないようにする．

  4．アルコール，肉類，魚介類の摂取と発症の関係は低い．

10 ▸ 次のうち，正しいものを 1 つ選び，番号を○で囲みなさい． 10点

  1．動脈硬化性疾患の食事指導は，炭水化物エネルギー比を 50〜60％にする．

  2．潰瘍性大腸炎の寛解期の食事は，低たんぱく質，低炭水化物，低残渣食とする．

  3．胃・十二指腸潰瘍で出血がある場合の食事は，粥食にする．

  4．手術後の経口栄養は，中心静脈栄養法や経腸栄養法が終了してから行われる．

薬理

第 1 回

氏名

点

1 次のうち，正しいものを 1 つ選び，番号を○で囲みなさい． 10点

1. 医薬品医療機器等法は，医薬品，医薬部外品，化粧品および医療機器などの品質，有効性，安全性を確保し，適正に使用することを目的としている．
2. 日本薬局方は，厚生労働省の告示により定められた医薬品に関する規範書で，法的拘束力をもたない．
3. 麻薬取締法により，麻薬は鍵をかけ保管し，毎年その収支の報告の努力義務がある．
4. 麻薬を取り扱うことができるのは，医師，歯科医師，獣医師，薬剤師，看護師であり，麻薬施用者として免許を受けられる．

2 次のうち，正しいものを 1 つ選び，番号を○で囲みなさい． 10点

1. 50%致死量とは，50%の個体がその薬物により効果を示す量をいう．
2. プラシーボ効果とは，プラシーボが治療上有効に作用する場合をいう．
3. 薬物を併用した場合，薬理作用が減弱または消失する場合を相加という．
4. 薬物の相乗効果がある場合，用いる薬物の量を増やすことで副作用を軽くすることができる．

3 次のうち，正しい組み合わせを 1 つ選び，番号を○で囲みなさい． 10点

a. 劇薬は，白地に赤枠赤字で薬品名と「劇」と表示し，ほかの薬品と区別して保管する．
b. 薬物の耐性とは，薬剤の同じ量での効果がしだいに減弱してくる場合をいう．
c. 精神的依存とは，薬物を中止すると離脱症状として身体症状を起こす場合をいう．
d. 中毒量とは，死をきたす最小量のことで，薬の毒性の強さを示す．
  1. a, b　　2. a, d　　3. b, c　　4. c, d

4 薬物の適用方法について，正しいものを 1 つ選び，番号を○で囲みなさい． 10点

1. 経口薬は，胃障害など消化器系への副作用の強いものや，胃，腸，肝で分解されるものに適している．
2. 吸入麻酔薬や気管支拡張薬は，肺からゆっくり吸収され作用する．
3. 直腸内適用薬は，直腸粘膜より毛細血管に入るので，胃を刺激する薬物や経口投与不能の場合に使われる．
4. 経皮吸収のテープ剤（貼付剤）は，皮膚から徐々に吸収されるが，薬効に持続性はない．

5 次のうち，誤っているものを 1 つ選び，番号を○で囲みなさい． 10点

1. 小児薬用量の計算には，ヤングの式やハルナックの表が利用される．
2. 調剤済みの処方箋の保存期間は，病院，診療所は 2 年間，薬局では 3 年間である．
3. 麻薬処方箋には，患者の住所，麻薬名，麻薬施用者の免許証番号が記載されていなければならない．
4. 処方箋の内容は，薬を処方する医師が必要と考える項目を記載する．

6 次のうち，正しいものを 1 つ選び，番号を○で囲みなさい． `10点`

1．貼付剤は，肝臓初回通過効果を受けず，副作用が発現したらただちに除去できる利点がある．
2．散剤は，医薬品の粉末状製剤で内服と外用があり，一般に錠剤より吸収が悪く，作用の発現も遅い．
3．トローチ剤は，口中で徐々に溶解して口腔，咽頭に適用して殺菌，消炎，鎮咳に用いられ，内服薬に分類される．
4．坐薬は，肝臓での初回通過効果を受ける．

7 次のうち，正しい組み合わせを 1 つ選び，番号を○で囲みなさい． `10点`

1．筋弛緩薬 ───── リドカイン，コカイン
2．局所麻酔薬 ──── パンクロニウム，ダントロレン
3．抗認知症薬 ──── ドネペジル（アリセプト®）
4．向精神薬 ───── ジモホラミン，ドキサプラム

8 薬物について，正しいものを 1 つ選び，番号を○で囲みなさい． `10点`

1．カフェインは，大脳皮質に作用して精神機能や知覚機能を促進し，眠気・疲労感を除き，運動機能を下げる．
2．眠りが浅く，夜中に覚醒する場合には，就眠薬が使われる．
3．メフェナム酸（ポンタール®）は，頭痛，歯痛，神経痛などに用いることがあるが，鎮痛効果は低い．
4．麻薬性鎮痛薬（モルヒネの類）には，強力な鎮痛作用があり，副作用に悪心・嘔吐，呼吸抑制，薬物依存性がある．

9 次のうち，麻薬，覚せい剤でないものを 1 つ選び，番号を○で囲みなさい． `10点`

1．コデイン
2．モルヒネ
3．メタンフェタミン
4．テストステロン

10 次のうち，誤っているものを 1 つ選び，番号を○で囲みなさい． `10点`

1．副腎皮質ホルモンは優れた薬効をもつが，長期間使用していると有害作用が現れる．
2．医療や医薬品の有害作用によって引き起こされる病気や症状を，医原性疾患（医原病）という．
3．医薬品や医療材料の有害作用による被害を薬害という．
4．分娩進行を促進するために使用した陣痛促進薬による子宮破裂や胎児死亡は，薬害には該当しない．

薬理

第 2 回

1 次のうち，正しいものを 1 つ選び，番号を○で囲みなさい． `10点`

1. 麻酔前投薬として使用されるリドカインは，唾液や気道分泌抑制などを目的とする．
2. 吸入麻酔薬のハロタン使用時には，副作用に肝障害があるので観察を要する．
3. 静脈麻酔薬のイソフルランは，短時間の手術に用いる．
4. 亜酸化窒素（笑気）は麻酔作用が弱いのでエーテルを併用する．

2 次のうち，正しい組み合わせを 1 つ選び，番号を○で囲みなさい． `10点`

1. レボドパ —————— 抗パーキンソン病薬
2. ジアゼパム ————— 解熱薬
3. テオフィリン ———— 抗精神病薬
4. クロルプロマジン ——— 気管支拡張薬

3 次のうち，誤っているものを 1 つ選び，番号を○で囲みなさい． `10点`

1. 表面麻酔は，粘膜や傷面に適用され，リドカインが用いられる．
2. 浸潤麻酔は，手術部位の皮内・皮下組織に注射し，神経末端を麻痺させる．
3. 硬膜外麻酔は，神経幹，神経叢に注射し，神経の刺激伝導を遮断する．
4. 脊椎麻酔は，脊髄の腰椎部のクモ膜下腔にプロカイン，リドカインなどを注入し，下半身の感覚，運動，自律神経を麻痺させる．

4 次のうち，正しい組み合わせを 1 つ選び，番号を○で囲みなさい． `10点`

1. ベタネコール ——— コリン作用薬 ——— 消化管運動亢進作用
2. スコポラミン ——— 抗コリン作用薬 —— 交感神経遮断
3. プロカイン ——— 全身麻酔 ————— アミド型
4. バルサルタン ——— 抗強心症薬 ——— 交感神経遮断薬

5 アドレナリン（エピネフリン）について，正しいものを 1 つ選び，番号を○で囲みなさい． `10点`

1. 副交感神経刺激
2. 気管支拡張
3. 血圧降下
4. 副腎皮質ホルモン

6 次のうち，誤っているものを 1 つ選び，番号を〇で囲みなさい． 10点

1．局所麻酔薬リドカインは，抗不整脈薬としても応用される．
2．中枢神経系への作用薬は，興奮薬，抑制薬，向精神薬に大別される．
3．ツボクラリンは，骨格筋のニコチン受容体を遮断して，筋弛緩作用を発現する．
4．コデインの鎮痛作用はモルヒネより強い．

7 次のうち，正しい組み合わせを 1 つ選び，番号を〇で囲みなさい． 10点

1．抗不安薬 ─────── ヒドロキシジン
2．呼吸興奮薬 ─────── デキストロメトルファン
3．抗高血圧薬 ─────── ウロキナーゼ
4．気管支喘息薬 ─────── ブロムヘキシン（ビソルボン®）

8 次のうち，正しいものを 1 つ選び，番号を〇で囲みなさい． 10点

1．抗ヒスタミン薬のH_1受容体拮抗薬は，アレルギー疾患に有効である．
2．ジギタリスは副作用として高度の頻脈が生じることがある．
3．気管拡張薬であるアミノフィリンは，未熟児無呼吸発作やうっ血性心不全には使用禁止である．
4．カルバゾクロム，ヘパリンは，気道平滑筋を弛緩させ，気管支を拡張させる作用がある．

9 ニトログリセリンについて，正しいものを 1 つ選び，番号を〇で囲みなさい． 10点

1．狭心症の治療薬で，心筋への血液の供給量を減少させる．
2．持続時間は約 3 時間で，舌下投与後 1〜2 分で効果が発現する．
3．副作用として，血圧上昇，頭痛・頭重感，のぼせなどが起こることがある．
4．錠剤，スプレー，テープ（貼り薬）などがある．

10 脂溶性ビタミンについて，正しい組み合わせを 1 つ選び，番号を〇で囲みなさい． 10点

1．ビタミン A ─────── 骨軟化症，くる病
2．ビタミン D ─────── 皮膚剥脱，肝腫大
3．ビタミン E ─────── 末梢循環障害，凍傷
4．ビタミン K ─────── 皮膚炎，筋肉痛

薬理

第 3 回

1 薬物の作用について，誤っているものを 1 つ選び，番号を○で囲みなさい． `10点`

1．副腎皮質ホルモン薬は，強い抗炎症薬であるが，副作用も強い．

2．ヒスタミン H_1 拮抗薬は，胃液分泌抑制作用はないが，シメチジンはこれに拮抗する．

3．アドレナリンは，血管を収縮するので，心拍数が増加する．

4．アトロピンは，縮瞳薬で眼内圧を下降させるため，緑内障には禁忌である．

2 薬の副作用について，正しい組み合わせを 1 つ選び，番号を○で囲みなさい． `10点`

1．パロキセチン（パキシル®）――――― 急性脱水，低血圧

2．メフェナム酸（ポンタール®）――― 胃腸障害，下痢

3．フロセミド（ラシックス®）――――― 口渇，便秘

4．モルヒネ ―――――――――――― 体温上昇

3 肝保護薬について，正しいものを 1 つ選び，番号を○で囲みなさい． `10点`

1．炭酸水素ナトリウム

2．酸化マグネシウム

3．グルタチオン

4．タクロリムス

4 次のうち，正しい組み合わせを 1 つ選び，番号を○で囲みなさい． `10点`

1．トコフェロール ――― ビタミン A

2．リボフラビン ――― ビタミン B_2

3．パントテン酸 ――― ビタミン C

4．レチノール ――― ビタミン E

5 次のうち，正しいものを 1 つ選び，番号を○で囲みなさい． `10点`

1．テトラサイクリン系抗菌薬は，広域抗菌スペクトルをもち，抗菌薬中で最もよく使用されている．

2．ハロゲン系製剤の消毒薬で用いられるのはクレゾールである．

3．抗菌スペクトルは ED_{50} で表し，抗菌力の及ぶ病原微生物の範囲のことである．

4．注射薬，点眼薬，点鼻薬は，等張化して疼痛や刺激を避けるようにする．

6 次のうち，正しい組み合わせを 1 つ選び，番号を〇で囲みなさい． 　10点

1．ペニシリン系 ————————— グラム陽性菌
2．トリコマイシン ————— 緑膿菌
3．アセトアミノフェン ——— 結核菌
4．ゲンタマイシン ————— 真菌

7 次のうち，正しいものを 1 つ選び，番号を〇で囲みなさい． 　10点

1．ウエルパス®（0.2％ベンザルコニウム塩化物，83％エタノール）は，手術時の皮膚消毒薬としてよく用いられる．
2．クレゾール石けんは，医療用器具，痰，糞便の消毒，結核菌，芽胞，ウイルスに有効である．
3．ヨウ素系消毒薬は，MRSA（メチシリン耐性黄色ブドウ球菌）の消毒に効果はない．
4．ヒビテン®（クロルヘキシジングルコン酸塩）は，広範囲の微生物に低濃度で有効で，刺激性も少ない．

8 薬物と副作用について，正しい組み合わせを 1 つ選び，番号を〇で囲みなさい． 　10点

1．ストレプトマイシン ————— 視覚障害
2．レセルピン ————————— ショック
3．クロラムフェニコール ——— 造血機能障害
4．ペニシリン ————————— 抑うつ

9 次のうち，誤っているものを 1 つ選び，番号を〇で囲みなさい． 　10点

1．抗生物質の使用では，耐性菌の発現を防ぐため必要最小限の期間投与する．
2．MRSA は抗生物質と関係があり，院内感染として問題になっている．
3．テトラサイクリン系薬物の抗菌作用は，殺菌作用がある．
4．バンコマイシンはグラム陽性菌に用いられ，MRSA に有効である．

10 抗生物質について，正しいものを 1 つ選び，番号を〇で囲みなさい． 　10点

1．テトラサイクリン系は，骨組織や歯の形成を障害する副作用が低いので，妊婦，乳幼児，小児へ使用される．
2．クロラムフェニコールは，再生不良性貧血や新生児でグレイ症候群を起こすことから，使用範囲が限られている．
3．ベンジルペニシリンは，グラム陽性球菌，グラム陰性桿菌，スピロヘータなどに有効である．
4．エリスロマイシンは，グラム陽性菌，スピロヘータ，リケッチャ，マイコプラズマに無効である．

薬理

第 **4** 回

点

1 薬について，正しいものを 1 つ選び，番号を○で囲みなさい． `10点`

1．薬物の使用目的に，病気の診断はない．

2．原因療法は病因を取り除けないが，患者の苦痛や不快な症状を除去して，生活の質を向上させる．

3．後発医薬品（ジェネリック医薬品）は，新薬の特許期限後に販売される．

4．高血圧に対する降圧薬は血圧を下げるだけで，2 次的な疾病を予防しない．

2 次のうち，正しいものを 1 つ選び，番号を○で囲みなさい． `10点`

1．内服薬の作用の発現は，常に一定である．

2．内服薬は，主に大腸から吸収されるが，胃や小腸からも吸収される．

3．静脈内注射は，薬物の作用が最も速く現れ，副作用も急速に強く現れる．

4．注射された薬物は，肝臓を通過し体循環に入る．

3 薬物の用量と併用について，正しいものを 1 つ選び，番号を○で囲みなさい． `10点`

1．それ以下では効果が現れない量のことを最小有効量という．

2．2 種類以上の薬物を併用した場合に，薬理作用が強められることを拮抗という．

3．薬物を併用した場合，薬物相互作用は起きない．

4．薬物の最大有効量とは，中毒症状を現す量をいう．

4 次のうち，正しい組み合わせを 1 つ選び，番号を○で囲みなさい． `10点`

1．麻薬 ──────── マリファナ

2．大麻 ──────── コカイン

3．覚せい剤 ────── エタノール

4．向精神薬 ────── バルビツール酸誘導体

5 糖尿病治療薬について，正しいものを 1 つ選び，番号を○で囲みなさい． `10点`

1．インスリンは，グルコースの利用を高め，血糖を低下させるペプチドホルモンである．

2．グルカゴンには，肝臓のグリコーゲンの分解を促進して血糖を低下させる作用がある．

3．インスリンは，タンパク質なので内服薬でも効果を有する．

4．重篤な副作用の低血糖がある場合は，インスリンが投与される．

6 脂質異常症について，正しいものを 1 つ選び，番号を〇で囲みなさい. `10点`

1. 症状に，LDL（低比重リポタンパク質）にはリン脂質が，HDL（高比重リポタンパク質）にはコレステロールが多く含まれている.
2. プラバスタチンやシンバスタチンは，肝臓や小腸でのコレステロールの生合成を高める.
3. 治療薬の副作用は少なく，便秘や下痢はない.
4. 治療を中断したり放置すると，心筋梗塞や脳梗塞のリスクが高まる.

7 高乳酸血症・痛風発作予防薬で，誤っているものを 1 つ選び，番号を〇で囲みなさい. `10点`

1. コルヒチン
2. ベンズブロマロン
3. アロプリノール
4. テリパラチド

8 甲状腺疾患治療薬について，正しいものを 1 つ選び，番号を〇で囲みなさい. `10点`

1. 甲状腺ホルモンの分泌が原因であるので，治療薬は甲状腺ホルモンのみである.
2. 甲状腺の機能が亢進した場合の症状には，声がれ，徐脈，発汗，手足のふるえ，動悸などがある.
3. 主な抗甲状腺薬には，チアマゾールやプロピルチオウラシルがある.
4. 放射性ヨウ化物は，甲状腺クリーゼの治療に用いられる.

9 次のうち，正しいものを 1 つ選び，番号を〇で囲みなさい. `10点`

1. 性ホルモン製剤は，悪性腫瘍の治療薬として用いられることはない.
2. 経口避妊薬は，性腺刺激ホルモンの分泌を促進し排卵を阻止する.
3. 男性ホルモン（テストステロン）は，内服は無効である.
4. 切迫流産や月経異常には，卵胞ホルモン（エストロゲン）が使用される.

10 副腎皮質ステロイド薬について，誤っているものを 1 つ選び，番号を〇で囲みなさい. `10点`

1. 強力な抗炎症薬であり，副作用も多い.
2. ヒドロコルチゾン（コルチゾン），プレドニゾロン，デキサメタゾンなどがある.
3. 副作用に低血糖がある.
4. 長期投与中に副作用が現れた場合には，投薬をすぐに中止する.

薬理

第 5 回

氏名

点

1 薬理作用について，誤っているものを 1 つ選び，番号を○で囲みなさい． 　10点

1．直接作用とは，薬物が組織や器官に直接作用して現れることをいう．
2．間接作用とは，薬物の特定の細胞に集中する場合をいう．
3．副作用とは，期待する薬効以外の薬理作用をいう．
4．有害作用は，副作用のうち，使用上まったく不要な作用で，通常の用量で起こる身体に有害な反応である．

2 次のうち，正しいものを 1 つ選び，番号を○で囲みなさい． 　10点

1．薬物の代謝は，主に脾臓と膵臓でなされる．
2．薬物には，特定の器官に高濃度に集まるものもある．
3．薬物は，細胞内で消化されることで体内から消失する．
4．肺や皮膚から排泄される薬物はない．

3 次のうち，正しいものを 1 つ選び，番号を○で囲みなさい． 　10点

1．耐性は，薬物に対する抵抗性が獲得されない状態をいう．
2．劇薬は，一般の医薬品より強く毒薬と同じ程度の毒性がある．
3．日本薬局方は，毎年改正される．
4．化粧品の作用は，医薬品と同程度の強さがある．

4 次のうち，正しいものを 1 つ選び，番号を○で囲みなさい． 　10点

1．毒薬は，白地に赤字で「毒」の文字を容器などに表示しなければならない．
2．麻薬管理者は医師，歯科医師，獣医師，薬剤師であり，麻薬施用者には看護師も含まれる．
3．マリファナの取り扱いについて，覚醒剤取締法によって制定されている．
4．法律により，麻薬の収支を報告するよう義務付けられている．

5 降圧薬について，誤っているものを 1 つ選び，番号を○で囲みなさい． 　10点

1．心疾患や脳血管障害を予防する薬物である．
2．主な適応疾患は，本態性高血圧症，腎性高血圧，原発性アルドステロン症などである．
3．日本人の高血圧症の約 80〜90％は，腎実質の病変により起きる腎性高血圧である．
4．カルシウム拮抗薬，降圧利尿薬，β遮断薬，ARB，ACE 阻害薬などがある．

6 狭心症治療薬について，正しいものを 1 つ選び，番号を〇で囲みなさい． `10点`

1. 狭心症は，冠状動脈に障害が生じ起きるので，精神的興奮では誘発されない．
2. ニトログリセリンは舌下錠で，初回通過効果を受ける．
3. β遮断薬（β受容体拮抗薬）は，心収縮力や心拍数を高め，心臓の興奮を促進させる．
4. $β_1$遮断薬のアテノロールは，気管支喘息には慎重に使用し，糖尿病性ケトアシドーシスには禁忌である．

7 心不全治療薬について，誤っているものを 1 つ選び，番号を〇で囲みなさい． `10点`

1. 強心薬とは，循環器系のうち，心臓に作用してその機能を高める薬物をいう．
2. ジギタリス類は，頻脈性心房細動を合併した慢性心不全の治療には効果がない．
3. 腎臓からの排泄が多いので，高齢者や腎機能低下がある患者への使用は注意を要する．
4. カテコールアミン類のドブタミンは，虚血性心疾患に対してはドパミンより優れている．

8 貧血の病態と原因について，正しい組み合わせを 1 つ選び，番号を〇で囲みなさい． `10点`

1. 鉄芽救性貧血 ──── 葉酸欠乏　アルコール中毒　妊娠
2. 巨赤芽球性貧血 ── 遺伝性　ビタミン B_6 欠乏　薬剤性
3. 溶血性貧血 ──── 自己免疫性　赤芽球自体の異常　薬剤性
4. 再生不良性貧血 ── 染色体異常　突発性　薬物

9 呼吸系に作用する薬物について，正しいものを 1 つ選び，番号を〇で囲みなさい． `10点`

1. カフェインは，中枢興奮作用が強いので未熟児無呼吸発作に用いられる．
2. 肺のサーファクタントは，肺の表面張力を高めるため，肺が膨らみやすくなる．
3. 鎮咳薬のコデインは，モルヒネの類似薬であり，すべてのコデインは麻薬として扱う．
4. イプラトロピウムやオキシトロピウムは，緑内障や前立性肥大症に有効である．

10 次のうち，正しいものを 1 つ選び，番号を〇で囲みなさい． `10点`

1. ヘリコバクター・ピロリ除菌療法は菌の除菌なので，使用する薬物の副作用は全くない．
2. グラニセトロン・オンダンセトロンは，悪心・嘔吐に効果があるが，乗り物酔いは抑制できない．
3. 活性生菌製剤には，腸内で増殖し腸内常在菌で腸内環境を整える整腸作用がある．
4. 刺激性下剤は，腸閉塞や消化管閉塞の解消に用いられる．

疾病の成り立ち
第 1 回

氏名

点

1 次のうち，正しいものを 1 つ選び，番号を○で囲みなさい． 　10点

1．疾患の早期発見・早期治療のための正確な診断を得るには，病気になった臓器や細胞組織の変化を，生化学的な面，生理学的な面，形態的な面から見極める必要がある．
2．褥瘡とは，圧迫により血液の循環が悪くなり，その部分の組織に変性を生じたものである．
3．退行性病変には，化生，肉芽組織，器質化などがある．
4．粘液変性は，実質臓器が腫れて濁って見え，循環障害や酸素欠乏のときにみられる．

2 進行性病変について，正しいものを 1 つ選び，番号を○で囲みなさい． 　10点

1．異物，壊死，炎症
2．肥大，再生，化生
3．変性，萎縮，肥大
4．移植，低形成，創傷治癒

3 次のうち，正しいものを 1 つ選び，番号を○で囲みなさい． 　10点

1．小さな壊死組織は，吸収・排除されない．
2．異物に対する反応と処理において被包とは，異物を肉芽組織に置き換えていくことである．
3．水腎症は，腎実質の萎縮はない．
4．脂肪肝は，アルコールの大量摂取により，肝臓に脂肪が沈着した状態をいう．

4 次のうち，正しい組み合わせを 1 つ選び，番号を○で囲みなさい． 　10点

1．総胆管がん ——————— 閉塞性黄疸
2．胆嚢がん ——————— 溶血性黄疸
3．ウイルス性肝炎 ——— 閉塞性黄疸
4．膵頭部がん ——————— 肝細胞性黄疸

5 次のうち，最も再生しにくい細胞を 1 つ選び，番号を○で囲みなさい． 　10点

1．血液細胞
2．心筋細胞
3．粘膜上皮細胞
4．平滑筋細胞

6 腫瘍について，正しいものを 1 つ選び，番号を〇で囲みなさい． `10点`

1．腫瘍とは，生体自身の正常細胞が何らかの原因により性質を変えて発生した腫瘍細胞が，一定の規則で過剰に増殖，発育したものをいう．
2．腫瘍の肉眼的形態には，胃や大腸などの管腔臓器では，ポリープ状，乳頭状，樹枝状，台地状，結節状などがある．
3．腫瘍の転移のしかたには，血行性転移，リンパ行性転移の 2 通りがある．
4．腫瘍の発育方法には，膨張性と浸潤性があるが，一般に悪性腫瘍は，膨張性発育である．

7 心筋梗塞について，正しいものを 1 つ選び，番号を〇で囲みなさい． `10点`

1．心筋梗塞は，心筋が広範囲に血流不足となることで壊死に陥る状態をいう．
2．最も梗塞の頻度が高い発生部位は，左冠状動脈回旋枝で側壁梗塞である．
3．肉眼的には梗塞後 5〜6 時間経過すると発赤し，心筋の壊死が認識できる．
4．心破裂の発生は，梗塞後 1 か月以降が多い．

8 次のうち，正しいものを 1 つ選び，番号を〇で囲みなさい． `10点`

1．血栓とは，機能的終末動脈の閉塞により起こり，支配領域に限局した組織の乏血性壊死のことをいう．
2．動脈の血栓はほとんどが閉塞性であり，うっ血や浮腫をきたす．
3．肺動脈本幹に塞栓が起こると，急性心不全や急性肺性心をきたす．
4．塞栓は，血流の速度が遅いところや，動脈瘤などによって血流の変化が生じるところに生じやすい．

9 うっ血について，正しい組み合わせを 1 つ選び，番号を〇で囲みなさい． `10点`

a．局所的うっ血は，静脈の内腔が血栓などで詰まったときや，外から圧迫されて静脈血の通りが悪くなったときに起こる．
b．全身性うっ血は，心臓機能の低下で静脈血を心臓に戻す力が弱くなったときに起こる．
c．動脈血の還流が妨げられることにより生じる．
d．左心不全では，下肢の浮腫をきたす．
　1．a, b　　2．a, c　　3．b, d　　4．c, d

10 次のうち，正しいものを 1 つ選び，番号を〇で囲みなさい． `10点`

1．出血には，破綻性出血と漏出性出血があり，前者を起こす疾患には，白血病やビタミンＣ欠乏症などがある．
2．喀血とは，食道や胃など消化管からの出血をいう．
3．胃潰瘍などで，血管が侵食されて起こる出血を破綻性出血という．
4．血液浸潤とは，1 か所に血液がたまっている状態をいう．

疾病の成り立ち
第 2 回

氏名

点

1 次のうち，正しいものを 1 つ選び，番号を○で囲みなさい．　　10点

1．腎臓の片側の機能が停止した場合，残った腎臓に肥大が起こる．これを作業性肥大という．

2．末梢神経線維は，再生力が弱い．

3．化生とは，分化した組織がほかの組織に変化することをいう．

4．再生力の強い細胞や組織には，皮膚，肝臓，脳神経細胞などがある．

2 再生について，正しい組み合わせを 1 つ選び，番号を○で囲みなさい．　　10点

a．心筋，横紋筋，骨組織の順に組織の再生力は弱くなる．

b．再生には細胞分裂，増殖が不可欠である．

c．毛細血管は繊細なため，再生力が弱い．

d．生理的再生には，表皮，毛髪，爪などがある．

　1．a, b　　　2．b, c　　　3．b, d　　　4．c, d

3 次のうち，正しいものを 1 つ選び，番号を○で囲みなさい．　　10点

1．胃潰瘍からの出血は，漏出性出血である．

2．子宮出血は，月経と無関係に子宮から出血するものをいう．

3．脳底動脈瘤の破裂により，脳出血が起こる．

4．尿に血液が混ざったものを血性浸潤という．

4 出血の結果と影響について，正しいものを 1 つ選び，番号を○で囲みなさい．　　10点

1．急激で少量の出血の場合は，代償機構が働かない．

2．緩徐な持続出血の場合は，鉄欠乏性貧血が起こることは少ない．

3．心嚢内の出血により，無気肺により死の危険が起こることがある．

4．急激に全血液の 2/3 以上の出血が起こると死亡の危険が高い．

5 次のうち，一般に生命の危険が最も小さいものを 1 つ選び，番号を○で囲みなさい．　　10点

1．脳梗塞

2．心筋梗塞

3．腎塞栓

4．肺梗塞

6 次のうち，片側の腎臓を摘出すると対側の腎臓が肥大するのはどれか．１つ選び，番号を〇で囲みなさい． 　10点

1．作業性肥大
2．仮性肥大
3．代償性肥大
4．再生性肥大

7 次のうち，破綻性出血はどれか．１つ選び，番号を〇で囲みなさい． 　10点

1．DIC（播種性血管内凝固症候群）
2．ビタミン欠乏症
3．紫斑病
4．胃潰瘍

8 次のうち，正しいものを１つ選び，番号を〇で囲みなさい． 　10点

1．梗塞は，静脈の閉塞では起こらない．
2．心筋梗塞には，呼吸困難，発汗，悪心・嘔吐などの症状はみられない．
3．循環障害の動脈性の破綻性出血は，拍動性で鮮血がみられる．
4．心内膜炎では，弁膜は障害されない．

9 次のうち，正しい組み合わせを１つ選び，番号を〇で囲みなさい． 　10点

1．血栓 ──── 線維化 ──── 肉芽増生
2．梗塞栓子 ──── 塞栓 ──── 空気
3．梗塞 ──── 壊死 ──── 側副循環
4．心臓 ──── 水腫 ──── うっ血

10 塞栓について，正しいものを１つ選び，番号を〇で囲みなさい． 　10点

1．重篤な症状をきたすものは静脈に多い．
2．梗塞の原因となるものが多い．
3．内腔の広い血管に多い．
4．塞栓子としては脂肪が多い．

疾病の成り立ち

第 3 回

氏　名

点

1 次のうち，貧血性梗塞（白色梗塞）になりにくい臓器を1つ選び，番号を○で囲みなさい． 　10点

1. 脾臓
2. 腎臓
3. 肝臓
4. 心臓

2 血栓について，正しいものを1つ選び，番号を○で囲みなさい． 　10点

1. 赤色血栓は，損傷された血管壁にでき，動脈に多く，血流の早い部位に形成される．
2. 血栓を形成する要因には，血管壁や血流の変化，血液凝固性の変化などがある．
3. 小さな血栓は，消失することはない．
4. 血栓の器質化が不十分だと遊離して塞栓を起こす．

3 次のうち，正しいものを1つ選び，番号を○で囲みなさい． 　10点

1. 気管支拡張症は，細菌感染を起こしやすい．
2. 肺の扁平上皮がんは，喫煙との関係は少ない．
3. 冠状動脈の動脈硬化症は，肺動脈の塞栓で起こる場合が多い．
4. 腫瘍細胞・心弁膜片・胎盤片は，塞栓子にはならない．

4 肉芽組織について，正しいものを1つ選び，番号を○で囲みなさい． 　10点

1. 傷害を受けた組織は修復しない．
2. 毛細血管や線維芽細胞からなる．
3. 時間が経つと毛細血管は増殖し，線維組織が増え瘢痕の状態になる．
4. 瘢痕は，拘縮や狭窄は起こさない．

5 結核症について，正しい組み合わせを1つ選び，番号を○で囲みなさい． 　10点

a．結核症では，乾酪壊死巣が認められる．
b．初期変化群は，全身の粟粒結核を生じる．
c．第2次結核症は，栄養状態やほかの疾病の合併症などにより発病する．
d．増殖性病変は，一般の細菌感染に類似するが，乾酪化を必ず伴う．

　1．a, c　　2．b, c　　3．b, d　　4．c, d

6 ▶ 次のうち，正しいものを1つ選び，番号を○で囲みなさい。　10点

1．腫瘍の発育のしかたは，膨張性と浸潤性に大別され，前者には肉腫とがんが，後者には良性腫瘍がある．
2．悪性上皮性腫瘍には，乳頭腫，腺腫がある．
3．悪性腫瘍は，細胞の核の形に異型性が強く，浸潤性に発育し，血管やリンパ管を介して，ほかの部位に転移する．
4．食道がん，胃がんの大部分は腺がんである．

7 ▶ 次のうち，良性腫瘍であるものを1つ選び，番号を○で囲みなさい。　10点

1．血管腫
2．ヘパトーマ
3．グラビッツ腫瘍
4．白血病

8 ▶ 次のうち，炎症の主要徴候でないものを1つ選び，番号を○で囲みなさい。　10点

1．発赤
2．疼痛
3．発熱
4．紫斑

9 ▶ 次のうち，腺がんができやすい部位を1つ選び，番号を○で囲みなさい。　10点

1．大腸
2．皮膚
3．子宮頸部
4．膀胱

10 ▶ 次のうち，化膿性炎でないものを1つ選び，番号を○で囲みなさい。　10点

1．蜂巣炎
2．肉芽腫
3．蓄膿症
4．膿瘍

疾病の成り立ち
第 4 回

点

1 炎症の分類について，正しい組み合わせを 1 つ選び，番号を〇で囲みなさい． `10点`

a．肉芽腫性炎症 ——— 肝炎，関節炎
b．増殖性炎症 ——— 結核，梅毒
c．漿液性炎 ——— 蕁麻疹，熱傷，虫刺症
d．カタル性炎 ——— カタル性鼻炎，カタル性虫垂炎
　　1. a, b　　　2. a, d　　　3. b, c　　　4. c, d

2 代謝障害について，正しいものを 1 つ選び，番号を〇で囲みなさい． `10点`

1．アミノ酸代謝異常は，早期発見および早期治療により正常に発育する．
2．脂質異常症は，遺伝以外の原因は考えられない．
3．糖質代謝異常の糖尿病では，全身の血管にコレステロールの沈着がみられる．
4．胆汁色素代謝異常では，赤血球が異常に分解され，血液中に異常にビリルビンが増加し痙攣が起こる．

3 次のうち，正しい組み合わせを 1 つ選び，番号を〇で囲みなさい． `10点`

a．脂肪腫は，良性非上皮性腫瘍である．
b．良性腫瘍は，境界が不明瞭である．
c．嚢腫は卵巣に好発する．
d．腺腫は肝臓に好発する．
　　1. a, b　　　2. a, c　　　3. b, c　　　4. c, d

4 腎芽腫（ウィルムス腫瘍）について，正しいものを 1 つ選び，番号を〇で囲みなさい． `10点`

1．膀胱に発生する
2．成人に多い
3．良性腫瘍
4．腎臓の胎生期組織に由来する

5 次のうち，がん腫が発生しにくい臓器を 1 つ選び，番号を〇で囲みなさい． `10点`

1．脳
2．肺
3．胃
4．子宮頸部

6 良性腫瘍について，正しいものを１つ選び，番号を〇で囲みなさい. `10点`

1．異型性が軽度

2．浸潤性に増殖する

3．転移する

4．壊死を伴う

7 次のうち，小児に多いものを１つ選び，番号を〇で囲みなさい. `10点`

1．腎芽腫（ウィルムス腫瘍）

2．腎がん（グラビッツ腫瘍）

3．クルケンベルグ腫瘍

4．膀胱腫瘍

8 次のうち，扁平上皮がんができにくい部位を１つ選び，番号を〇で囲みなさい. `10点`

1．皮膚

2．子宮頸部

3．膵臓

4．食道

9 悪性腫瘍の特徴について，正しいものを１つ選び，番号を〇で囲みなさい. `10点`

1．異型性が軽度

2．浸潤性に増殖する

3．再発は少ない

4．転移しない

10 次のうち，非上皮性悪性腫瘍でないものを１つ選び，番号を〇で囲みなさい. `10点`

1．脂肪肉腫

2．平滑筋肉腫

3．脂肪腫

4．横紋筋肉腫

疾病の成り立ち

第 5 回

1 次のうち，胃がんの血行性転移経路として最も適切なものを 1 つ選び，番号を〇で囲みなさい．
（注：→は経路）　　　　　10点

1．原発巣→心臓→肺→心臓→全身臓器
2．原発巣→大腸周囲リンパ節→胸管→ウィルヒョウリンパ節
3．原発巣→肝臓→心臓→肺→心臓→全身臓器
4．原発巣→心臓→全身臓器→心臓→肝臓→心臓→肺

2 細胞診について，正しいものを 1 つ選び，番号を〇で囲みなさい．　　　　　10点

1．標本の染色は HE（ヘマトキシリン・エオジン）染色を用いることが多い．
2．中枢型より末梢型肺がんの発見に有効である．
3．皮膚やリンパ節など直接メスで病変部分を切り取り診断する．
4．子宮頸がんのスクリーニングに適している．

3 次のうち，摘出物を組織診断するための固定に最も多く用いられるものを 1 つ選び，番号を〇で囲みなさい．　　　　　10点

1．10％ホルマリン
2．10％アルコール
3．10％キシロール
4．50％アセトン

4 次のうち，正しいものを 1 つ選び，番号を〇で囲みなさい．　　　　　10点

1．子宮頸がんのスクリーニングには，迅速診断が最も適している．
2．組織診断は，専門の検査技師と細胞診指導医により行われる．
3．クリオスタットとよばれる凍結標本薄切り装置で作製した標本は，病理医が鏡検する．
4．病理検体を生検により採取する場合は，臨床検査技師が行う．

5 次のうち，正しい組み合わせを 1 つ選び，番号を〇で囲みなさい．　　　　　10点

1．Ⅰ型アレルギー（アナフィラキシー型）——— IgE ——————— 気管支喘息
2．Ⅱ型アレルギー（細胞障害型）——————— Tリンパ球 ——— 移植拒否反応
3．Ⅲ型アレルギー（免疫複合型）——————— IgE ——————— ツベルクリン反応
4．Ⅳ型アレルギー（遅延型）————————— IgG ——————— 自己免疫性貧血

6 次のうち，最も一般的な細胞診の固定液を 1 つ選び，番号を○で囲みなさい． `10点`

1．ホルマリン
2．アルコール
3．アセトン
4．生理的食塩水

7 次のうち，自己免疫疾患でないものを 1 つ選び，番号を○で囲みなさい． `10点`

1．白血病
2．橋本病
3．バセドウ病
4．関節リウマチ

8 次のうち，適応免疫応答で働く細胞でないものを 1 つ選び，番号を○で囲みなさい． `10点`

1．マクロファージ
2．T リンパ球
3．B リンパ球
4．好中球

9 次のうち，アレルギー性鼻炎に関係のあるものを 1 つ選び，番号を○で囲みなさい． `10点`

1．IgG
2．IgA
3．IgD
4．IgE

10 腎疾患について，正しいものを 1 つ選び，番号を○で囲みなさい． `10点`

1．腎不全になると，多尿になり，尿毒症を起こす．
2．ネフローゼ症候群は，高度たんぱく尿，低たんぱく血症，脂質異常症，全身性浮腫をきたす．
3．腎がん（グラビッツ腫瘍）は，40～70 歳代の男性に好発する悪性腫瘍であり，ほとんどが両側性である．
4．腎芽腫（ウィルムス腫瘍）は，悪性腫瘍で成人に多い．

疾病の成り立ち

氏名

第 6 回

点

---

1 次のうち，正しいものを 1 つ選び，番号を〇で囲みなさい． `10点`

1．自力で運動する細菌は，運動器官として鞭毛をもっている．
2．真菌の培養には，小川培地が使われる．
3．通性嫌気性菌は，酸素があると増殖できない．
4．菌体内に胞子（芽胞）をもつ菌は，乾燥や通常の消毒薬などに弱い．

---

2 次のうち，正しいものを 1 つ選び，番号を〇で囲みなさい． `10点`

1．肺炎球菌は，莢膜を有する．
2．コレラ菌は，鞭毛をもたない．
3．ボツリヌス菌は，芽胞を形成しない．
4．ジフテリア菌は，莢膜，鞭毛，芽胞を有する．

---

3 次のうち，正しい組み合わせを 1 つ選び，番号を〇で囲みなさい． `10点`

a．不顕性感染とは，微生物に感染していながら発病しない状態をいう．
b．日和見感染とは，病原性の強い菌が健康者に起こす感染症である．
c．緑膿菌は，多くの抗菌薬に耐性がある．
d．健康保菌者は罹患していないので，感染源としての危険性はほとんどない．
　1．a, b　　2．a, c　　3．b, d　　4．c, d

---

4 感染経路について，誤っているものを 1 つ選び，番号を〇で囲みなさい． `10点`

1．結核菌は空気感染である．
2．インフルエンザウイルスは飛沫感染である．
3．黄色ブドウ球菌は空気感染である．
4．飛沫核の水分が蒸発して飛沫となる．

---

5 次のうち，正しい組み合わせを 1 つ選び，番号を〇で囲みなさい． `10点`

a．免疫血清（抗毒素を含む）注射には速効性があり，治療に用いられる．
b．トキソイドとは，外毒素の毒性をなくした（無毒化した）ものである．
c．アナフィラキシーショックは，一般的なショックと異なり，血圧の低下はほとんどみられない．
d．感染に対する防御能力には個体差があり，性，栄養などの条件に左右されるが，年齢による差はない．
　1．a, b　　2．a, c　　3．b, d　　4．c, d

---

6 感染症について，誤っているものを 1 つ選び，番号を〇で囲みなさい． `10点`

1．「感染症の予防及び感染症の患者に対する医療に関する法律（感染症法）」では，感染症を 1～5 類感染症，指定感染症，新感染症，新型インフルエンザ等感染症に区分している．

2．検疫感染症には，一類感染症のすべて，二類感染症のうち鳥インフルエンザ（H5N1・H7N9）と中東呼吸器症候群，四類感染症のうちデング熱・チクングニア熱・マラリア・ジカウイルス感染症，新型インフルエンザ等感染症（新型コロナ感染症，再興型コロナ感染症を含む）が指定されている（2022 年 5 月現在）．

3．「感染症法」の施行により，従来の「伝染病予防法」と「性病予防法」は廃止されたが，そのほかの廃止はなかった．

4．無症候性キャリア（病原体保有者）とは，感染しても発症しない人のことである．

7 感染症の分類について，正しいものを 1 つ選び，番号を〇で囲みなさい． `10点`

1．鳥インフルエンザ（H5N1）—— 1 類感染症

2．エボラ出血熱，ラッサ熱 ——— 2 類感染症

3．腸管出血性大腸菌感染症 ——— 3 類感染症

4．パラチフス，腸チフス ———— 4 類感染症

8 細菌について，正しいものを 1 つ選び，番号を〇で囲みなさい． `10点`

1．黄色ブドウ球菌はグラム陽性桿菌で，皮膚の粘膜や傷口から侵入して局所の化膿を起こす．

2．淋菌はグラム陽性桿菌で，不妊症や新生児淋菌性結膜炎の原因となる場合がある．

3．破傷風菌はグラム陽性球菌で，傷口から菌が侵入し嫌気的な状態がつくられると，芽胞は発芽し外毒素を産生する．

4．大腸菌はグラム陰性桿菌で，通常は非病原性であるが，病原性を示す大腸菌は，経口感染によって下痢や腹痛を特徴とする急性胃腸炎，食中毒を起こす．

9 次のうち，誤っているものを 1 つ選び，番号を〇で囲みなさい． `10点`

1．予防接種とは，病原体を弱毒化あるいは不活化したものを，人体に注射または経口的に与えて免疫を獲得させる方法をいう．

2．生体の防御力には，外皮の侵入阻止，白血球による食作用，体液や分泌液の殺菌作用がある．

3．抗体とは，特定の抗原に対して特異的に作用する免疫グロブリンのことで，IgM，IgG，IgA，IgE，IgD の 5 種類がある．

4．外毒素とは，生体内で増殖した菌が死滅することで遊離する毒素をいい，代表的なものにチフス菌，赤痢菌などがある．

10 次のうち，誤っている組み合わせを 1 つ選び，番号を〇で囲みなさい． `10点`

1．緑膿菌 ——————— 耐性菌

2．破傷風菌 —————— 嫌気性菌

3．インフルエンザ ——— 細菌性感染症

4．成人 T 細胞白血病 ——— ウイルス

疾病の成り立ち
第 7 回

1 次のうち，誤っているものを 1 つ選び，番号を〇で囲みなさい．　　10点

1. 風疹ウイルスは，胎児に感染すると白内障を起こすことがある．
2. 成人 T 細胞白血病の原因となるウイルスは，レトロウイルス科に属する．
3. 麻疹ウイルスははしかの病原ウイルスで，感冒様症状に始まり，頬の口腔粘膜にコプリック斑がみられ，さらに全身の皮膚に発疹が出る．
4. 小児の手足口病は，ロタウイルスの感染によって起こる．

2 次のうち，正しい組み合わせを 1 つ選び，番号を〇で囲みなさい．　　10点

1. ツツガムシ病 ——————— リケッチア
2. 鵞口瘡 ———————————— クラミジア
3. トラコーマ ———————— ムンプスウイルス
4. 流行性角結膜炎 ——— ロタウイルス

3 次のうち，正しいものを 1 つ選び，番号を〇で囲みなさい．　　10点

1. AIDS は，HIV の感染によって起こる先天性免疫不全症候群である．
2. 妊婦が妊娠 25 週以内に風疹ウイルスに感染すると，胎児に先天性風疹症候群をきたす可能性が高くなる．
3. WHO は 1980 年に天然痘の根絶宣言を行った．
4. すべてのウイルス感染症は，ワクチン接種による予防が最善の方法である．

4 真菌感染症について，誤っているものを 1 つ選び，番号を〇で囲みなさい．　　10点

1. カンジダは，増殖し病的状態（菌交代症）を起こすことがある．
2. 皮膚糸状菌（白癬菌）は，皮膚の表皮角質層，毛髪，爪などに寄生して病変を起こす真菌である．
3. アスペルギルスは，肺，気管支，外耳道などに感染を起こす真菌である．
4. 真菌感染症の主な治療薬は，テトラサイクリン系抗菌薬である．

5 次のうち，正しいものを 1 つ選び，番号を〇で囲みなさい．　　10点

1. ニューモシスチス・イロベチイは，間質性肺炎の原因となる原虫である．
2. マラリアは熱帯・亜熱帯に多い感染症で，マラリア原虫が吸血時に体内に侵入し，肝細胞で増殖した後，赤血球に入り寄生する．
3. トキソプラズマは，垂直感染することはない．
4. クリプトスポリジウム症は飛沫感染し，下痢症状を起こす．

6 次のうち，原虫でないものを 1 つ選び，番号を〇で囲みなさい． `10点`

　1．トキソプラズマ
　2．赤痢アメーバ
　3．腟トリコモナス
　4．肺炎マイコプラズマ

7 次のうち，正しい組み合わせを 1 つ選び，番号を〇で囲みなさい． `10点`

　1．オウム病 ——————————— 原虫
　2．急性灰白髄炎（ポリオ）——— ウイルス
　3．コレラ ——————————————— リケッチア
　4．腟トリコモナス ——————— 真菌

8 次のうち，正しいものを 1 つ選び，番号を〇で囲みなさい． `10点`

　1．次亜塩素酸ナトリウムは，B 型肝炎ウイルスにも有効である．
　2．煮沸消毒では B 型肝炎ウイルスは死滅しない．
　3．細菌の芽胞は 100℃，15 分間の煮沸消毒で死滅する．
　4．逆性石けんは，普通石けんと混ざると消毒力が強くなる．

9 消毒液と使用濃度について，正しい組み合わせを 1 つ選び，番号を〇で囲みなさい． `10点`

　a．ベンザルコニウム塩化物による手指消毒 ——————————— 0.1%
　b．過酸化水素による口腔の消毒 ——————————— 0.3%
　c．クロルヘキシジングルコン塩酸による器具の消毒 ——— 0.01%
　d．ポピドンヨードによる手術部位の皮膚粘膜 ——————— 0.25%
　　1．a，b　　2．a，d　　3．b，c　　4．c，d

10 細菌と培地について，誤っている組み合わせを 1 つ選び，番号を〇で囲みなさい． `10点`

　1．赤痢菌 ——————————— SS 寒天培地
　2．結核菌 ——————————— 小川培地
　3．インフルエンザ菌 —— チョコレート寒天培地
　4．真菌 ——————————— ドリガルスキー培地

疾病の成り立ち

第 8 回

点

1 呼吸器疾患について，正しいものを 1 つ選び，番号を〇で囲みなさい． `10点`

1．肺がんの組織型では，小細胞がんが最も多い．
2．COPD では 1 秒率が増加する．
3．間質性肺炎は，肺胞壁に病変が生じる．
4．肺血栓・塞栓症では肺静脈が閉塞する．

2 循環器疾患について，正しいものを 1 つ選び，番号を〇で囲みなさい． `10点`

1．心筋梗塞で最も頻度が高いのは左冠状動脈回旋枝である．
2．肺性心とは，右心室が肥大拡張し，右心不全となった状態である．
3．拡張型心筋症は，家族内発生が約半数にみられる．
4．動脈壁が解離し，血液が中に入っているものを仮性動脈瘤という．

3 消化器疾患について，正しいものを 1 つ選び，番号を〇で囲みなさい． `10点`

1．早期胃がんは，がん細胞が固有筋層までにとどまっているものをいう．
2．食道がんは，食道上部に生じるものが多い．
3．潰瘍性大腸炎は，直腸から結腸にかけて飛び石状に病変が生じる．
4．急性膵炎では，血中・尿中のアミラーゼが上昇する．

4 血液・造血器疾患について，正しいものを 1 つ選び，番号を〇で囲みなさい． `10点`

1．溶結性貧血はビタミン B_{12} の欠乏により生じる．
2．急性リンパ性白血病では特殊なフィラデルフィア染色体がみられる．
3．ホジキンリンパ腫は，悪性リンパ腫の約 95％を占める．
4．血友病 A は第 VIII 因子が欠乏するものである．

5 内分泌・代謝疾患について，正しいものを 1 つ選び，番号を〇で囲みなさい． `10点`

1．バセドウ病に特徴的なメルセブルグの三徴とは，甲状腺腫大，頻脈，眼球突出である．
2．原発性アルドステロン症では，低血圧をきたす．
3．1 型糖尿病は，インスリンの相対的欠乏による．
4．抗利尿ホルモンの増加により尿崩症が生じる．

6 腎・泌尿器疾患について，正しいものを 1 つ選び，番号を〇で囲みなさい． 10点

1．急性糸球体腎炎は，扁桃炎・咽頭炎などに続くことが多い．

2．膀胱炎は女性より男性に多い．

3．腎がんの発症には，芳香族アミンが関与しているとされる．

4．前立腺肥大症では，診断に前立腺特異抗原が用いられる．

7 脳・神経疾患について，正しいものを 1 つ選び，番号を〇で囲みなさい． 10点

1．心室細動では脳塞栓症を起こしやすい．

2．アルツハイマー病では大脳が肥大する．

3．パーキンソン病では，レビー小体という特殊なたんぱく質がみられる．

4．下垂体線種は下垂体前葉から発生する悪性腫瘍である．

8 女性生殖器疾患・乳腺疾患について，正しいものを 1 つ選び，番号を〇で囲みなさい． 10点

1．子宮体がんの発症にはヒトパピローマウイルスが関与しているとされる．

2．卵巣腫瘍の約 80％は良性で，若年層に多い．

3．子宮筋腫は，子宮の平滑筋に生じる悪性腫瘍である．

4．乳がんの好発部位は乳房の下方である．

9 運動器疾患について，正しいものを 1 つ選び，番号を〇で囲みなさい． 10点

1．骨粗鬆症にはプロゲステロンの欠乏が関与しており，閉経後の女性に多い．

2．重症筋無力症ではレイノー現象が見られやすい．

3．代表的な進行性筋ジストロフィーにデュシェンヌ型がある．

4．関節リウマチは腱を病変の主座とする自己免疫疾患である．

10 感覚器疾患について，正しいものを 1 つ選び，番号を〇で囲みなさい． 10点

1．眼内圧が低下し視力障害をきたすものを緑内障という．

2．急性中耳炎の起炎菌は溶血性レンサ球菌やブドウ球菌が多い．

3．糖尿病網膜症は失明には至らない．

4．悪性黒色腫ではメラニンをもたないものが多い．

保健医療福祉のしくみ

第 1 回

点

1 ▶ 公衆衛生の現状と課題について，**誤っている**ものを 1 つ選び，番号を○で囲みなさい． `10点`

1. 広義の公衆衛生の概念には，保健医療，生活衛生，環境保全が含まれる．
2. 高齢化対策の構築では，高齢者雇用問題，生きがい対策，住居環境の整備などへの総合的な取り組みが求められる．
3. 世界の開発途上地域における高い人口増加率は，慢性疾患の増加，中高年の失業問題，社会保障費用負担力の減退などの問題を提起している．
4. 近代的な公衆衛生学の考え方が日本に取り入れられたのは，明治時代以降のことである．

2 ▶ 次のうち，正しい組み合わせを 1 つ選び，番号を○で囲みなさい． `10点`

1. 有機水銀 ──────── イタイイタイ病
2. オキシダント ─── 白血病
3. 振動 ──────── 白蝋病
4. カドミウム ─── 水俣病

3 ▶ 次のうち，正しいものを 1 つ選び，番号を○で囲みなさい． `10点`

1. 過度の紫外線を浴びると，眼炎や皮膚の色素沈着の原因となる．
2. 環境基準の設定を義務づけているのは地域保健法である．
3. 二酸化炭素は，血中のヘモグロビンとの結合力が強く，血液の酸素運搬能を妨げて中毒症状を起こす．
4. 日本人の 1 日あたりの食塩摂取目標量は 15g 未満である．

4 ▶ 次のうち，正しい組み合わせを 1 つ選び，番号を○で囲みなさい． `10点`

1. ヘルシンキ宣言 ──────── 脳死，臓器移植
2. 患者の権利章典 ──────── リビングウィル
3. バイオエシックス ──────── 人体実験
4. ノーマライゼーション ─── バリアフリー化

5 ▶ 次のうち，正しいものを 1 つ選び，番号を○で囲みなさい． `10点`

1. 腸管出血性大腸菌 O157 は，汚染された井戸水や弁当などが原因で発生する．
2. ボツリヌス菌は，ネズミ，ハエ，ゴキブリなどが媒介する．
3. サルモネラ属菌は，ソーセージ，かん詰，いずしなどに存在する．
4. 腸炎ビブリオのほとんどが，汚染された肉類の毒素によって起こる．

6 次のうち，正しいものを1つ選び，番号を〇で囲みなさい． 10点

1. 食中毒の原因は，細菌，化学物質，自然界に存在する毒素の3つに大別される．
2. 大気汚染物質中の二酸化硫黄（SO_2）は粘膜を刺激し，呼吸機能の低下や粘膜炎などを起こす．
3. 細菌性の食中毒は，感染型と毒素型に分けられるが，サルモネラ属菌や腸炎ビブリオによるものは毒素型である．
4. 塵埃は，喘息発作や結膜炎などを起こすが，鉛・水銀中毒は起こさない．

7 次のうち，正しいものを1つ選び，番号を〇で囲みなさい． 10点

1. 1978（昭和53）年度に開始された「国民健康づくり対策」の3本柱に，「健康づくりの基盤整備」は含まれていない．
2. ある時点における人口の状態を人口静態といい，3年ごとに行われる国勢調査によって集計される．
3. 2005（平成17）年度に開始された「健康フロンティア戦略」の柱は，「生活習慣病予防対策の推進」と「介護予防の推進」であった．
4. 2013（平成25）年度に開始された「健康日本21（第2次）」の基本的方向に，「健康を支え，守るための社会環境の整備」は含まれていない．

8 次のうち，正しい組み合わせを1つ選び，番号を〇で囲みなさい． 10点

1. 要支援児童 ──────── 保護者に監護されることが不適当とされる児童
2. 子育て支援事業 ──────── 産後サポート事業，産後ケア事業
3. 新型コロナウイルス感染症 ─── 三類感染症
4. 就学時の健康診断 ──────── 治療の勧告，就学義務の猶予・免除

9 高齢者保健について，誤っているものを1つ選び，番号を〇で囲みなさい． 10点

1. 成年後見制度は，認知症施策において重要である．
2. 地域包括支援センターでは，要支援対象者の介護予防サービス計画を策定する．
3. 市町村単位による，独自の地域包括ケアシステムの構築が求められている．
4. 介護保険制度の要介護認定は，都道府県に設置されている介護認定審査会で行われる．

10 次のうち，正しいものを1つ選び，番号を〇で囲みなさい． 10点

1. 学校で感染症が発生した場合の臨時休業は，都道府県知事が決定する．
2. 食品添加物については，厚生労働大臣が指定した添加物以外の製造，輸入，販売をしてはならない．
3. 引きこもりの定義は，原則的に1年以上，家庭にとどまり続けている状態とされる．
4. 労働基準法は，常時50人以上の労働者を使用する事業主に対して，ストレスチェックの実施を義務化している．

第 **2** 回

氏名

点

1 次のうち，正しいものを 1 つ選び，番号を〇で囲みなさい． 10点

1．都道府県は，妊婦からの届出に基づいて母子健康手帳を交付しなければならない．

2．助産施設は，出産費用の負担が困難な妊産婦を入所させるもので，母子保健法によって設置されている．

3．「健やか親子 21（第 2 次）」の基盤課題または重点課題に，「妊娠期からの児童虐待防止対策」は含まれていない．

4．母子健康包括支援センターは，市町村に設置の努力義務がある．

2 母子保健について，正しいものを 1 つ選び，番号を〇で囲みなさい． 10点

1．妊婦健康診査は，公費補助制度によって 14 回程度まで原則として無料で受診できる．

2．小児慢性特定疾病の対象となる 16 疾患群に，膠原病と糖尿病は含まれない．

3．マススクリーニング検査は，すべての新生児を対象として出生後 1 時間以内に実施する．

4．妊産婦死亡率は近年，顕著な上昇傾向にある．

3 次のうち，検疫感染症ではないものを 1 つ選び，番号を〇で囲みなさい． 10点

1．マラリア

2．新型インフルエンザ等感染症

3．腸チフス

4．ペスト

4 次のうち，正しいものを 1 つ選び，番号を〇で囲みなさい． 10点

1．わが国の合計特殊出生率は，上昇傾向にある．

2．わが国の人口ピラミッドは，現在「ピラミット型」である．

3．2020（令和 2）年の死因順位（男女計）は，1 位：心疾患，2 位：悪性新生物（腫瘍），3 位：不慮の事故である．

4．感染症予防のための 3 原則とは，感染源（病原体）の排除，感染経路の遮断，宿主の抵抗力の向上である．

5 次のうち，正しい組み合わせを 1 つ選び，番号を〇で囲みなさい． 10点

a．コレラなどの 3 類感染症が発生した場合は，直ちに，保健所長を経由して都道府県知事に届け出なければならない．

b．二酸化炭素濃度は，室内空気の汚染度を示す代表的な指標となる．

c．感染源（病原体）の主な侵入経路として，呼吸器，消化器，皮膚があるが，胎盤は含まれない．

d．気温が上昇すると，体熱の放射が異常に減少して体熱の産生との平衡が保たれなくなり，体温は低下する．

  1. a, b   2. a, d   3. b, c   4. c, d

6 学校保健について，誤っているものを 1 つ選び，番号を○で囲みなさい． `10点`

1．就学時の健康診断は，就学 4 か月前（11 月 30 日）までに実施される．

2．定期健康診断は，学校長の責任で毎学年 6 月 30 日までに実施される．

3．対象は幼稚園から大学に至る教育機関，ならびにそこに学ぶ園児，児童，生徒，学生であり，教職員は含まれていない．

4．保健管理の内容は，健康診断，健康相談・保健指導，感染症予防，学校環境衛生などである．

7 学校の保健管理について，正しいものを 1 つ選び，番号を○で囲みなさい． `10点`

1．定期健康診断の項目には，座高測定と寄生虫卵検査が含まれている．

2．学内で感染症が発生した場合，患者または疑いのある者は一定期間出席停止となる．

3．学内で感染症が発生した場合，学校の設置者は臨時休業を決定できない．

4．学校における換気，採光，照明，保温などの環境基準は，学校の設置者が決定する．

8 次のうち，正しいものを 1 つ選び，番号を○で囲みなさい． `10点`

1．常時 100 人以上の労働者を使用する事業場には，衛生管理者をおく必要がある．

2．2000（平成 12）年度に「健康日本 21（第一次）」が，「21 世紀における国民健康づくり運動」として開始された．

3．2000（平成 12）年度から「ゴールドプラン 21」が，少子化対策として開始された．

4．1978（昭和 53）年度に開始された「国民健康づくり対策」では，健康づくりの 3 要素として「栄養」「運動」「医療」が掲げられた．

9 後期高齢者医療制度について，正しいものを 1 つ選び，番号を○で囲みなさい． `10点`

1．被保険者は 75 歳以上の人すべてと，65 歳以上 75 歳未満で広域連合が一定の障害があると認めた人である．

2．医療費の自己負担は発生しない．

3．入院時の食事療養費と生活療養費は支給されない．

4．被保険者から保険料は徴収されず，全額公費で賄われる．

10 次のうち，正しいものを 1 つ選び，番号を○で囲みなさい． `10点`

1．地域保険である国民年金の第 1 号被保険者は，日本国内に住所をもつ 30 歳以上 60 歳未満の自営業者などである．

2．児童手当は，一人親家庭などの児童に対して支給される．

3．生活保護制度による保護の種類に，教育や住宅，出産に関する扶助は含まれていない．

4．2005（平成 17）年に成立した障害者自立支援法は，身体・知的・精神障害者への福祉サービスを一元化したことが大きな特色である．

看護と法律

第 1 回

点

1 次のうち，正しいものを 1 つ選び，番号を○で囲みなさい．　　10点

1. 国の最高の法規である「法律」は，国の組織および活動に関する基本的事項を定めている．
2. 「法律」は，憲法が定める一定の手続きに従って制定された法規のことで，看護職に関連深いものとして「保健師助産師看護師法」がある．
3. 「法」とは，法律もしくは政令を実施するため，または法律もしくは政令の委任に基づいて，各省大臣が制定する命令をいう．
4. 「省令」とは，社会の秩序を維持するため，国家の力によって守ることを強制されるものをいい，成文法と不文法がある．

2 次のうち，誤っている組み合わせを 1 つ選び，番号を○で囲みなさい．　　10点

1. 保健医療提供の人材面に関連する法規 ―――― 保健師助産師看護師法
2. 保健医療提供の施設面に関連する法規 ―――― 医師法
3. 健康づくり・疾病予防活動に関連する法規 ――― 食育基本法
4. 感染症対策に関連する法規 ――――――――― 予防接種法

3 精神保健対策に関連する法規について，正しいものを 1 つ選び，番号を○で囲みなさい．　　10点

1. 市町村は，精神科病院を設置しなければならない．
2. 精神保健指定医は，都道府県知事によって指定される．
3. 精神科病院（任意入院のみを行う精神科病院を除く）は，常勤の精神保健指定医を置かなければならない．
4. 応急入院は 96 時間を限度として行われる．

4 准看護師について，正しいものを 1 つ選び，番号を○で囲みなさい．　　10点

1. 准看護師になるには，厚生労働大臣が行う試験に合格し，免許を受けなければならない．
2. 罰金以上の刑に処せられた者は，免許が与えられないことがある．
3. 医師，歯科医師または看護師の指示を受けずに，業務を行うことができる．
4. 免許を得たのち，本籍地都道府県名，氏名，生年月日，性別に変更を生じたときは，60 日以内に訂正を申請しなければならない．

5 次のうち，正しいものを 1 つ選び，番号を○で囲みなさい．　　10点

1. 療養病床とは，主として長期にわたり，療養を必要とする患者を入院させるための病床をいう（精神・感染症・結核病床を除く）．
2. 保健師助産師看護師法の法律名に改められたのは，1981（昭和 56）年である．
3. 助産所の管理者は，助産師以外に看護師がなることもできる．
4. 医師が記載する診療録の保存期間は 10 年間である．

6 次のうち，正しいものを 1 つ選び，番号を○で囲みなさい．　10点

1．特定機能病院は「栄養士」を 1 人以上置かなければならない．
2．業務に従事する准看護師は，毎年，業務従事者届を届け出る必要がある．
3．保健所と市町村保健センターに関する事項は，地域保健法で定められている．
4．精神保健福祉士の資格は，所定の科目を修めて卒業するなどして，都道府県知事の行う試験に合格した者に与えられる．

7 保健師助産師看護師法について，正しいものを 1 つ選び，番号を○で囲みなさい．　10点

1．保健師は，名称独占の資格に該当しない．
2．保健師，看護師または准看護師は，正当な理由がなく，業務上知り得た人の秘密を漏らしてはならないが，保健師，看護師または准看護師でなくなった後はこの限りではない．
3．助産師とは，厚生労働大臣の免許を受けて，助産または妊婦，褥婦もしくは新生児の保健指導を行うことを業とする者であり，性別は問わない．
4．免許の取り消しを受けた者でも，再免許を与えられることがある．

8 次のうち，正しいものを 1 つ選び，番号を○で囲みなさい．　10点

1．看護師と准看護師は業務独占であるため，保健師は看護師と同一の業務を行うことができない．
2．病院は，病院日誌，各科診療日誌，看護記録などの診療に関する諸記録を，2 年間保存しなければならない．
3．助産師は，妊娠 4 か月以上の死産児を検案して異常があると認めたときは，24 時間以内に所轄保健所にその旨を届け出なければならない．
4．医業，歯科医業または助産師の業務等の広告できる事項について，制限はなく自由である．

9 社会保険に関連する法規について，誤っているものを 1 つ選び，番号を○で囲みなさい．　10点

1．社会保険は，国民一般を対象とする公的保険制度である．
2．社会保険には，医療保険，年金保険，介護保険，雇用保険，労働者災害補償保険（労災保険）がある．
3．年金保険には，20 歳以上 60 歳未満の日本に住むすべての人が加入する「国民年金」のほかに，「厚生年金」がある．
4．雇用保険は，労働者の業務上の負傷などに対して，傷病補償年金の給付などを行うものである．

10 国民健康保険について，正しいものを 1 つ選び，番号を○で囲みなさい．　10点

1．保険給付は，被保険者の疾病・負傷・出産・死亡に対して行われる．
2．世帯主は被保険者，その家族は被扶養者である．
3．2018（平成 30）年度から，財政運営の責任主体が都道府県から市町村に変わり，制度の安定化を目指している．
4．出産育児一時金，葬祭費は支給されない．

看護と法律
第 **2** 回

点

1 ▶ 臓器の移植に関する法律について，正しいものを 1 つ選び，番号を○で囲みなさい．　　10点

1．本法における「臓器」に，人の眼球は含まれない．

2．脳死の判定は，必要な知識と経験を有し，その臓器移植にかかわらない医師が 3 名以上で行う．

3．「脳死した者の死体」とは，脳幹を含む全脳の機能が，不可逆的に停止直前に至ったと判定された者の身体をいう．

4．臓器提供の対価として，財産上の利益を与えたり要求したりしてはならない．

2 ▶ 次のうち，正しいものを 1 つ選び，番号を○で囲みなさい．　　10点

1．診療所とは，医師または歯科医師が医業や歯科医業を行う場所で，患者を入院させるための施設を有しないものだけをいう．

2．病院とは，医師または歯科医師が医業や歯科医業を行う場所で，20 人以上の患者を入院させるための施設を有するものをいう．

3．地域医療支援病院は，原則として 100 人以上の患者を入院させるための施設を有し，厚生労働大臣の承認を得たものである．

4．特定機能病院は，200 床以上の病床と定められた 8 の診療科名を有し，厚生労働大臣の承認を得たものである．

3 ▶ 次のうち，誤っているものを 1 つ選び，番号を○で囲みなさい．　　10点

1．病院に関することは医療法，地域に密着している診療所・助産所に関することは地域保健法で定められている．

2．看護師は医師の指示により麻薬を患者に与えることはできるが，麻薬管理者の免許を得ることはできない．

3．結核を診断した医師は，直ちに，保健所長を経由して都道府県知事に届け出なければならない．

4．後天性免疫不全症候群を診断した医師は，7 日以内に，保健所長を経由して都道府県知事に届け出なければならない．

4 ▶ 次のうち，正しい組み合わせを 1 つ選び，番号を○で囲みなさい．　　10点

1．養育医療　──────　児童福祉法

2．産前産後の休業　────　健康保険法

3．新生児の訪問指導　───　母子保健法

4．医療扶助　──────　社会福祉法

5 母子保健法における用語について，誤っている組み合わせを 1 つ選び，番号を○で囲みなさい. 10点

1．妊産婦 ——— 妊娠中または出産後 1 か月以内の女子
2．新生児 ——— 出生後 28 日を経過しない乳児
3．乳　児 ——— 1 歳に満たない者
4．幼　児 ——— 満 1 歳から小学校就学の始期に達するまでの者

6 介護保険について，正しいものを 1 つ選び，番号を○で囲みなさい. 10点

1．保険者は都道府県である.
2．第 1 号被保険者は，市町村の区域内に住所を有する 40 歳以上 65 歳未満の者である.
3．第 2 号被保険者は，市町村の区域内に住所を有する 65 歳以上の者である.
4．施設サービスの食費や日常生活に要する費用は，自己負担である.

7 次のうち，正しいものを 1 つ選び，番号を○で囲みなさい. 10点

1．臨床工学技士は生命維持管理装置の操作を，自己診断で行うことができる.
2．医師は，麻薬中毒者を診断したときは，速やかに都道府県知事に届け出なければならない.
3．麻薬管理者は，厚生労働大臣から免許を受けた医師，歯科医師，薬剤師に限られる.
4．応急入院の入院期間は 24 時間以内に制限される.

8 生活保護法について，正しいものを 1 つ選び，番号を○で囲みなさい. 10点

1．この法律は，日本国憲法第 25 条（生存権の保障）に基づくものである.
2．保護には 8 つの扶助があるが，これらを重複して受けることはできない.
3．医療扶助と介護扶助は，原則として金銭給付である.
4．出産扶助において，脱脂綿・ガーゼなどの衛生材料は助成対象に含まれない.

9 老人福祉法について，正しいものを 1 つ選び，番号を○で囲みなさい. 10点

1．この法律の目的は，「老人の心身の健康の保持および生活の安定のために必要な措置を講じて，老人の福祉を図ること」である.
2．養護老人ホームでは，身体上または精神上著しい障害があるため，常時の介護を必要とする 65 歳以上の老人が養護を受ける.
3．老人福祉センターは，居宅で介護を受ける老人や養護者と，市町村や医療施設などとの連絡調整などの援助を行う.
4．老人福祉法において，有料老人ホームは老人福祉施設に含まれる.

10 後期高齢者医療制度について，正しいものを 1 つ選び，番号を○で囲みなさい. 10点

1．対象者の年齢は 75 歳以上に限られる.
2．対象者全員が，個人単位で保険料を納めるのが特徴である.
3．この制度の運営主体は都道府県である.
4．制度の財政運営は，対象者の保険料が約 3 割，後期高齢者支援金が約 3 割，公費負担が約 4 割である.

看護概論

第 1 回

1 次のうち，正しいものを 1 つ選び，番号を〇で囲みなさい．　10点

1．F. ナイチンゲールは，「基本的看護」の概念を示し，看護独自の機能と役割を明らかにした．
2．V. ヘンダーソンは，「患者−看護師関係」から患者の健康状態に良好な変化をもたらす看護のプロセスを追求した．
3．D.E. オレムは，「熟慮した看護過程」の概念を定義し，看護のプロセスに注目した．
4．S.C. ロイは，人間を全人的適応システムとしてとらえ，4 つの適応様式を機能させることを追求した．

2 人生周期の発達における現代的課題について，誤っている組み合わせを 1 つ選び，番号を〇で囲みなさい．　10点

1．幼児期 ────── 生活習慣の変化，ネグレクト
2．学童期 ────── 学びの困難さ，モンスターペアレント
3．青年期 ────── 社会参加の遅延，ニート
4．成熟期 ────── 終わらない青年期，女性の社会進出

3 次の語句の説明で，正しいものを 1 つ選び，番号を〇で囲みなさい．　10点

1．ホメオスタシス ─────── 生命維持のために，外的環境の変化にかかわらず，身体の内的状態を一定に保持しようとする働きのこと．
2．ホスピス ─────── 精神障害の患者が，1 日も早く退院し社会復帰できることを目的として看護しているところである．
3．インフォームドコンセント ── 患者のニーズを関係者に伝えたりすること．
4．クオリティ・オブ・ライフ ── 問題や葛藤を抱えた対象者自身が自ら解決策を見いだせるようかかわること．

4 次のうち，正しいものを 1 つ選び，番号を〇で囲みなさい．　10点

1．医師と看護師と患者との関係では，主体は常に医師である．
2．J. トラベルビーは，看護師と医師の業務の違いを強調し，看護師の独自の機能を明らかにした．
3．看護は実践の科学であり，実践なくして看護はありえない．
4．援助関係における看護師の役割に，心理社会的サポートは含まれない．

5 患者の心理について，正しいものを 1 つ選び，番号を〇で囲みなさい．　10点

1．看護職員の態度や言葉不足により，猜疑心を抱かせることは少ない．
2．自己中心性やわがままな傾向がみられることがある．
3．依存的傾向は回復期に障害となることはない．
4．入院直後のオリエンテーションを十分実施すれば，状況の変化に適応でき，わずらわしさや喪失感に悩まされることはない．

6 キュブラー゠ロスの死の受容過程で正しいものを 1 つ選び，番号を○で囲みなさい． `10点`

1．第 1 段階 ─── 否認
2．第 2 段階 ─── 抑うつ
3．第 3 段階 ─── 受容
4．第 4 段階 ─── 取り引き

7 次のうち，正しいものを 1 つ選び，番号を○で囲みなさい． `10点`

1．人間には，生命の維持存続やその成長・成熟のために，本能的に求めるものがあり，これを人間の基本的欲求（基本的ニード）という．
2．看護活動の場は，医療施設・保健所のみである．
3．医療の目的を遂行するために，特定の分野の人々と相互協力をするべきである．
4．患者と看護師の間には，互いに人格をもった一人の人間としての尊重と，信頼関係が成立していなくても真の看護は生じる．

8 看護方式について，正しいものを 1 つ選び，番号を○で囲みなさい． `10点`

1．パートナーシップナーシング（PNS）は，2 人の看護師がよきパートナーとして複数の患者を受け持つ看護提供方式である．
2．機能別看護は，1 人の看護師が 1 人または数人の患者を受け持ち，その患者に関する看護のすべてを行う方式である．
3．プライマリーナーシングは，何人かの患者に対して，看護師がグループを組んでかかわる方式である．
4．受持ち看護は，1 つの病棟内を 2 つ以上のチームに編成し，担当患者の入院から退院までの一貫した看護を行う方式である．

9 国際看護活動について，正しいものを 1 つ選び，番号を○で囲みなさい． `10点`

1．国際看護とは，グローバル化した国際社会において，人々の健康の向上を目指すものである．
2．国際看護の対象は，災害発生により支援を求める国や発展途上国の人々である．
3．国際看護に必要な能力には，コミュニケーション能力，異文化適応能力などがあるが，自己管理能力は基本なので求められていない．
4．国際看護活動には，ボランティア事業，技術協力専門家派遣，国境なき医師団などがあるが，資金の協力は含まれない．

10 看護管理について，誤っているものを 1 つ選び，番号を○で囲みなさい． `10点`

1．管理とは，目的達成のため限られた条件のもとで最大の効果を導き出す行動である．
2．看護師は，ほかの職種と連携を図り活動するが，必ずしも看護部に所属しなくともよい．
3．より適切な看護業務を遂行するために，看護職員の能力開発，人間関係の調整などに努める．
4．管理者は，看護部長やスタッフナースである．

看護概論
第 2 回

1 健康について，正しいものを 1 つ選び，番号を○で囲みなさい．　`10点`

1．WHO 憲章前文では，健康を病気でない状態と定義している．
2．日本国憲法には，健康は国民の権利であると明記されている．
3．健康であることは，個人にとってのみ価値のあることである．
4．ウェルネス行動は，自己のエネルギーを最小限にするために努力することである．

2 プライマリヘルスケアについて，正しいものを 1 つ選び，番号を○で囲みなさい．　`10点`

1．1986 年のオタワ憲章により採択された．
2．健康は基本的人権であり，病気の予防と健康増進を重視し，住民の主体的な健康管理を推進していこうという考え方である．
3．人々が自らの健康とその決定要因をコントロールし，改善することができるようにするプロセスである．
4．活動内容には，健康的な公共政策づくり，健康支援の環境づくりなどがある．

3 次のうち，正しいものを 1 つ選び，番号を○で囲みなさい．　`10点`

1．急性期は，長期にわたって身体機能の増悪と寛解を繰り返す状態である．
2．健康水準と環境水準の差が大きいとき，高次ウェルネスを示す．
3．労働者の健康のため，事業者は過重労働の防止，メンタルヘルス対策などを講じなければならない．
4．健康の連続性とは，健康状態が続いていることを指す．

4 次のうち，誤っているものを 1 つ選び，番号を○で囲みなさい．　`10点`

1．医療施設には，診療所，病院，介護老人保健施設，助産所，訪問看護ステーション，保健所がある．
2．保健施設には，市町村保健センター，学校保健室，健康管理室，精神保健福祉センター，母子健康包括支援センターがある．
3．介護保険施設には，特別養護老人ホーム（介護老人福祉施設），介護老人保健施設，介護医療院がある．
4．社会福祉施設には，乳児院，保育所，母子生活支援施設，児童館・児童センターなどがある．

5 対象の理解について，正しいものを 1 つ選び，番号を○で囲みなさい．　`10点`

1．生活には，生命維持，生活行動，経済活動の 3 つの側面があり，生命維持に深くかかわるのは生活行動よりも経済活動である．
2．人間の身体的成長は連続的であり，常に一定のスピードで進む．
3．インターネットの普及や保健医療システムの変化により，看護者にはアドボケイトとエンパワメントの能力が求められる．
4．問題や葛藤を抱えたクライエント自身が自ら解決策を見いだせるよう，指示的カウンセリングにより援助する．

6 次のうち，正しいものを1つ選び，番号を○で囲みなさい. `10点`

1. 地域包括ケアシステムは，高齢者が住み慣れた地域で自分らしく暮らせるよう支えるしくみであるが，住まいへの支援はない.
2. チーム医療のリーダーは医師である.
3. チーム医療のデメリットに，医療ミスはあるがケアの過不足はない.
4. 保健医療従事者とは，人々の健康を守るという共通の目的に向かって働きかける専門家をいう.

7 次のうち，正しいものを1つ選び，番号を○で囲みなさい. `10点`

1. 健康か否かは自己の健康観ではなく，他者からの視点によって決められる.
2. 精神的健康とは，理性と感情のバランスがとれていて，人間関係が支障なく構築できる状態をいう.
3. 健康観は，時代がどのように変化しても変わるものではない.
4. 健康から不健康への変化は断片的に起こる.

8 社会福祉施設について，正しい組み合わせを1つ選び，番号を○で囲みなさい. `10点`

1. 障害者支援施設 ——— 地域活動支援センター
2. 保護施設 ————— 児童厚生施設
3. 児童福祉施設 ——— 授産施設
4. 母子福祉施設 ——— 助産施設

9 次のうち，正しいものを1つ選び，番号を○で囲みなさい. `10点`

1. トリアージとは，災害などで多数の傷病者が発生した場合に，傷病者の緊急度や重症度を評価し，治療や搬送の優先順位を決定することである.
2. 医療過誤は，医療従事者の濃厚なケアにより発生する.
3. スタンダードプリコーションは，感染源の排除と針刺しの2点を基本としている.
4. 疾病予防には1次予防，2次予防，3次予防があるが，そのうち，疾病の早期発見，早期治療を3次予防という.

10 F. ナイチンゲールの功績について，誤っているものを1つ選び，番号を○で囲みなさい. `10点`

1. クリミヤ戦争への従軍
2. ナイチンゲール看護婦訓練学校の設立
3. 国際赤十字の設立
4. 『看護覚え書』『病院覚え書』の著述

看護概論

第 3 回

点

1 次のうち，正しいものを 1 つ選び，番号を〇で囲みなさい． 　10点

1．看護の暗黒時代は，宗教改革の影響が大きい．
2．19 世紀半ばにイギリスで始まった近代看護は，アメリカにはあまり影響を与えなかった．
3．ゴールドマークレポートは，当時の看護界の課題に対する具体的な勧告を示した．
4．ブラウンレポートは，看護師の資質と看護教育のあり方を問うている．

2 次のうち，正しいものを 1 つ選び，番号を〇で囲みなさい． 　10点

1．看護師は，常に質の高い看護が提供できるように，職場の責任において継続学習に努める．
2．患者に対する人権の尊重は重要であるが，治療を円滑に進めるための配慮を欠くことはやむをえない．
3．看護師は，対象のケアが他者によって阻害されているときは，その他者を隔離するようにする．
4．准看護師は，すべての行為を医師や歯科医師，看護師の指示のもとに行うという法的規定上，準専門職とみなされる場合が多い．

3 次のうち，正しいものを 1 つ選び，番号を〇で囲みなさい． 　10点

1．看護職を選択する自由は，「保健師助産師看護師法」で保障されている．
2．看護職は職業人として人道主義の精神を要求されるが，賃金の保障は考えなくてもよい．
3．「保健師助産師看護師法」において，准看護師とは厚生労働大臣の免許を受けて，傷病者もしくは褥婦に対する療養上の世話または療養の補助を行うことを業とする者をいう．
4．「保健師助産師看護師法」の目的は，保健師，助産師，看護師，准看護師の資質を向上し，質の高い業務を行うことによって医療および公衆衛生の普及・向上を図ることである．

4 医療安全対策について，正しいものを 1 つ選び，番号を〇で囲みなさい． 　10点

1．リストバンドやバーコードを利用し，患者誤認防止の効果を高めているため，フルネームによる患者確認の重要性は低くなっている．
2．緊急時やむをえない場合でも，口頭による指示を受けてはいけない．
3．与薬に関する事故は，医療事故のなかでは頻度が低い．
4．転倒・転落を防止するための機材は，医療機関全体で購入し，運用，評価していくことが望ましい．

5 准看護師の業務について，誤っているものを 1 つ選び，番号を○で囲みなさい. `10点`

1．療養上の環境整備と安全対策
2．医師の処方に基づく診療の補助
3．看護記録の記載
4．看護チームのリーダーとしての業務

6 災害時の看護活動について，正しいものを 1 つ選び，番号を○で囲みなさい. `10点`

1．災害は，自然災害と人為災害のみに分類される.
2．災害医療は，被災者が自立できるまで継続的に保健・医療・福祉を補完するために提供される.
3．災害看護活動は，災害現場の変化やその時に生じる地域のニーズに応えるものではない.
4．災害サイクルの慢性期の看護は，健康生活支援や地域社会の立ち直り支援を中心に行われる.

7 個人情報の取り扱いについて，正しいものを 1 つ選び，番号を○で囲みなさい. `10点`

1．「個人情報保護法」は，2005（平成 17）年 4 月に全面施行された.
2．必要な情報収集や個人的情報へのアクセスは，迅速的で効果的なので行ってよい.
3．情報の取り扱いには，内容の正確性は求められているが，透明性までは求めていない.
4．准看護師の守秘義務に対する法的責任は，「保健師助産師看護法」に明確に示されていない.

8 次のうち，正しいものを 1 つ選び，番号を○で囲みなさい. `10点`

1．看護師が尊重すべき患者の権利に，文化的権利は含まれない.
2．「保健師助産師看護師法」第 37 条には，保健師・助産師・看護師による臨時応急の手当について規定されているが，准看護師は除かれている.
3．看護師は多職種チームのなかにあっても，自分に与えられた役割を認識し理解しておくことが大切である.
4．国際看護師協会（ICN）の倫理綱領の目的に，看護師の倫理的能力を評価するためのツールの提供は含まれていない.

9 次の代表的先覚者と看護理論書のうち，誤っている組み合わせを 1 つ選び，番号を○で囲みなさい. `10点`

1．オーランド ――――― 看護の探求
2．ブラウン ――――― 患者中心の看護
3．ペプロウ ――――― 人間関係の看護論
4．トラベルビー ――― 人間対人間の看護

10 看護記録について，正しいものを 1 つ選び，番号を○で囲みなさい. `10点`

1．医療情報開示の際の留意点に，完全性の保証や常時利用性の保証がある.
2．電子カルテはチームで情報を共有するため，頻繁なログアウトを避けるよう努力する.
3．看護サマリーは，看護記録に含まれない.
4．看護記録は，看護活動の継続性を維持するための効果は低い.

看護概論

第 4 回

1 ▶ 次のうち，正しい組み合わせを 1 つ選び，番号を○で囲みなさい． `10点`

　1．V. ヘンダーソン ─────── 臨床看護の本質
　2．F.G. アブデラ ─────── 患者中心の看護
　3．F. ナイチンゲール ─── 看護の基本となるもの
　4．E. ウィーデンバック ─── 看護覚え書

2 ▶ 次のうち，正しいものを 1 つ選び，番号を○で囲みなさい． `10点`

　1．古代において，ガレノスは医術を魔法から引き離した，医学の祖といわれている．
　2．国際赤十字を創設したのは，クララ・バートンである．
　3．国際看護師協会は，アグネス・ヴェッチの提唱により発足した．
　4．ナイチンゲール誓詞は，リストラ・グレッター夫人がナイチンゲールの業績をたたえ作成したものである．

3 ▶ 次のうち，誤っている組み合わせを 1 つ選び，番号を○で囲みなさい． `10点`

　1．京都看病婦学校 ───────────── リンダ・リチャーズ
　2．櫻井女学校看護婦養成所 ───────── アグネス・ヴェッチ
　3．有志共立東京病院看護婦養成所 ─── 新島襄
　4．日本赤十字社 ───────────── 佐野常民

4 ▶ 次のうち，正しいものを 1 つ選び，番号を○で囲みなさい． `10点`

　1．世界最古の法律の一つである「ハンムラビ法典」には，看護に関する規定が記載されている．
　2．看護の黄金時代には，宗教の影響はない．
　3．国際赤十字社は，アメリカの南北戦争を背景にして生まれた．
　4．15 世紀の半ばから約 200 年を，看護の暗黒時代という．

5 ▶ 次のうち，正しいものを 1 つ選び，番号を○で囲みなさい． `10点`

　1．医疾令は，日本で初めての医事制度である．
　2．平野重誠（元良）の「看病用心鈔」は，仏教の立場から看護について記している．
　3．江戸幕府に管理された小石川養生所は，貧困者や病者の救護を行ったが，専属の看護人はいなかった．
　4．新島襄は，博愛社を創設した．

6 ナイチンゲールの業績について，誤っているものを1つ選び，番号を○で囲みなさい． `10点`

1．聖トーマス病院に看護婦訓練学校を開設した．
2．近代看護を確立した．
3．イタリアの統一戦争に従軍した．
4．『看護覚え書』『病院覚え書』を著した．

7 次のうち，正しい組み合わせを1つ選び，番号を○で囲みなさい． `10点`

1．准看護婦制度の創設 ───────────── 昭和32（1957）年
2．「保健婦助産婦看護婦法」の制定 ───────── 昭和20（1945）年
3．「看護婦規則」の制定 ──────────── 大正4（1915）年
4．進学コース（看護婦養成2年課程）開設 ─── 昭和26（1951）年

8 次のうち，正しい組み合わせを1つ選び，番号を○で囲みなさい． `10点`

1．アンリ・デュナン ─────── アメリカ赤十字社の創立
2．クララ・バートン ─────── ジュネーブ条約（赤十字条約）の締結
3．ウィリアム・ラスボーン ─── 訪問看護事業の開始
4．エリザベス・フライ ───── カイザースヴェルト学園（看護師学校）の開設

9 次のうち，正しい組み合わせを1つ選び，番号を○で囲みなさい． `10点`

1．光明皇后 ─── 悲田院，施薬院の設立
2．良忠 ───── 療病院の設立
3．保良せき ─── 派出看護婦会の設立
4．大関　和 ─── 公衆衛生訪問婦協会の設立

10 次のうち，正しいものを1つ選び，番号を○で囲みなさい． `10点`

1．自然災害時は人為的災害時よりも，PTSD（心的外傷後ストレス障害）の発症が多い．
2．フィジカルアセスメントでは，生活上の問題を抽出することは難しい．
3．訪問看護は，保健師・助産師・看護師の有資格者のみが人々の生活の場に出向いて行う看護をいう．
4．ヘルスプロモーションとは，人々が自ら健康をコントロールし，改善するプロセスのことをいう．

看護概論
第 5 回

1 ニュルンベルグ綱領の条文について，正しいものを 1 つ選び，番号を○で囲みなさい． `10点`

1．ほかの方法では得られない社会的成果がある．

2．必然性のない心理的苦痛や肉体的損傷は，少しならばやむを得ない．

3．自発的な同意が望ましいが，絶対ではない．

4．被験者は，実験を途中で中止することはできない．

2 患者の権利章典について，誤っているものを 1 つ選び，番号を○で囲みなさい． `10点`

1．患者は，自分のプライバシーについてあらゆる配慮を求める権利がある．

2．自分の治療に関連した人体実験を受ける場合，医学の進歩のために協力する義務がある．

3．患者は，医療費の請求に関して，請求書を点検し説明を求める権利がある．

4．患者は，人格を尊重した思いやりのあるケアを受ける権利がある．

3 看護にかかわる倫理的問題について，正しいものを 1 つ選び，番号を○で囲みなさい． `10点`

1．倫理的問題は，どのような立場にあっても考え方は同じである．

2．看護師が経験する倫理的問題として，治療に関するインフォームドコンセントの有無は問題にならない．

3．看護師の役割は，日常業務における倫理的ジレンマの顕在化を避けることである．

4．倫理的問題に直面したときには，選択肢を広げ自己正当化を急がないことが重要である．

4 終末期にある患者の看護について，正しいものを 1 つ選び，番号を○で囲みなさい． `10点`

1．ケア（care）からキュア（cure）中心となる．

2．不安な心理状態にあるため，あまりかかわらないようにする．

3．身体の疼痛緩和のみを図る．

4．残された時間を最大限，質の良いものにする．

5 フライの倫理原則について，正しいものを 1 つ選び，番号を○で囲みなさい． `10点`

1．倫理原則は，「正義」「忠誠」「誠実」の 3 原則である．

2．正義の原則は，真実を告げる，嘘をつかない，他者をだまさないことである．

3．忠誠の原則は，患者と看護師間において，守秘義務や約束を守ることである．

4．患者の治療について正しい情報を提供することは，正義の原則に相当する．

6 次のうち，正しいものを1つ選び，番号を〇で囲みなさい. 〔10点〕

1．ケアの倫理において優先されるのは，倫理の原則である.

2．ワトソンは，看護の具体的な行為をケア，看護における心の姿勢をケアリングとした.

3．エンパワメントとは，他者の権利擁護・代弁という意味である.

4．看護の本質は，本人がどのような判断や行動をとるかを決定することである.

7 入院生活を送る患者のプライバシーを守るための工夫や配慮で，正しい組み合わせを1つ選び，番号を〇で囲みなさい. 〔10点〕

a．患者とコミュニケーションを図るために，ほかの患者の情報を話してよい.

b．カーテンを閉めれば，大部屋で個人的な情報を収集してよい.

c．看護師は，ナースコールがあったらすぐにベッドサイドに駆けつける.

d．排泄の援助をしたら，待っていることを告げて病室の出口で待つ.

　1．a，b　　2．a，d　　3．b，c　　4．c，d

8 次のうち，正しいものを1つ選び，番号を〇で囲みなさい. 〔10点〕

1．患者と看護師とは，上下関係にある.

2．看護師の言葉は，支えにはなるが凶器になることはない.

3．看護師は，排泄の援助を受ける患者の苦悩を理解するが，尊厳よりもケアを優先する.

4．患者は，自分の苦痛のみが関心事である場合が多い.

9 ノーマライゼーションについて，正しいものを1つ選び，番号を〇で囲みなさい. 〔10点〕

1．障害をもつ人たちは，一般の人々が営んでいる生活の最低レベルより低いレベルにしなければならない.

2．障害をもつ人々や他者からの手助けを必要とする高齢者であっても，可能な限りその社会で多くの人々が営んでいる普通の生活ができるよう環境を整えるべきである.

3．障害をもつ人たちは，社会のなかで生活をしていくことは困難であるから，施設で一生を安楽に過ごしたほうがよい.

4．障害をもつ人たちは，気の毒な人たちであるから社会が保護をすべきである.

10 看護倫理綱領について，正しいものを1つ選び，番号を〇で囲みなさい. 〔10点〕

1．「ICN看護師の倫理綱領」の前文に示されている看護師の基本的責任は，健康の増進，疾病の予防，苦痛の緩和の3つである.

2．「ICN看護師の倫理綱領」には，2つの基本領域が設けられている.

3．日本看護協会「看護職の倫理綱領」1条には，「看護職は，人間の生命，人間としての尊厳及び権利を尊重する」とある.

4．日本看護協会「看護職の倫理綱領」は，専門職として引き受ける責任の範囲を社会に明示するものではない.

基礎看護技術

第 1 回

点

---

1 コミュニケーションについて，正しいものを 1 つ選び，番号を○で囲みなさい． `10点`

1．コミュニケーションとは，送り手と受け手の情報のみのやり取りである．
2．構成は，送り手，反応，伝達経路，受け手の 4 つである．
3．看護場面において，看護者が主体的に情報提供を行う要である．
4．メッセージの伝達経路，手段は直接対面で伝える以外にも手紙，電子メール，電話，記録等もある．

---

2 コミュニケーションの種類と説明との組み合わせで，正しいものを 1 つ選び，番号を○で囲みなさい． `10点`

1．マスコミュニケーション ──────── 複数間のメッセージのやり取りである
2．パーソナルコミュニケーション ─── 一方通行である
3．言語的コミュニケーション ──────── 話す言葉の内容を指し，手話は含まれない
4．非言語的コミュニケーション ─────── 身振り，手振り，表情などである

---

3 コミュニケーションについて，誤っているものを 1 つ選び，番号を○で囲みなさい． `10点`

1．言語的コミュニケーションでは，患者の理解度を踏まえ言葉を選ぶ．
2．言語的コミュニケーションは，会話や討議などの音声言語や言葉によるものである．
3．対象との会話が多いほど，信頼関係は深まる．
4．治療的タッチは，有効な非言語的コミュニケーションである．

---

4 非言語的コミュニケーションについて，正しいものを 1 つ選び，番号を○で囲みなさい． `10点`

1．アイコンタクトはメッセージを送る働きを持つ．
2．情報量は言語的コミュニケーションのほうが多い．
3．話し手に意見を伝えるとき，言葉を補充する役割はない．
4．話しやすい環境的要因に配慮はいらない．

---

5 コミュニケーションを成立・発展させるうえで適切なものを 1 つ選び，番号を○で囲みなさい． `10点`

1．まずは自分の意見を対象に伝える．
2．聴くことを重要視し，対象を尊重する態度が必要である．
3．気づきは，対象の把握において中心的行為ではない．
4．対象が正しく理解できたかどうかを確認するために何度も質問する．

6 看護を治療的な対人プロセスと規定し，患者—看護師関係を 4 つの局面に分けた人はだれか．1 つ選び，番号を○で囲みなさい． 10点

1．ヘンダーソン
2．ペプロウ
3．トラベルビー
4．ロイ

7 看護におけるコミュニケーションについて，正しいものを 1 つ選び，番号を○で囲みなさい． 10点

1．正確に伝えるため，専門用語を用いて話す．
2．看護師から声をかけるのではなく，患者から話しかけられるのを待つ．
3．患者の協力を得るため，目的を明確に話す．
4．看護師の感受性は，個人的なものなのでコミュニケーションとは関係がない．

8 コミュニケーションについて，適切なものを 1 つ選び，番号を○で囲みなさい． 10点

1．パーソナルコミュニケーションにおける個体距離とは，約 200cm である．
2．患者の状態によっては，会話による疲労を考慮し話を切り上げることも大切である．
3．「励ます」ことは，患者とのコミュニケーションに必ずよい結果をもたらす．
4．フィードバックは，コミュニケーションの過程においてそれほど重要ではない．

9 コミュニケーションについて，誤っているものを 1 つ選び，番号を○で囲みなさい． 10点

1．看護師として患者に接するときは，先入観を持たず相手を受け止めることが必要である．
2．アイコンタクトには，"注意深く聞いていますよ" とメッセージを送る意味もある．
3．患者とゆっくり話をしたいときには，場所と時間を十分考慮する必要がある．
4．看護の実践場面では，マスコミュニケーションが基本である．

10 治療的コミュニケーション技術について，正しいものを 1 つ選び，番号を○で囲みなさい． 10点

1．自分の判断，評価を入れながら，対象の話を聴くことが重要である．
2．質問することは，対象の感情表現や自己開示を促すために使う有効な手段である．
3．開かれた質問とは，患者の答えが「はい」か「いいえ」のどちらかで，その選択を問う質問である．
4．対象が沈黙する時間をつくらせないよう，質問し続けることが大切である．

基礎看護技術

第 2 回

点

1 情報収集について，正しいものを 1 つ選び，番号を○で囲みなさい. `10点`

1．情報は，看護に必要でないものも収集する.
2．対象者の訴えを正確にとらえるため，主観的情報のみをとらえる.
3．対象者は患者・家族に限られる.
4．方法には，観察，面接，身体診査があり，様々なものを活用して行う.

2 観察について，誤っているものを 1 つ選び，番号を○で囲みなさい. `10点`

1．観察には，自然的観察法と，意図的・系統的観察法がある.
2．観察項目は，身体的側面，心理的側面のみである.
3．自然的観察法は，行動や現象を対象として観察するものである.
4．意図的・系統的観察法は，自然的観察法と対立するものではない.

3 観察の目的で，誤っているものを 1 つ選び，番号を○で囲みなさい. `10点`

1．看護を行うための方法や手順の決定
2．異常の早期発見
3．ロールプレイングの訓練
4．ほかの医療関係者への情報提供

4 次のうち，関係のある組み合わせを 1 つ選び，番号を○で囲みなさい. `10点`

1．視診 ——— 姿勢，表情
2．聴診 ——— 家族からの情報
3．触診 ——— 呼吸音
4．打診 ——— 腸の蠕動音

5 観察について，正しいものを 1 つ選び，番号を○で囲みなさい. `10点`

1．主観的な解釈を優先する.
2．五感を総合的に働かせて観察する.
3．看護者のコミュニケーション能力は必要ない.
4．看護者以外の医療従事者には提供しない.

6 観察について，正しいものを 1 つ選び，番号を○で囲みなさい. `10点`

1．観察は，必要な要件の事実をとらえることであり，患者に関心を向けることから始まる.
2．患者のプライバシーの保護よりも，情報収集を優先する.
3．観察は，実施した看護の評価には用いない.
4．観察内容は，疾患から見て把握する.

7 観察について，正しいものを 1 つ選び，番号を○で囲みなさい. `10点`

1．看護師の感情や主観を優先させる.
2．観察には，患者と観察者の人間関係が影響する.
3．個人の私事に関する情報を守るために，記録しない.
4．患者の変化にいち早く気づくため，看護師は患者の訴えのみ聞けばよい.

8 看護における報告について，正しいものを 1 つ選び，番号を○で囲みなさい. `10点`

1．患者が急変した場合は，すぐに報告する.
2．施設管理に関する報告は不要である.
3．理解できる速度（1 分間に 500 字程度）と語調で報告する.
4．経過がわかりやすく伝わるよう，結論は最後にする.

9 記録について，誤っているものを 1 つ選び，番号を○で囲みなさい. `10点`

1．看護記録の保存期間は 5 年間である.
2．実施者を明確にするため，記録は本人が行い署名する.
3．訂正時は，修正前の文字がわかるように二本線を引く.
4．看護記録は，法的証拠書類となることがある.

10 記録について，正しいものを 1 つ選び，番号を○で囲みなさい. `10点`

1．SOAP の記録様式の S は患者の主観的データを記入する.
2．フォーカスチャーティング方式の記録様式は，問題ごとに経過を記録するものである.
3．POS の記録方式は，患者の状態に焦点を合わせて，記録されたものである.
4．業務優先のため，記録は時間をおいて作成しても支障はない.

基礎看護技術

第 3 回

1 バイタルサインについて，誤っているものを 1 つ選び，番号を○で囲みなさい．　　10点

1．生命徴候のことで，一般に意識・呼吸，脈拍，血圧，体温を指す．
2．各測定基準値の相互の関連をみることが必要である．
3．患者の状態や看護・治療効果を把握するための情報となる．
4．把握したバイタルサインは，他の医療従事者への提供はしない．

2 次のうち，正しい組み合わせを 1 つ選び，番号を○で囲みなさい．　　10点

1．頻呼吸 ――――――――― 頭蓋内圧亢進
2．チェーン - ストークス呼吸 ―― 脳出血，急性アルコール中毒
3．ビオー呼吸 ――――――― 糖尿病性ケトアシドーシス
4．クスマウル呼吸 ――――― 呼吸筋麻痺

3 呼吸測定について，正しいものを 1 つ選び，番号を○で囲みなさい．　　10点

1．呼吸測定することを，患者に説明してから開始する．
2．呼吸数は，30 秒間測定する．
3．呼吸が微弱の場合は，胸部または腹部に軽く手を当てて測定する．
4．呼吸に異常がある場合，呼吸困難の程度のみ観察する．

4 脈拍の異常について，誤っている組み合わせを 1 つ選び，番号を○で囲みなさい．　　10点

1．頻脈 ―――― 脈拍数が 100/ 分以上
2．不整脈 ――― 規則正しい脈拍が途中で抜け落ちる
3．速脈 ―――― 脈拍が急に触れたかと思うと，すぐに消失する
4．硬脈 ―――― 脈拍の緊張が強く硬い

5 脈拍測定について，正しいものを 1 つ選び，番号を○で囲みなさい．　　10点

1．橈骨動脈で測定するときは，示指，中指，薬指の 3 本の手指を軽く当てる．
2．継続的に観察する場合は，パルスオキシメーターやテレハートモニターを使用しない．
3．測定は 30 秒間行う．
4．測定者は指先に力を入れて行う．

6 体温について，誤っているものを1つ選び，番号を○で囲みなさい. 10点

1．一般的に，腋窩温で36.0℃以上37.0未満を平熱という.

2．口腔温は腋窩温より0.5〜0.9℃高く，直腸温は腋窩温よりも約1℃高い.

3．季節によって変動があり，5〜9月はやや高く，11月〜4月はやや低い.

4．食後30〜90分は，消化吸収運動のために上昇する.

7 体温の測定について，正しいものを1つ選び，番号を○で囲みなさい. 10点

1．食後や入浴直後は避け，60分以上安静にしてから測定する.

2．測定時刻，測定部位を一定にする.

3．腋窩検温では，体温計を後下方から前上方に向かって腋窩に挿入する.

4．麻痺がある患者の腋窩検温の場合，原則として患側で測定する.

8 口腔検温と直腸検温について，正しいものを1つ選び，番号を○で囲みなさい. 10点

1．口腔検温を行う際は，コミュニケーションを図るため話しかける.

2．口腔検温の測定時間は10分間である.

3．直腸検温では，成人は肛門から1〜3cm挿入する.

4．直腸検温の体温計は，直腸の走行に沿って挿入する.

9 ジャパン・コーマ・スケール（3－3－9度方式）による意識レベルの評価法で，Ⅲ－100はどれか．正しいものを1つ選び，番号を○で囲みなさい. 10点

1．自分の生年月日，名前が言えない.

2．痛み刺激に対し，払いのける動作をする.

3．簡単な命令に応じる.

4．痛み刺激に反応しない.

10 意識の観察方法について，正しいものを1つ選び，番号を○で囲みなさい. 10点

1．意識レベルの変化，瞳孔の状態，バイタルサインの変化，その他随伴症状の観察をする.

2．最初に痛み刺激を与えて，意識レベルを把握する.

3．グラスゴー・コーマ・スケール（GCS）20点が意識鮮明である.

4．意識レベルの観察は，1回行えばよい.

基礎看護技術

第 **4** 回

点

1 血圧の変動要因について，正しいものを 1 つ選び，番号を○で囲みなさい． `10点`

1．食直後は血圧が下降する．

2．激しい運動後，血圧は下降する．

3．飲酒は血圧を上昇させる．

4．夏季や暑い場所では，血圧は低下する．

2 血圧を決定する因子のうち，誤っているものを 1 つ選び，番号を○で囲みなさい． `10点`

1．心臓の拍出力

2．心音

3．血液の粘稠度

4．血管壁の弾力性

3 次のうち，正しいものを 1 つ選び．番号を○で囲みなさい． `10点`

1．マンシェットと心臓の位置が水平になるようにする．

2．マンシェットの幅は，上腕の 1/3 を覆う幅で，1 周して留められるものがよい．

3．マンシェットは，隙間のない程度のきつさで巻く．

4．米国心臓病学会では，成人のマンシェットの幅を 10～15cm としている．

4 血圧測定について，正しいものを 1 つ選び，番号を○で囲みなさい． `10点`

1．血圧値は患者の状態にかかわらず，左右どちら側で測定してもよい．

2．麻痺や創傷がある場合は，健側で測定する．

3．ゴム囊に空気が入ったままの状態で測定してもよい．

4．聴診法では，減圧の速度は，1 拍動につき 4mmHg 程度で行う．

5 血圧の測定値について，正しいものを 1 つ選び，番号を○で囲みなさい． `10点`

1．測定部位が心臓より高いと，血圧は低めの値となる．

2．減圧速度が遅いと，最高血圧は高めに，最低血圧は低めに出る．

3．マンシェットの幅が広すぎると，値が高くなる．

4．マンシェットの巻き方が緩いと，値が低くなる．

6 身長測定について，正しい組み合わせを 1 つ選び，番号を○で囲みなさい. `10点`

a．身長は起床時が 1 日のうちで最小値を示し，立位での活動が始まると高くなる.

b．尺柱に踵部，殿部，背部，後頭部をつけ，膝を伸ばして足先を 30〜40 度開いた状態で立つ.

c．頭部は耳眼水平位となるように，顎を引いた状態にする.

d．乳幼児の測定は，手早く一人で行うことが望ましい.

　　1．a, b　　　2．a, c　　　3．b, c　　　4．b, d

7 体重測定について，正しいものを 1 つ選び，番号を○で囲みなさい. `10点`

1．測定時の室温は，寒くないように 28℃以上にする.

2．成長発達のみの判断のためのデータに使用する.

3．使用する薬剤量，検査等の指標にはならない.

4．目盛を正確に確認するため，体重計を置く床は平らな場所にする.

8 腹囲測定について，正しいものを 1 つ選び，番号を○で囲みなさい. `10点`

1．腹囲は，仰臥位で膝を曲げたときの臍の周囲径である.

2．メタボリックシンドローム（内臓脂肪症候群）の診断基準であり，男性は 90cm 以上が要注意である.

3．臍の位置で，床面と水平になるように巻尺を腹周囲に回す.

4．最大腹囲の経過観察を行う場合は，臍を基準とした測定位置（距離）を決めておく.

9 胸囲測定について，誤っているものを 1 つ選び，番号を○で囲みなさい. `10点`

1．胸囲は，呼吸器，循環器，消化器などの器官の成長発達を知る目安となる.

2．肩甲骨下角の真下に巻尺を当て，水平になるように胸周囲に回す.

3．女性の場合，乳頭の位置で測定する.

4．呼気終了時の目盛りを読み，記録する.

10 握力測定と肺活量の測定について，正しいものを 1 つ選び，番号を○で囲みなさい. `10点`

1．握力測定は，立位で腕を自然に垂らした状態で測定する.

2．握力測定計の指針が内側になるようにして握らせる.

3．成人男性の肺活量の目安は 2000mL である.

4．肺活量の測定器には，湿式肺活量計と乾式肺活量計がある.

基礎看護技術

第 5 回

1 看護師による記録について，正しいものを 1 つ選び，番号を○で囲みなさい． `10点`

1．看護記録は，実践したことのみ記載するものである．

2．看護計画表は，看護師のみが活用するため，看護師がわかるように記載すればよい．

3．サマリーとは，看護要約である．

4．診療録は，看護師が記載する．

2 経過記録の SOAP について，正しい組み合わせを 1 つ選び，番号を○で囲みなさい． `10点`

1．S（subjective data）——— 客観的データ

2．O（objective data）——— 主観的データ

3．A（assessment）——— S, O に基づいた看護師の判断

4．P（plan）——————— 看護指導の評価

3 報告について，正しい組み合わせを 1 つ選び，番号を○で囲みなさい． `10点`

a．報告の方法には，口頭によるものと，記録によるものがある．

b．患者の報告は，常にすぐ医師に報告する．

c．申し送りは変化のある患者について行えばよい．

d．報告の時期は，いつ，だれに報告をするかを正しく判断することが大切である．

　1．a, b　　2．a, d　　3．b, c　　4．c, d

4 看護過程の意義について，正しいものを 1 つ選び，番号を○で囲みなさい． `10点`

1．援助技術の手順を示す．

2．援助を短絡的に展開する．

3．援助の順序性を示す．

4．看護理論を構築する．

5 看護過程のアセスメントについて，正しいものを 1 つ選び，番号を○で囲みなさい． `10点`

1．看護過程の第 1 段階では身体的情報を収集する．

2．資料から対象者の健康状態に関する主観的データを収集し，判断・解釈する．

3．正確な問題点の抽出のため，現時点の課題のみを考える．

4．アセスメントは，看護実践の過程への方向づけである．

6 看護過程について，正しいものを 1 つ選び，番号を○で囲みなさい． 10点

1. 構成要素は，アセスメント，計画，実施の 3 段階である．
2. 情報収集は，患者本人のみの面接，観察により収集する．
3. 看護問題の明確化のため，看護診断が行われる．
4. 看護問題が複数存在する場合でも 1 つのみの解決法を検討すればよい．

7 看護計画について，正しいものを 1 つ選び，番号を○で囲みなさい． 10点

1. 看護問題の間接的解決方法を立案する．
2. 看護目標は，患者にもたらされると期待される結果である．
3. 看護目標の文章表現は，常に看護師を主語にし，具体的な表現とする．
4. 看護目標の達成時期は不明なので記載しない．

8 看護過程について，誤っているものを 1 つ選び，番号を○で囲みなさい． 10点

1. 看護過程は，医療や看護の質と効率を高めるためのものである．
2. 情報の整理と分析は，看護問題を明らかにする目的で行う．
3. 疾患に合わせた看護行為を行う．
4. 評価は看護過程の各段階のすべてにおいて行う．

9 看護過程の評価として正しいものを 1 つ選び，番号を○で囲みなさい． 10点

1. 看護目標の達成度を判断する．
2. 看護問題の緩和，解決の状況を評価し予防は含まれない．
3. 結果を明確にし，修正は必要ない．
4. 計画の変更においては，新しい問題点を考える必要はない．

10 看護過程について，正しいものを 1 つ選び，番号を○で囲みなさい． 10点

1. 看護過程は，問題解決のためのアプローチである．
2. 症状などから観察される臨床的所見が，そのまま看護上の問題となる．
3. 実現可能でなくても必要ならば，その看護目標を設定する．
4. 適切な情報収集に専門的な知識は必要ない．

氏名

点

1 ▶ 環境について，正しいものを 1 つ選び，番号を○で囲みなさい. 10点

1．環境とは，自分の身の回りを取り巻く場や現象のみを指す.

2．人間と環境に相互作用はなく，非流動的である.

3．環境は，人間の生存や生活に大きく影響を与えるものではない.

4．環境には内部環境と外部環境がある.

2 ▶ 換気時の留意点について，誤っているものを 1 つ選び，番号を○で囲みなさい. 10点

1．室内の至適温度が保たれている.

2．適切な採光が保たれている.

3．空気に静かな動き（気流）がある.

4．室外から取り入れる空気が清浄である.

3 ▶ 屋内気候について，正しいものを 1 つ選び，その番号を○で囲みなさい 10点

1．屋内気候は，室内の温度・湿度・対流の 3 要素で構成される.

2．適切な屋内気候とは，厚手の上着程度の着衣で生活できる気候である.

3．病室内の至適温度は，一般的に，夏季 17～20℃，冬季 13～18℃である.

4．病室内の温度は，住居内の至適温度よりやや高めがよい.

4 ▶ JIS の示している保健医療施設の照度について，誤っている組み合わせを 1 つ選び，番号を○で囲みなさい. 10点

1．待合室 ——— 200 ルクス

2．病室 ——— 300 ルクス

3．診察室 ——— 500 ルクス

4．手術室 ——— 1000 ルクス

5 ▶ 病室の環境について，正しい組み合わせを 1 つ選び，番号を○で囲みなさい. 10点

1．病室の至適温度 ——— 冬季 20～24℃，夏季 19～22℃

2．病室の広さ ——— 患者 1 人当たり 7.4m^2 以上

3．ベッドの間隔 ——— 患者 2 人以上の病室では，2.0m 以上

4．換気 ——— 3～4 時間ごと

6 病床を構成する物品について，正しいものを 1 つ選び，番号を○で囲みなさい． 10点

1．マットレスは，湿気を吸収しやすく，かつ発散しやすい材質のものがよい．
2．シーツは色よりも，洗濯に耐えることを優先して選ぶ．
3．ベッドスプレッドは，シーツより小さいサイズである．
4．枕は，感触が良く，頭部を支えるうえで安定性があればよい．

7 ベッドメーキングについて，誤っているものを 1 つ選び，番号を○で囲みなさい． 10点

1．シーツの中央をマットレスの中央に合わせると，崩れにくく，きれいにできる．
2．1 人で行う場合は，片側を全部つくってから反対側をつくる．
3．枕カバーの折口は，病室の入り口と反対側に向けておく．
4．シーツ類は足元から枕元へと広げていく．

8 次のうち，誤っているものを 1 つ選び，番号を○で囲みなさい． 10点

1．患者のベッドの間隔は，感染予防と医療従事者の作業能率を考えて決められている．
2．病室のリネン類やカーテンの色は，汚れがわかりにくいものがよい．
3．高齢者のベッドは，昇降しやすい低いベッドを準備する．
4．病床整備は，患者の安全と安楽に影響する．

9 ベッドメーキングの留意事項について，誤っているものを 1 つ選び，番号を○で囲みなさい．
10点

1．ボディメカニクスを活用して安定した姿勢で行う．
2．上シーツは足部に圧迫が加わらないようにひだをとり，ゆとりをもたせる．
3．毛布は，マットレスの上端より，15cm ほど下げて広げる．
4．ベッドの角をつくる場合は，全材料を三角に仕上げる．

10 病室の環境について，正しいものを 1 つ選び，番号を○で囲みなさい． 10点

1．直接照明は，照明としての効率は悪いが，目にはやさしい．
2．騒音は，患者の精神的安定を妨げ，疲労の原因になる．
3．換気の適否は，一酸化炭素の濃度を調べて判断する．
4．病室の壁は，患者に安らぎを与える白色がよい．

基礎看護技術

第 7 回

1 医療事故について，正しいものを 1 つ選び，番号を○で囲みなさい. `8点`

1. 医療事故とは，医療活動において患者の権利を侵害し，患者に損害を与えることである.
2. 常に安全な医療を提供するため，万全を期していれば安全を脅かす因子はない.
3. 看護業務で起こりやすい事故は，診療の補助技術のみである.
4. 事故発生時の対応は，その時点で組織として明らかにする.

2 身体抑制について，正しいものを 1 つ選び，番号を○で囲みなさい. `8点`

1. 一時的なものとして必要最小限の時間にとどめる.
2. 緊急時などやむをえない場合は，主治医の指示や了解は不要である.
3. 抑制中は患者の安全が確保されているので，訪室して観察する必要はない.
4. 安全を守るための抑制は，患者の人権や生活の質を脅かさない.

3 スタンダードプリコーションについて，感染源とされるのはどれか. 正しいものを 1 つ選び，番号を○で囲みなさい. `8点`

1. 汗
2. 鼻汁
3. 爪
4. 頭皮

4 廃棄物の取り扱いについて，誤っているものを 1 つ選び，番号を○で囲みなさい. `10点`

1. 血液が付着した鋭利なものは，黄色のバイオハザードマークを使用する.
2. 輸液点滴セットやアンプルは，血液が付着していなくても感染性廃棄物である.
3. 紙おむつは自治体の分別方法に従って廃棄する.
4. バイオハザードマークのついた容器がいっぱいになったら，ほかの容器に移し替える.

5 院内感染について，正しいものを 1 つ選び，番号を○で囲みなさい. `10点`

1. すべてのケアにおいて，必ず手洗いをしてから行う.
2. 創処置の場合，必要に応じてガウンを着用する.
3. 手袋は，血液，体液，粘膜，傷のある皮膚に触れる場合に着用する.
4. 院内感染は，患者間の感染についてのことである.

6 消毒・無菌操作について，誤っているものを 1 つ選び，番号を○で囲みなさい． `10点`

1．滅菌物の取り扱いは厳重にし，清潔と汚染の区別を明確に認識して行う．

2．消毒液の入った鉗子立てから鉗子を取り出した際，先端を水平位より上に向けない．

3．トレイの蓋をテーブルに置くときは，外側を下にして置く．

4．消毒缶からガーゼを取り出したが，使用しなかったため，消毒缶に戻した．

7 ガウンテクニックの目的について，誤っているものを 1 つ選び，番号を○で囲みなさい． `10点`

1．感染経路を遮断して感染の拡大を防止する．

2．ガウンを着用することにより，病原微生物の衣服への付着を防止する．

3．患者間の感染のみを防止するために行う．

4．抵抗力が低下している患者を感染させないために行う．

8 個人防護具（PPE）について，正しいものを 1 つ選び，番号を○で囲みなさい． `10点`

1．着用順序で，最初に手袋を着用する．

2．脱衣時は，最後に手袋をはずす．

3．ゴーグル・フェイスシールドは必要時のみ装着する．

4．脱衣後，ガウンの外側に触れないように内側に包み込み，感染性廃棄物として破棄する．

9 感染予防対策について，誤っているものを 1 つ選び，番号を○で囲みなさい． `10点`

1．感染が広がるおそれがある場合は，感染者を清潔な区域と区別した場所にとどめておく．

2．患者に発熱や咳，皮疹などの感染症が疑われる症状があっても，観察して経過をみていく．

3．看護師は患者の免疫力を高めるために，休養・睡眠・栄養の提供を心がける必要がある．

4．看護師も感染源となりうることを自覚し，自己の健康管理に努める．

10 災害時の看護で，正しいものを 1 つ選び，番号を○で囲みなさい． `8点`

1．傷病者の訴えを重視し，治療の優先順位を決定する．

2．被災者は生活面の支援はすぐには必要ないため，健康面の支援を優先する．

3．災害時は混乱する状況となるので，救護記録は法的根拠とならない．

4．初動の遅れが自らの罪悪感につながり，看護師に大きな心の傷（PTSD）を残すこともある．

11 病院内での事故防止対策で，誤っているものを 1 つ選び，番号を○で囲みなさい． `8点`

1．看護師としての責任の自覚

2．病院内では，看護業務以外の事故はない

3．看護体制とチーム医療の充実

4．正確で安全な看護技術

基礎看護技術

第 8 回

点

1 ボディメカニクスの原理について正しいものを 1 つ選び，番号を○で囲みなさい.　　`10点`

1．身体の支持基底面積を狭くする．

2．重心を高くする．

3．重心を支持基底面の外に置く．

4．てこの原理や力のモーメント（トルクの原理）を活用する．

2 体位について，正しい組み合わせを 1 つ選び，番号を○で囲みなさい.　　`10点`

1．立位 ─── 支持基底面積が広く重心が高い

2．仰臥位 ─── 体位のなかで重心のかかる面積が最も広く安定している

3．側臥位 ─── 支持基底面が大きく安定している体位

4．腹臥位 ─── 床に胸と膝をつけ，殿部を挙上する体位

3 よい姿勢の条件について，誤っているものを 1 つ選び，番号を○で囲みなさい.　　`10点`

1．外観が美しく，内臓を含む全身の筋肉や骨格系のバランスがよい状態である．

2．重心を高くし，支持基底面を広くする．

3．支持基底面上に重心線が通っている．

4．エネルギーの消費が少なく，疲労しにくい．

4 体位変換について，誤っているものを 1 つ選び，番号を○で囲みなさい.　　`10点`

1．看護師の重心と患者の重心を近づけて行う．

2．患者と看護師が呼吸を合わせて行う．

3．てこの原理を利用する．

4．看護師は，常に両膝を伸ばした姿勢で行う．

5 移動について，正しいものを 1 つ選び，番号を○で囲みなさい.　　`10点`

1．座位への介助は，両腋窩に手を入れて体重を支える．

2．歩行器使用時は，歩行器をしっかり握り，寄りかかるように指導する．

3．四肢の移動は関節の運動を支え，無理のないように動かす．

4．車椅子に移動する際，車椅子をベッドと足元 90°の角度に置くとよい．

6 車椅子による移送で，正しいものを 1 つ選び，番号を○で囲みなさい. 10点

　1．ベッドから車椅子への移動は，両腕をつかみ支える.

　2．急な坂道を下るときは，車椅子を前向きにして支えながら下りる.

　3．段差を越えるときは，前輪を支点とし後輪を浮かせる.

　4．エレベーターを利用するときは，後輪から入る.

7 ストレッチャーによる移送について，正しいものを 1 つ選び，番号を○で囲みなさい. 10点

　1．平坦なところ，下り坂では，頭側から先に進行する.

　2．上り坂では，患者の頭側を先にして移送する.

　3．曲がるときは，曲がる方向に力を入れて素早く曲がる.

　4．足元にいる看護師は，移送中に患者の観察を行う.

8 褥瘡の深達度による分類（NPUAP 分類）について，誤っているものを 1 つ選び，番号を○で囲みなさい. 10点

　1．ステージⅠは，皮膚の限局的な発赤で，圧迫しても退色しない.

　2．ステージⅡは，表皮と真皮を含んだ皮膚の部分欠損である.

　3．ステージⅢは，皮膚の全層欠損で，その変化は筋膜を越えない.

　4．ステージⅣは，筋肉・骨・支持組織まで及ぶ深い欠損であるが，感染は伴わない.

9 褥瘡の発生要因について，誤っているものを 1 つ選び，番号を○で囲みなさい. 10点

　1．局所にかかる圧迫とずれ

　2．知覚障害

　3．良好な栄養状態

　4．リネン類のしわ

10 褥瘡予防について，正しいものを 1 つ選び，番号を○で囲みなさい. 10点

　1．4 時間ごとの体位変換.

　2．仙骨部や大転子などの骨突出部を圧迫しない.

　3．入浴や清拭はできるだけ避ける.

　4．栄養は高たんぱく食品を取り入れ，水分は控える.

基礎看護技術
第 9 回

1 衣服の意義について正しいものを 1 つ選び，番号を○で囲みなさい． `10点`

　1．外界の汚染から身体を保護する．

　2．体温調節には関係がない．

　3．汗を分泌させないようにする．

　4．精神的な満足は得られない．

2 病衣の選択と条件について，誤っているものを 1 つ選び，番号を○で囲みなさい． `10点`

　1．気候に適しており，清潔である．

　2．意識状態や麻痺など，障害の有無と程度を考慮する．

　3．ドレーンなどの挿入や点滴の有無を把握する．

　4．患者の好みは考慮せず，機能性のみで選ぶ．

3 病衣に適した衣類について，正しいものを 1 つ選び，番号を○で囲みなさい． `10点`

　1．通気性だけが求められる．

　2．生地は厚くしっかりしたものがよい．

　3．着脱が容易で患者に負担のないものを選ぶ．

　4．汚れが目立たないものがよい．

4 病衣交換について，正しいものを 1 つ選び，番号を○で囲みなさい． `10点`

　1．患側から脱がせ，健側から着せる．

　2．病衣のしわを伸ばす．

　3．枚数が多い場合は，1 枚ずつ着せる．

　4．和式病衣は左前に着せ，ひもは縦結びにしない．

5 臥床患者の和式病衣の交換について，正しいものを 1 つ選び，番号を○で囲みなさい． `10点`

　1．肘関節を支えるように持ち，袖を抜く．

　2．すべて脱衣した後に新しい病衣を着せる．

　3．病衣の左身頃が，右身頃の下になるよう整える．

　4．患者の膝を伸ばしたまま，殿部を挙上してもらい，病衣のしわを伸ばす．

6 食事の意義について，誤っているものを 1 つ選び，番号を○で囲みなさい． `10点`

  1．生命維持や生体活動に必要なエネルギーや栄養をとる．

  2．健康の維持・増進に不可欠である．

  3．好きな物のみを食べて満足感を得る．

  4．規則正しい食生活を送ることで 1 日の生活リズムを整える．

7 食事に関する看護師の役割について，正しいものを 1 つ選び，番号を○で囲みなさい． `10点`

  1．患者の身体状態のみを考慮して食事を提供する．

  2．患者の嗜好や食習慣は考慮せず，治療を優先する．

  3．快適な食事環境を整える．

  4．医師との相談は必要であるが，栄養士との調整は必要ない．

8 食事について，誤っているものを 1 つ選び，番号を○で囲みなさい． `10点`

  1．消化とは，食物を摂取し栄養素を体内に吸収しやすい形にすることである．

  2．吸収された栄養素は，肝臓を経て身体全体に運ばれる．

  3．食物の吸収は，摂取後約 24 時間で終了する．

  4．栄養状態を体格指数（BMI）で評価する．

9 食欲不振のある患者への食事援助で，正しいものを 1 つ選び，番号を○で囲みなさい． `10点`

  1．体重の変化のみを観察して栄養状態を確認する．

  2．食事は決められた時間にのみ勧め，それ以外の時間は控えてもらう．

  3．ゆったりと食事ができるよう環境を調整する．

  4．家族の協力は逆効果のため要請しない．

10 嚥下障害のある患者への食事援助で，正しいものを 1 つ選び，番号を○で囲みなさい． `10点`

  1．唾液を増加させない食品を選ぶ．

  2．体位は，仰臥位で摂取させる．

  3．最初に摂取するものは，主食を選ぶ．

  4．嚥下状態を確認してから，摂取開始とする．

基礎看護技術
第 10 回

1 ▶ 次のうち，正しいものを 1 つ選び，番号を○で囲みなさい． `10点`

　1．食道には，3 か所の生理的狭窄がある．

　2．食物が胃に入ると，交感神経が興奮し胃液が分泌される．

　3．誤嚥は左肺に多い．

　4．香辛料の多用は，高血圧の原因となる．

2 ▶ 食事の援助について，正しいものを 1 つ選び，番号を○で囲みなさい． `10点`

　1．目の不自由な患者の場合は，食物の説明は必要ない．

　2．自力で食事ができない場合は，看護師のペースで介助する．

　3．おいしく食事ができるように，検査や処置は食事の後にする．

　4．献立によって，温めたり冷やしたりして提供する．

3 ▶ 食事の援助について，正しいものを 1 つ選び，番号を○で囲みなさい． `10点`

　1．慢性閉塞性肺疾患の患者で酸素療法を行っている場合，食事時はカニューレをはずす．

　2．片麻痺の患者には，患側の口からスプーンを入れる．

　3．化学療法で食欲が低下した患者であっても，食事の持ち込みを許可しない．

　4．発熱時は，食欲が低下するので嗜好を取り入れ工夫する．

4 ▶ 食事の援助について，正しいものを 1 つ選び，番号を○で囲みなさい． `10点`

　1．看護者のみが，食事前後に手を洗う．

　2．食事前後に口腔内を清潔にする．

　3．食事内容を患者に説明する必要はない．

　4．できるかぎり患者に話をさせながら援助する．

5 ▶ 食事の援助について，誤っているものを 1 つ選び，番号を○で囲みなさい． `10点`

　1．誤嚥を防止するため，側臥位や半座位ができない場合は，顔を横に向ける．

　2．自力摂取可能な患者の場合でも，常に患者の脇に立って援助する．

　3．患者が自力で摂取できる場合は，ナースコールを患者のそばにおいて病室を離れる．

　4．食事が終わったら，摂取量や患者の状態を観察する．

6 通常の便と尿について，正しい組み合わせを 1 つ選び，番号を○で囲みなさい． `10点`

 1．成人の便の回数 ────── 3〜4 回

 2．1 日の排便量 ────── 400〜500g

 3．尿の色 ────── 淡白色から淡黄色で透明

 4．尿比重 ────── 1.015〜1.030

7 排泄のメカニズムについて，誤っているものを 1 つ選び，番号を○で囲みなさい． `10点`

 1．経口摂取した食物は，消化管を経て 24〜72 時間で直腸に達する．

 2．消化された栄養素，水分，電解質は主に小腸で吸収される．

 3．1 日に摂取した水分の約 80％が腎臓から排出される．

 4．泌尿器は，尿をつくり出す腎臓と，尿管，膀胱，尿道などの尿を体外に排泄する尿路からなる．

8 排尿に影響を及ぼす因子について，誤っている組み合わせを 1 つ選び，番号を○で囲みなさい． `10点`

 1．カフェイン ─── 頻尿

 2．睡眠中 ──── 腎機能低下

 3．尿管の閉塞 ─── 無尿

 4．脳血管疾患 ─── 尿失禁

9 よい排便習慣について，誤っているものを 1 つ選び，番号を○で囲みなさい． `10点`

 1．各自の生活習慣に合わせて排便の習慣をつける．

 2．排便を促すために水分は控える．

 3．なるべく便意を抑制せず排便する．

 4．不安や心配などは便秘を招く因子となるので，精神の安定を図る．

10 排泄の援助について，正しいものを 1 つ選び，番号を○で囲みなさい． `10点`

 1．患者の依頼には快くすぐ応じ，援助時は安全のためカーテンをはずす．

 2．腹圧をかけやすい体位をとってもらう．

 3．床上排泄では，看護師はベッド脇で排便するのを観察する．

 4．排便を促すためには，消化のよい食品のみを摂ると効果的であることを説明する．

基礎看護技術
第 **11** 回

1 次のうち，誤っている組み合わせを1つ選び，番号を○で囲みなさい． `10点`

1．無尿 ─── 尿が生成されない，もしくは100mL/日以下
2．乏尿 ─── 尿量が100〜200mL/日以下
3．頻尿 ─── 尿の回数が8回/日以上
4．多尿 ─── 尿量が3000mL/日以上

2 正常な排便について，正しい組み合わせを1つ選び，番号を○で囲みなさい． `10点`

1．1回量 ─── 200〜300g
2．回数 ─── 2〜3回/日
3．形状 ─── 有形硬便
4．色 ─── 黄褐色

3 排泄障害について，誤っているものを1つ選び，番号を○で囲みなさい． `10点`

1．排泄がないと，悪心・嘔吐，腹痛などが生じる．
2．夜間頻尿や下痢などで排泄が多いと，体力消耗，栄養障害，脱水などを起こす．
3．失禁が多いと，皮膚の汚染やただれが発生する．
4．社会的適応困難に陥ることはない．

4 自然排尿・排便への援助について，正しいものを1つ選び，番号を○で囲みなさい． `10点`

1．排尿を促すには，下腹部に冷罨法をする．
2．患者のADLにかかわらず，室内にポータブルトイレを置く．
3．便意を習慣づけるために，規則正しい生活リズムを整える．
4．高齢者は夕食後，水分を控える．

5 排泄行動が制限されたときの援助として，正しい組み合わせを1つ選び，番号を○で囲みなさい．
`10点`

1．座位の保持が可能 ─── トイレでの排泄
2．尿意・便意がない ─── 床上排泄
3．尿閉 ─── 浣腸
4．便秘 ─── 導尿

6 排泄の援助について，誤っているものを 1 つ選び，番号を○で囲みなさい. `10点`

1．自然排便を促すため，腹圧のかかりやすい体位とする.

2．果物，野菜，水分を多めにとるよう促す.

3．自分で尿器を扱える患者でも，排泄が終了するまではそばで見守る.

4．女性は便器挿入後，外陰部にトイレットペーパーを当てて尿の飛散を防ぐ.

7 排泄について，誤っているものを 1 つ選び，番号を○で囲みなさい. `10点`

1．患者の生活習慣に合わせて，1 日 1 回の排便習慣をつける.

2．排泄物を運ぶときは，観察しやすいようにそのまま運ぶ.

3．排尿困難がある場合は．流水音を聞かせることも効果がある.

4．排泄後は窓を開けて換気し，臭気の除去に努める.

8 便秘に対する援助について，正しいものを 1 つ選び，番号を○で囲みなさい. `10点`

1．運動は負担となるので勧めない.

2．果物や水分は制限する.

3．排便時には仰臥位にし，腹圧のかかりやすい体位とする.

4．可能な限りトイレでの排便を援助する.

9 排便の援助について，誤っているものを 1 つ選び，番号を○で囲みなさい. `10点`

1．おむつ交換時，新しいおむつの内側のひだを立てる.

2．便秘時，運動は効果がない.

3．食事制限のない患者の場合，積極的に野菜などの摂取を勧める.

4．水分制限のない患者の場合，水分補給に努める.

10 下痢のある患者の看護について，正しいものを 1 つ選び，番号を○で囲みなさい. `10点`

1．どのような場合も水分を制限する.

2．腸の蠕動運動を促進させる.

3．腹部に冷罨法をし，効果をみる.

4．肛門部の清潔保持のため，温湯で清拭する.

氏名

点

1 清潔の援助実施時の原則について，正しいものを 1 つ選び，番号を○で囲みなさい． 10点

1．手早く行う必要があるため，露出は避けられない．

2．ベッド柵があると実施に支障があるので，利用しない．

3．清潔にすることが重要なので，ゆっくり時間をかけて行う．

4．患者に適した洗浄剤を使用する．

2 口腔の清潔について，誤っているものを 1 つ選び，番号を○で囲みなさい． 10点

1．口腔内の自浄作用を防止する．

2．口腔内の細菌感染を防ぎ，二次感染を防止する．

3．口腔に爽快感を与え，食欲を増進させる．

4．口臭を予防し，う歯や歯周病を防止する．

3 口腔の清潔援助について，正しい組み合わせを 1 つ選び，番号を○で囲みなさい． 10点

a．口腔清掃時は，頭部を後屈した体位にする．

b．経口摂取が困難な患者は，口腔内の自浄作用が低下するため，清潔に留意する．

c．義歯は乾燥に弱いため，水につけて保管する．

d．バス法とは，歯ブラシを歯面に当てて，円を描くようにみがく方法である．

　1．a, c　　2．a, d　　3．b, c　　4．c, d

4 入浴について正しいものを 1 つ選び，番号を○で囲みなさい． 10点

1．食直後は，消化管に血流を集中させるために入浴を避ける．

2．どの患者の場合も，プライバシー保護のため室外で待機する．

3．湯の温度は 43℃以上に調節する．

4．バイタルサインのチェックは入浴後のみ行う．

5 全身清拭について，正しいものを 1 つ選び，番号を○で囲みなさい． 10点

1．皮膚の摩擦により，血液循環は悪化する．

2．室温は，26〜28℃に調整して，隙間風を防ぐ．

3．すべての患者において仰臥位で行う．

4．清拭した部分はバスタオルなどですぐ覆う．

6 全身清拭について，正しいものを 1 つ選び，番号を○で囲みなさい. 10点

　1．洗面器の湯の温度は，40℃程度に保つ.
　2．ウォッシュクロスの温度が下がらないよう，タオルの端が手からはみ出さないようにする.
　3．拭く方向は，中枢から末梢に向かって拭く.
　4．清拭用の湯は湯の汚染のたび交換する必要はない.

7 次のうち，誤っているものを 1 つ選び，番号を○で囲みなさい. 10点

　1．手浴は，ベースンの 1/3～1/2 程度の湯の量で，44～45℃の湯を入れる.
　2．手浴のかけ湯は，やや高めとする.
　3．足浴は，湯に入れるとき足指の先から足背にかけて少しずつ湯をかける.
　4．足浴は，足底を洗うときタオルを厚くして手に持ち，力を込めて拭く.

8 陰部洗浄について，正しいものを 1 つ選び，番号を○で囲みなさい. 10点

　1．爽快感や清潔感が得られ，尿路感染が防止できる.
　2．女性の場合，感染防止のため肛門から尿道口に向けて拭く.
　3．排泄前に行う.
　4．看護師は手袋を着用しなくてもよい.

9 洗髪について，正しいものを 1 つ選び，番号を○で囲みなさい. 10点

　1．室温は，26～28℃に調整する.
　2．湯の温度は，42℃前後で準備し使用時 40℃程度とする.
　3．実施時は，毛先から生え際に向かって洗う.
　4．頭皮への圧は避け，頭髪のもみ洗いを中心に行う.

10 ケリーパッドを使用した洗髪法で，正しいものを 1 つ選び，番号を○で囲みなさい. 10点

　1．患者をベッドの上方に移動し，枕をはずしてバスタオルを敷く.
　2．ケリーパッドの空気は準備の段階では十分入れず，患者に当ててから十分入れる.
　3．髪を素早く乾かすため，ドライヤーの風は頭皮に直接当てる.
　4．患者の襟元を少し緩め，病衣を下げてタオルで襟元を巻く.

基礎看護技術

第 13 回

1 運動による影響について，正しい組み合わせを 1 つ選び，番号を○で囲みなさい． `10点`

1．呼吸機能 ──────── 換気量の低下

2．循環機能 ──────── 血圧の下降（運動直後），脈拍の促進

3．体温調節機能 ─── 体温の下降，発汗作用の亢進

4．消化機能 ──────── 食欲・消化の抑制

2 次のうち，誤っているものを 1 つ選び，番号を○で囲みなさい． `10点`

1．運動は，疾患や患者の状態に応じて，自動運動と他動運動を組み合わせて行う．

2．運動が禁忌でなければ，療養の早期からベッド上での運動を促す．

3．上下肢の関節は変形が起こりやすいので，関節可動域訓練を制限なく行う．

4．ヒトの筋肉は，長時間運動しないと萎縮し，運動機能が低下する．

3 睡眠について，正しいものを 1 つ選び，番号を○で囲みなさい． `10点`

1．青年期や成人期においては，5 時間の睡眠が必要とされている．

2．ノンレム睡眠時は，交感神経の緊張状態である．

3．睡眠は，自律神経の視床下部に影響を及ぼす．

4．睡眠は，ホルモン分泌のリズムとは関係していない．

4 睡眠中の生体の変化で，正しいものを 1 つ選び，番号を○で囲みなさい． `10点`

1．呼吸数が増加し，主に腹式呼吸となる．

2．脈拍数が減少し，収縮期血圧が低下する．

3．代謝が低下し，発汗も減少する．

4．筋の緊張が高まる．

5 睡眠について誤っているものを 1 つ選び，番号を○で囲みなさい． `10点`

1．睡眠時には発汗が増える．

2．マッサージや足浴などで手足を温めると，末梢血管が拡張され深部体温が下がるため，睡眠が促される．

3．夜間あまり眠れない場合は，昼間に睡眠をとるよう促す．

4．健康な成人は，一晩に 4〜5 回の睡眠周期を繰り返す．

6 睡眠について正しいものを1つ選び，番号を○で囲みなさい. `10点`

1．睡眠の深さは，眠ってから起きるまで一定である.
2．睡眠の障害とは，睡眠時間が不足していることである.
3．レム睡眠では，急速な眼球の動きが確認される.
4．サーカディアンリズムとは，睡眠と覚醒が正しく繰り返されない睡眠障害のことである.

7 不眠時の援助で，正しいものを1つ選び，番号を○で囲みなさい. `10点`

1．満腹感は睡眠を促進するため，一食分の食事を提供する.
2．就寝前に冷たい飲み物を提供する.
3．就寝前は光刺激を受けない環境にする.
4．依存性はないので睡眠薬の使用を勧める.

8 睡眠不足が心身に及ぼす影響について，正しいものを1つ選び，番号を○で囲みなさい. `10点`

1．頭重感
2．思考力や意欲の向上
3．成長ホルモンの分泌促進
4．免疫機能の向上

9 睡眠の援助について，誤っているものを1つ選び，番号を○で囲みなさい. `10点`

1．患者の訴えをよく聞き，睡眠状態をよく観察する.
2．冬季の室温は 20～22℃とする.
3．寝具状態を確認する.
4．室内の明るさは 10～30 ルクス以下とする.

10 睡眠について，正しいものを1つ選び，番号を○で囲みなさい. `10点`

1．レム睡眠時には，身体機能や大脳機能も休養状態である.
2．レム睡眠時には，筋緊張が保持されている.
3．睡眠不足の原因は身体的ストレスのみである.
4．痛みやかゆみも睡眠を妨げる原因である.

1 診察の方法について，正しい組み合わせを 1 つ選び，番号を○で囲みなさい． 　10点

　1．問診 ――― 栄養状態，体格

　2．視診 ――― 患者の訴え，医師の質問に対する応答

　3．聴診 ――― 呼吸音，心音，腸音

　4．触診 ――― 臓器の位置，大きさ

2 診察援助について，誤っているものを 1 つ選び，番号を○で囲みなさい． 　10点

　1．夏季の室内の室温は 18 ± 2℃，湿度は 50～60％が適している．

　2．室内の照度の調節は，自然色の照明器具を用いる．

　3．本人であることを確認するため，患者自身にフルネームで名乗ってもらう．

　4．できるだけ専門用語を使用せず，わかりやすい言葉で伝える．

3 診察時の体位について，正しい組み合わせを 1 つ選び，番号を○で囲みなさい． 　10点

　1．背部の診察 ――――――― 仰臥位

　2．肛門・子宮の診察 ―――― 腹臥位

　3．腹腔・胸腔穿刺の処置時 ― 仰臥位

　4．浣腸時 ―――――――――― 側臥位

4 診察時の看護について，誤っているものを 1 つ選び，番号を○で囲みなさい． 　10点

　1．口腔の診察時は，舌圧子やペンライトを準備する．

　2．大部屋の場合は，スクリーンやカーテンをする．

　3．診察に必要な部位のみを露出する．

　4．使用した物品は，すべて滅菌する．

5 検査を受ける患者の看護について，誤っているものを 1 つ選び，番号を○で囲みなさい． 　10点

　1．検査の内容や必要性について，看護師から説明する．

　2．患者の不安を受け止め，その緩和を図る．

　3．患者が検査を受けられる状態であるかどうかを確認する．

　4．患者の苦痛を最小限にするよう心がける．

6 尿検査について，正しいものを 1 つ選び，番号を○で囲みなさい. 10点

1．早朝起床尿は，朝食後に採取する尿である.

2．排尿後すぐ採取する尿を中間尿という.

3．食後尿は，健康診断や外来診察時に採取する.

4．看護師が行う尿検査として，尿比重測定と試験紙による検査がある.

7 次のうち，誤っている組み合わせを 1 つ選び，番号を○で囲みなさい. 10点

1．便 ─────── 採取容器 ─────── 細菌学的検査：培養

2．喀痰 ─────── シャーレ ─────── 肉眼的・顕微鏡的検査

3．尿 ─────── コップ・試験管 ─────── 一般性状，化学的，細菌学的検査

4．咽頭分泌物 ── 滅菌試験管・滅菌綿棒 ── 一般性状検査

8 採血について，正しいものを 1 つ選び，番号を○で囲みなさい. 10点

1．点滴静脈内注射中は，その刺入部より中枢側で行う.

2．駆血帯は強く巻くと血管が怒張し，採血が容易になる.

3．採血管を抜去してから駆血帯をはずす.

4．抜針後は，穿刺部位をよくマッサージする.

9 赤血球沈降速度の測定検査について，誤っているものを 1 つ選び，番号を○で囲みなさい. 10点

1．注射器は，必ず 2mL の内筒が青いシリンジを用いる.

2．あらかじめ注射器に 3.8％クエン酸ナトリウムを 0.4mL 入れておく.

3．血沈棒の目盛り「0」まで正確に吸い上げ，血沈台に垂直に立てて固定する.

4．血沈値は，低温で促進した値になり，高温では低値になる.

10 上部消化管造影の看護で，正しいものを 1 つ選び，番号を○で囲みなさい. 10点

1．検査前 24 時間は絶食とする.

2．検査終了後，1 時間は含嗽しない.

3．検査後，バリウム便が排泄されたか本人に確認する.

4．検査中はげっぷを促す.

基礎看護技術
第 15 回

1 採血について，正しいものを 1 つ選び，番号を○で囲みなさい． `10点`

1．原則的に早朝の空腹時に採取する．
2．血液ガス分析などを除き，ほとんどの場合は動脈血を採取する．
3．静脈血採血・動脈血採血はいずれも看護師が実施できる．
4．原則的に患者の利き腕で行う．

2 便の検査について，誤っているものを 1 つ選び，番号を○で囲みなさい． `10点`

1．消化器系の病変や寄生虫病の診断のために行う．
2．食事との関係はないので，特に注意する必要はない．
3．採取する量は，母指頭大とする．
4．潜血反応検査には，科学的方法と免疫学的方法がある．

3 検体採取について，正しいものを 1 つ選び，番号を○で囲みなさい． `10点`

1．喀痰検査では，就寝前の痰を採取する．
2．検体は一定時間おいて検査室に提出する．
3．尿の細菌検査では，未滅菌容器を使用する．
4．検査室への提出時，検体名，氏名，年月日と依頼表を確認する．

4 真空採血管による採血について，正しいものを 1 つ選び，番号を○で囲みなさい． `10点`

1．40～50°の角度で穿刺する．
2．採血終了後，採血管をホルダーからはずす前，駆血帯をはずす．
3．抜針後，刺入部を 1～2 分圧迫止血する．
4．採血針とホルダーは専用廃棄物容器に入れる．

5 次のうち，誤っているものを 1 つ選び，番号を○で囲みなさい． `10点`

1．スクリーニングとは，特定の疾患や異常の有無を選別することであり，確定診断を目的とする．
2．臨床検査は，検体検査と生体検査に分類される．
3．検体採取において，時期や方法は重要である．
4．検査時は常に患者の身体的，精神的安楽を図る．

6 薬物療法について，誤っているものを 1 つ選び，番号を○で囲みなさい． `10点`

　1．薬物療法の必要性を説明する．

　2．処方箋が読みにくい場合，必ず医師に確認する．

　3．薬物の作用・副作用については実施後に把握すればよい．

　4．患者の特異体質や過敏症について確認する．

7 薬物の効果に影響を与える因子について，正しいものを 1 つ選び，番号を○で囲みなさい． `10点`

　1．患者により感受性や耐性に個人差はない．

　2．疾患や患者の治療状態は効果に影響しない．

　3．薬物の効果に，患者の心理状態は関係しない．

　4．体格や体脂肪率は効果に影響する．

8 薬物療法で，正しいものを 1 つ選び，番号を○で囲みなさい． `10点`

　1．目標とする器官への局所的な薬効と，全身的な薬効を期待するものがある．

　2．食間薬とは，食事中に服用する薬物のことである．

　3．食前薬は，食事の影響を受けにくい．

　4．薬物は主に胃で代謝される．

9 内服薬の服用について，誤っているものを 1 つ選び，番号を○で囲みなさい． `10点`

　1．医師から説明を行い，患者が納得した後に服用を開始する．

　2．準備時には薬袋と薬札を 2 回確認する．

　3．牛乳や果汁と一緒に服用できない薬物がある．

　4．飲みにくい内服薬は，舌の中央かやや奥に入れると味覚をあまり感じない．

10 次のうち，正しいものを 1 つ選び，番号を○で囲みなさい． `10点`

　1．舌下錠は，直接体循環に入るので，効果が早く現れる．

　2．舌下錠は，噛んで飲み込んでも薬効は変化しない．

　3．坐薬を挿入する際の体位は立位である．

　4．坐薬はできるだけ排便前に挿入し，挿入後はなるべく排便をがまんさせる．

基礎看護技術
第 16 回

1 注射を受ける患者の看護で，誤っているものを 1 つ選び，番号を○で囲みなさい． 10点

1. 本人の確認のため，氏名のほか，年齢，性別，疾患名，部屋番号も確認する．
2. 看護師が行う注射においては，看護師からの説明だけでよい．
3. 治療前に排泄を済ませてもらう．
4. 不安や恐れなどに対する精神的なケアが重要である．

2 次のうち，正しい組み合わせを 1 つ選び，番号を○で囲みなさい． 10点

1. 皮内注射 ——— 21〜23G 針
2. 皮下注射 ——— 21〜23G 針
3. 筋肉内注射 ——— 22G 針
4. 静脈注射 ——— 21〜23G 針

3 筋肉内注射について，正しいものを 1 つ選び，番号を○で囲みなさい． 10点

1. 注射部位として，殿部では大殿筋，上腕では三角筋が選択されることが多い．
2. 上腕の注射部位を選択する際はクラークの点を用いる．
3. 針の刺入角度は，90°とする．
4. 薬液の注入が終了したら，針をゆっくりと抜く．

4 皮下注射について，誤っているものを 1 つ選び，番号を○で囲みなさい． 10点

1. 皮下組織までつまみ上げて針を刺入する．
2. 注射部位は，肩峰より 3 横指下の三角筋前半部がある．
3. 薬液はゆっくりと注入する．
4. 刺入角度は，皮膚面に対して 45〜60°である．

5 点滴内静脈注射について，正しいものを 1 つ選び，番号を○で囲みなさい． 10点

1. 静脈内注射は，注射法のなかでも最も薬液の吸収が遅い．
2. 比較的大量の薬液を持続的に投与できる．
3. 注射部位は，通常は前腕，手背の表在静脈を用いる．
4. 薬効が迅速であるが，副作用が現れることは少ない．

6 輸血について，正しいものを 1 つ選び，番号を○で囲みなさい. 10点

　1．準備から実施まで，医師か看護師のいずれか 1 人で確認する.

　2．輸血の準備は，複数の対象患者用の物品を 1 つのトレイ上で管理する.

　3．輸血開始 2 分間は，急性反応確認のためにベッドサイドを離れずに患者の状態を観察する.

　4．それぞれの血液製剤に合った保存期間や保存方法とする.

7 経管栄養について，正しいものを 1 つ選び，番号を○で囲みなさい. 10点

　1．チューブの挿入の長さの目安は，成人では約 30cmである.

　2．チューブ挿入時の体位は，仰臥位とする.

　3．注入する前には，チューブからの胃液の逆流を確認する.

　4．流動食に粘稠性がほとんどないときは，最後に温湯を注入しない.

8 中心静脈栄養法について，誤っているものを 1 つ選び，番号を○で囲みなさい. 10点

　1．高エネルギーの栄養剤の投与に適している.

　2．カテーテルの挿入は，感染予防のため無菌操作で行う.

　3．治療上，経口摂取，消化・吸収ができない患者に行う.

　4．日常生活を考え，主に大腿静脈からカテーテルを挿入する.

9 中心静脈栄養法時に起こりやすい問題について，誤っているものを 1 つ選び，番号を○で囲みなさい. 10点

　1．刺入部位の炎症

　2．凝血によるカテーテルの閉塞

　3．四肢の浮腫

　4．カテーテル刺入時の肺損傷

10 中心静脈栄養法を受ける患者の看護について，誤っているものを 1 つ選び，番号を○で囲みなさい. 10点

　1．カテーテルの挿入は，医師の指示のもと看護師が行う.

　2．カテーテル刺入部位は，透明のドレッシングフィルムで覆う.

　3．カテーテル挿入中は，刺入部と全身状態の観察を行う.

　4．口腔内のケアは，食事をしなくても実施する.

氏名

点

1 罨法について，正しいものを1つ選び，番号を○で囲みなさい． `10点`

1．冷罨法は，止血作用を抑制し，化膿を予防する．

2．罨法には，乾性と湿性がある．

3．冷罨法は，末梢の冷感を緩和する．

4．炎症では，初期と急性期には温罨法を行う．

2 罨法について，正しいものを1つ選び，番号を○で囲みなさい． `10点`

1．出血傾向のある患者に，冷罨法は禁忌である．

2．循環障害のある患者に，温罨法は禁忌である．

3．乳幼児や高齢者には，特に注意が必要である．

4．温覚と冷覚は，皮膚粘膜に分布していない．

3 ゴム製湯たんぽの使用について，正しいものを1つ選び，番号を○で囲みなさい． `10点`

1．湯温は70〜80℃にする．

2．入れる湯の量は，湯たんぽの1/3程度とする．

3．湯たんぽ内の空気を抜いて栓をする．

4．足底部を保温する場合，湯たんぽを直接接触させる．

4 温罨法について，正しいものを1つ選び，番号を○で囲みなさい． `10点`

1．浮腫のある患者に温罨法を適用してはならない．

2．炎症のある場合は，高めの温度で温めるとよい．

3．足浴や手浴は，湿性罨法の一つである．

4．実施後はそのまましばらくそのまま様子をみる．

5 氷枕について，正しいものを1つ選び，番号を○で囲みなさい． `10点`

1．1/3くらいの氷を入れる．

2．水は入れない．

3．解熱のため，太い血管が表在している部分を冷やす．

4．効果を早めるため，肩にかかるように置く．

6 次のうち，正しい組み合わせを 1 つ選び，番号を○で囲みなさい． 10点

1．滋養浣腸 ——— 便の排泄を促す
2．保留浣腸 ——— 腸内に貯留したガスを排除する
3．緩和浣腸 ——— 消炎作用を目的に腸粘膜に薬物を注入する
4．駆風浣腸 ——— 造影剤を肛門から注入して，X 線撮影を行う

7 浣腸の禁忌について，誤っているものを 1 つ選び，番号を○で囲みなさい． 10点

1．頭蓋内圧亢進状態の患者
2．上腕が骨折している患者
3．血圧の変動がある患者
4．動脈瘤がある患者

8 グリセリン浣腸について，正しいものを 1 つ選び，番号を○で囲みなさい． 10点

1．浣腸液は，50°C 程度である．
2．カテーテルの先端のキャップをはずし，先端を下向きにして空気を抜く．
3．浣腸液はゆっくり（50mL/15 秒以上かけて）注入する．
4．結腸を拡張させ内圧を高めて排便を促す．

9 高圧浣腸でのイリゲータの高さ（肛門から液面まで）について，正しいものを 1 つ選び，番号を○で囲みなさい． 10点

1．70cm 程度
2．60cm 程度
3．50cm 程度
4．40cm 程度

10 浣腸について，正しいものを 1 つ選び，番号を○で囲みなさい． 10点

1．排便を促す目的以外には用いない．
2．日常的に行われている援助であるが，様々な危険性がある処置である．
3．浣腸液注入後，10 分は排便をがまんしてもらう．
4．体位は右側臥位で行う．

基礎看護技術
第 **18** 回

点

---

1 一時的導尿の目的について，誤っているものを 1 つ選び，番号を○で囲みなさい． `10点`

1．時間尿の測定
2．無菌尿の採取
3．残尿測定
4．排尿困難・尿閉の改善

---

2 成人女子の導尿について，正しいものを 1 つ選び，番号を○で囲みなさい． `10点`

1．外陰部を後から前に向かって消毒する．
2．消毒は，綿球を 1 回ずつ変えて行う．
3．成人の場合，カテーテルは 10cm 挿入する．
4．体位は，腹臥位で行う．

---

3 導尿について，誤っているものを 1 つ選び，番号を○で囲みなさい． `15点`

1．滅菌した器具を適切に使用する．
2．尿道口の周囲の消毒を徹底する．
3．処置を効率的に行うため，露出は気にしない．
4．プライバシーの保護を厳守する．

---

4 持続的導尿について，正しいものを 1 つ選び，番号を○で囲みなさい． `10点`

1．蓄尿バッグは膀胱より高い位置に置くようにする．
2．尿道口周囲や蓄尿バッグから尿路感染は起きない．
3．蓄尿バッグはいっぱいになるまで交換しない．
4．カテーテルを固定する際は，皮膚とカテーテルを密着させないようにする．

---

5 持続的導尿について，正しいものを 1 つ選び，番号を○で囲みなさい． `10点`

1．男性のカテーテル固定は，尿道の陰嚢角に圧が加わらないよう，下腿部に固定する．
2．女性のカテーテル固定は，側腹部に固定する．
3．カテーテル挿入後，バルーン管から注射器で滅菌蒸留水を注入する．
4．飲水を制限し尿量を減らす．

6 洗浄の目的について，誤っているものを 1 つ選び，番号を○で囲みなさい． `15点`

1．局所を清浄にする．
2．感染を予防する．
3．薬物・毒物を濃縮する．
4．創傷の治癒を促す．

7 胃洗浄について，正しい組み合わせを 1 つ選び，番号を○で囲みなさい． `10点`

a．薬物や毒物の中毒に対して，緊急処置として行う．
b．下部消化管出血に対し，血液などの除去と止血を行う．
c．洗浄液の温度は 35〜37℃とする．
d．胃管カテーテルは 34〜36Fr を使用する．
　　1．a, b　　　2．a, d　　　3．b, c　　　4．c, d

8 胃洗浄について，正しいものを 1 つ選び，番号を○で囲みなさい． `10点`

1．患者の体位は右側臥位とする．
2．患者に説明し，義歯ははずさなくてもよい．
3．洗浄液の量は，通常，1 回 600〜800mL とする．
4．胃管挿入時は，患者に嚥下運動をさせ，それに合わせながら挿入する．

9 膀胱洗浄について，誤っているものを 1 つ選び，番号を○で囲みなさい． `10点`

1．留置カテーテル挿入時の尿路感染を予防する目的以外には行わない．
2．膀胱内に薬物を注入するための前処置として行う．
3．前立腺・膀胱手術の前処置として行う．
4．無菌操作で行う．

1 骨髄穿刺について，正しいものを 1 つ選び，番号を○で囲みなさい． 10点

　　1．神経疾患を鑑別診断する検査や移植用骨髄の採取を目的とする．

　　2．無菌操作で行う必要はない．

　　3．胸骨で行うときの体位は，側臥位で行う．

　　4．穿刺部位は，ガーゼを当てて圧迫止血する．

2 穿刺と穿刺部位について，正しい組み合わせを 1 つ選び，番号を○で囲みなさい． 10点

　　1．腰椎穿刺 ——— モンロー‐リヒター線

　　2．胸腔穿刺 ——— ヤコビー線

　　3．腹腔穿刺 ——— 第 1〜2 腰椎間

　　4．骨髄穿刺 ——— 胸骨，腸骨稜

3 胸腔穿刺について，誤っているものを 1 つ選び，番号を○で囲みなさい． 10点

　　1．体位は仰臥位で，オーバーベッドテーブルにもたれ，穿刺側の上肢を下げてもらう．

　　2．排液が多量な場合は，ショックを起こす危険がある．

　　3．胸水貯留時は，通常第 5〜9 肋間で行う．

　　4．施行後は，施行時間，液の性状と量，一般状態，施行者名，介助者名を記録する．

4 腹腔穿刺について，正しいものを 1 つ選び，番号を○で囲みなさい． 10点

　　1．実施前に説明して排泄を促す．

　　2．体位は仰臥位で行う．

　　3．無菌操作は不要である．

　　4．腹水が貯留している場合は，急速に排液する．

5 腰椎穿刺について，誤っているものを 1 つ選び，番号を○で囲みなさい． 10点

　　1．体位は，側臥位で背中を丸めて両手で膝を抱え込むようにする．

　　2．脳髄液検査や脳髄液圧測定などを目的とする．

　　3．穿刺部位はヤコビー線を基準にして決める．

　　4．実施後 24 時間は床上安静とする．

6 酸素吸入について，正しい組み合わせを1つ選び，番号を○で囲みなさい． 10点

1. 鼻カニューレ ───────── 簡便で患者の負担が少ない
2. フェイスマスク ─────── 食事・会話の妨げにならない
3. ベンチュリーマスク ─── 酸素濃度の調整が不可能
4. 酸素テント ───────── 少量の酸素で可能

7 酸素の特性について，正しいものを1つ選び，番号を○で囲みなさい． 10点

1. 常温では，無色無臭の気体で，空気より軽い．
2. 引火しにくい．
3. 酸素は，鉄製のボンベの中に150気圧に圧搾されている．
4. 高温多湿の場所で保管する．

8 酸素療法について，正しいものを1つ選び，番号を○で囲みなさい． 10点

1. 鼻腔カニューレは，患者にとって負担が大きい．
2. 酸素マスク法は，食事や会話がしやすい．
3. 酸素テントは，使用感がなく経済的である．
4. リザーバーマスクは高濃度の酸素を投与できる．

9 酸素吸入について，正しいものを1つ選び，番号を○で囲みなさい． 10点

1. 患者が息苦しさを訴えた場合，看護師が酸素流量を増やす．
2. 酸素吸入中は，綿密な観察や異常の早期発見が必要である．
3. 酸素流量計の加湿器は，水道水を使用する．
4. 経鼻カニューレは，酸素マスクに比べ，高濃度酸素投与が必要なときに使用する．

10 鼻腔カニューレ法について，誤っているものを1つ選び，番号を○で囲みなさい． 10点

1. 鼻腔への挿入が浅く，負担が少ない．
2. 鼻腔粘膜の乾燥が生じるので注意が必要．
3. カニューレは，左右どちらかの鼻腔に入っていれば効果はある．
4. はずれやすいので注意する．

基礎看護技術

第 20 回

1 吸引について，誤っているものを 1 つ選び，番号を○で囲みなさい. `10点`

1. 一時的吸引は，滅菌されていないカテーテルを使用する.
2. 一時的吸引は，気管内挿管中，気管切開中の患者に行う.
3. 持続的吸引は，貯留した体液や空気を一定期間吸入して除去する.
4. 気道吸引では，患者が自力で排痰できる方法も同時に工夫する.

2 気管内吸引について，誤っているものを 1 つ選び，番号を○で囲みなさい. `10点`

1. 吸引圧は，粘膜の損傷防止のため，150mmHg 前後とする.
2. 陰圧をかけている時間は，30～35 秒以内にする.
3. 吸引前後で呼吸音を聴取してアセスメントする.
4. カテーテル挿入時，必要なところに挿入されるまでは，チューブを折り曲げて，吸引圧を止めておく.

3 気管内吸引について，正しいものを 1 つ選び，番号を○で囲みなさい. `10点`

1. 吸引するときは，回転させながら引き抜く.
2. 酸素吸入をしている場合は，酸素を止めて吸引を行う.
3. カテーテルおよび消毒液は 1 週間で交換する.
4. 吸引後は深呼吸せず呼吸を整える.

4 胸腔内低圧持続吸引で，誤っているものを 1 つ選び，番号を○で囲みなさい. `10点`

1. 低圧持続吸引圧は－20～－25cmH$_2$O に保つ.
2. 無菌操作で消毒，局所麻酔，カテーテル挿入ができるよう介助する.
3. 体動により，ドレーンが引っ張られたり，屈曲したりしないようテープで固定する.
4. ドレーンチューブ挿入部は，毎日消毒し感染を予防する.

5 気管内吸引について，誤っているものを 1 つ選び，番号を○で囲みなさい. `10点`

1. 吸引用カテーテルは 12～15Fr を用いる.
2. 再吸引は 30 秒～1 分後に行う.
3. 感染防止の観点から，1 回の吸引ごとにカテーテルを交換する.
4. 吸引びんの排出量が 70～80%になったら，空の吸引びんに交換する.

6 包帯法の目的について，正しい組み合わせを 1 つ選び，番号を○で囲みなさい． `10点`

1．固定 ——— 体表面の創傷や病変を保護する．
2．被覆 ——— 骨・関節の患部や手術創を固定し安静にする．
3．圧迫 ——— 外傷や疾病により位置異常をきたした組織を引っ張り，正常に戻す．
4．牽引 ——— 骨折部を伸展して整復を図る．

7 包帯法について，誤っているものを 1 つ選び，番号を○で囲みなさい． `10点`

1．包帯は清潔で乾燥しているものを用いる．
2．包帯を行った部位より中枢を露出しておく．
3．関節部は良肢位を保つ．
4．結び目や包帯止めが患部の上にかからないようにする．

8 包帯法実施上の原則について，誤っているものを 1 つ選び，番号を○で囲みなさい． `10点`

1．傷害や症状に応じた包帯を選ぶ．
2．感染を予防する．
3．隣り合う創傷がある場合，皮膚の 2 面を一緒に固定する．
4．必要以上に圧迫せず，循環傷害を防ぐ．

9 巻軸帯による包帯法の種類について，正しい組み合わせを 1 つ選び，番号を○で囲みなさい．
`10点`

1．環行帯 ——— 頭部や四肢末端など端の部分を覆う．
2．麦穂帯 ——— ガーゼや副子を固定するときに，包帯を重ねないで巻く．
3．蛇行帯 ——— 8 の字を描くように，伸展がある程度可能になるように巻く．
4．折転帯 ——— 身体の形に沿って等間隔で巻く．

10 包帯法について，正しいものを 1 つ選び，番号を○で囲みなさい． `10点`

1．巻軸帯の巻き始めと巻き終わりには螺旋帯を用いる．
2．包帯を巻くときは，中枢から末梢へと巻く．
3．関節部は良肢位を保つ．
4．包帯の巻き終わりは，患部の上にする．

基礎看護技術

第 21 回

1 病気対処行動について，正しいものを 1 つ選び，番号を〇で囲みなさい． `10点`

1．希望をもたらすこととは，治療の効果を信頼することではない．
2．集団精神療法やセルフヘルプグループは，代表的なものである．
3．模倣行動では，人格的に成長することはできない．
4．愛他主義は，自信や自己効力感の低下につながる．

2 防衛機制について，正しいものを 1 つ選び，番号を〇で囲みなさい． `10点`

1．同一化：苦痛な観念・思考・記憶を忘れてしまう，あるいは思い出さない，気づかないようにすること．
2．転換：欲求や感情を身体症状に置き換えること．
3．退行：欲求や感情をより社会的に適応性の高いものに置き換えること．
4．抑圧：別の人物になったかのような気持ちになり，考えたり，感じたり，行動したりすること．

3 面接中のコミュニケーションを促進するテクニックについて，正しいものを 1 つ選び，番号を〇で囲みなさい． `10点`

1．注意深く聞く．
2．非言語的メッセージは観察する必要がない．
3．途中で話の内容を要約することはしない．
4．患者の感情を否定する．

4 患者の思いに近づくには，看護師はどのような姿勢で臨めばよいか．正しいものを 1 つ選び，番号を〇で囲みなさい． `10点`

1．つらいので，表面的なかかわりで接する．
2．コミュニケーションは，あいさつ，事実・数字，信条・信念，感情の 4 つのレベルに分けることができる．
3．会話のなかの複雑な表現について「わからない」ことを伝えると，質疑応答に発展する可能性は低くなる．
4．コミュニケーションの 4 つのステップにおいて，「解決策の提案」は初期に行う．

5 エリクソンの発達課題と危機で，正しいものを 1 つ選び，番号を〇で囲みなさい． `10点`

1．壮年期は，「統合」と「絶望」である．
2．青年期は，「親密」と「孤立」である．
3．学童期は，「自我同一性の確立」と「自我同一性の拡散」である．
4．幼児期は，「自主性」と「罪悪感」である．

6 次のうち，正しいものを1つ選び，番号を〇で囲みなさい． 10点

1．社会的スティグマの影響を受けるのは，急性期の患者の特徴である．
2．慢性疾患の患者への社会的支援は，回復期の患者に対してよりも必要性が小さい．
3．透析療法を受ける患者は，透析維持期に食事制限を軽視することがある．
4．手術を受ける患者の家族への説明は手術前後に行い，手術中には行う必要はない．

7 リハビリテーションを受ける患者の心理について，正しいものを1つ選び，番号を〇で囲みなさい． 10点

1．ナンシー・コーンのステージ理論は，患者の生活機能を理解する指標の一つである．
2．リハビリテーション中の患者は，うつ病やせん妄を合併することはない．
3．患者の家族も，新たな環境に適応するために障害受容のプロセスが必要である．
4．リハビリテーションを受ける患者は，感情が安定している．

8 次のうち，正しいものを1つ選び，番号を〇で囲みなさい． 10点

1．エリクソンの「生理的欲求」と「安全と安定の欲求」は身体的ニーズであり，それより上位の欲求は心理・社会的ニーズである．
2．キューブラー・ロスは，患者が死を受容する過程を，否認，怒り，取り引き，抑うつ，受容の5段階に分けて説明している．
3．マズローは，心理社会的発達理論を8段階に区分し，各段階で健在さを増やし不健全さを少なくすることが，人間の精神的な幸福につながると述べている．
4．フィンクが提唱する障害受容の4段階は，衝撃，防衛的退行，承認，適応を一方向に推移するとされる．

9 キーパーソンについて，正しいものを1つ選び，番号を〇で囲みなさい． 10点

1．医療や看護の処置を行う際などには，その存在は役立たない．
2．患者の身の回りの世話をしている人や患者の意思を理解している人がキーパーソンの候補となる．
3．医療従事者が患者の家族と接する際の窓口となることが最大の役割である．
4．キーパーソンを把握する際に，患者，家族，面会者の観察は不要である．

10 心理アセスメントについて，正しいものを1つ選び，番号を〇で囲みなさい． 10点

1．患者を全人的に理解し，支援の方法を検討するために行われる．
2．患者の症状や心理を理解するために，ワンウェイミラーやビデオカメラなどを使用する効果は低い．
3．新版東大式エゴグラム−Ⅱ，ロールシャッハ・テスト，内田−クレペリン検査は，患者の認知機能検査である．
4．テストバッテリーを組むことによるアセスメントの効果は低い．

氏 名

点

1 不安のもたらす様々な患者の反応で，正しいものを 1 つ選び，番号を〇で囲みなさい． 10点

　1．一つのことに集中できなくなる．

　2．同じ話題に固執する．

　3．質問をしなくなる．

　4．発汗や震えなどの生理的な反応は起こらない．

2 病気になると患者の心理状態はどうなるか，最も適切なものを 1 つ選び，番号を〇で囲みなさい． 10点

　1．劣等感をもつ．

　2．攻撃的になる．

　3．不安と葛藤が表れる．

　4．自己中心的になる．

3 急性期にある患者の心理的特徴について，正しいものを 1 つ選び，番号を〇で囲みなさい． 10点

　1．自暴自棄になる．

　2．理解力の低下はみられない．

　3．将来に対する不安はみられない．

　4．死に対する恐怖感を強くもつ．

4 慢性期にある患者の心理的特徴について，正しいものを 1 つ選び，番号を〇で囲みなさい． 10点

　1．完治しないことへの絶望感は少ない．

　2．決断後に後悔することは少ない．

　3．公的支援があるので経済的不安はない．

　4．アレキシサイミア（失感情症）がある．

5 終末期にある患者の心理的特徴について，正しいものを 1 つ選び，番号を〇で囲みなさい． 10点

　1．身体的苦痛や精神的苦痛はあるが，社会的苦痛はない．

　2．患者本人に予後や病状を伝えることは，だんだんと少なくなっている．

　3．キューブラー・ロスの死の受容過程は，否認・取り引き・受容の 3 段階を想定している．

　4．家族は第 2 の患者ともいわれ，精神的な負荷がかかっている．

6 ハヴィガーストの発達課題について，正しい組み合わせを1つ選び，番号を〇で囲みなさい．

10点

1. 乳児期 ——— 日常の遊びに必要な身体的技能の学習
2. 児童期 ——— 適切な社会集団を見つける
3. 青年期 ——— 経済的独立の目安を立てる
4. 成人初期 ——— 良心・道徳性・価値の尺度を発達させる

7 手術を受ける患者の心理の特徴について，正しい組み合わせを1つ選び，番号を〇で囲みなさい．

10点

a. 万が一失敗するのではないかと不安がある．
b. 苦痛がない場合は，手術に対する不安も少ない．
c. 100％成功すると思っている．
d. 苦痛から解放されることを期待している．
　1. a, b　　　2. a, d　　　3. b, c　　　4. c, d

8 化学療法を受ける患者の心理の特徴について，正しいものを1つ選び，番号を〇で囲みなさい．

10点

1. 治療をスムーズに受け，家族のサポートがあるので孤独感による恐怖はない．
2. 免疫不全対策が軽減されても，緊張感や恐怖心は徐々に濃くなる．
3. 「つらさと支障の寒暖計」は，患者の精神状態を評価するツールの一つである．
4. 治療を開始したことを後悔したり，絶望したりすることはない．

9 入院の長期化が患者に与える影響について，正しいものを1つ選び，番号を〇で囲みなさい．

10点

1. 患者どうしの間に新たな友人関係が生まれ，入院当初の孤独感はない．
2. 落胆を味わい，焦りと不安感が強くなる．
3. 入院が長引くことにより，現実を受け入れがたくなる．
4. 単調な入院生活に慣れ，徐々に活気がわいてくる．

10 在宅療養中の患者の心理について，正しいものを1つ選び，番号を〇で囲みなさい．

10点

1. 慣れ親しんだ生活環境ではあるが，精神的に不安定になり，QOLは向上しない．
2. 病気を受け入れられず，攻撃的な言動を身近な介護者に向けることがある．
3. 臨終を在宅で迎えることを自己決定し，在宅生活指導を受けるので不安はない．
4. 家族に囲まれているので，孤独感・疎外感を感じることはない．

1 臨床看護の特徴について，誤っているものを 1 つ選び，番号を○で囲みなさい． `10点`

1．健康障害により医療を受けている人を対象としている．

2．医療施設内のみの看護をいう．

3．日常生活の援助と診療の補助業務が主として行われる．

4．目的は，できるだけ早期に社会復帰できるようにすることである．

2 急性期の患者の特徴について，正しいものを 1 つ選び，番号を○で囲みなさい． `10点`

1．症状の進行が緩慢な状態である．

2．放置して生命の危機状態をもたらさない．

3．治療処置は，生命優先で行われる．

4．早急な医学的処置の必要性はない．

3 急性期の看護について，正しいものを 1 つ選び，番号を○で囲みなさい． `10点`

1．治療により，今までの生活習慣は変更しなくてもよい．

2．状態の把握は部分的に行う．

3．異常の早期発見に努め，状態の改善を図る．

4．患者に対し，常に十分な説明と励ましを行い，家族には後で説明する．

4 慢性期の患者の特徴について，正しいものを 1 つ選び，番号を○で囲みなさい． `10点`

1．疾患の病状や進行が速い時期である．

2．なかなか治癒しない状態が長期間持続している状態である．

3．症状が激しく，長期にわたり経過する状態である．

4．疾患の発症にはそれまでの生活習慣は影響しない．

5 慢性期の看護について正しいものを 1 つ選び，番号を○で囲みなさい． `10点`

1．長期による闘病により，患者や家族の負担が大きい．

2．医療従事者による治療優先のため，セルフコントロールは必要ない．

3．生活習慣の変化を見直す必要はない．

4．生涯にわたる治療ではないため，継続看護は必要でない．

6 回復期看護について，誤っているものを 1 つ選び，番号を○で囲みなさい. `10点`

1．急性期を脱し，軽快・治癒に向かう時期である．
2．どの疾患でもその経過は，回復への過程である．
3．急性期を過ぎた後ではあるが，状態の変化には注意が必要である．
4．治療を継続すれば，退院後すぐに元の生活に戻れる．

7 リハビリテーション期における看護の役割について，正しいものを 1 つ選び，番号を○で囲みなさい． `10点`

1．自立的な生活機能の獲得をしていけば，援助は必要ない．
2．医師による運動・感覚機能の治療が重要である．
3．日々の生活の一つひとつがリハビリテーションにつながっていることを説明する．
4．目標は，看護師が決定し患者に伝える．

8 終末期の看護について，正しいものを 1 つ選び，番号を○で囲みなさい． `10点`

1．身体機能の改善を維持するためのリハビリテーションは必要ない．
2．患者の苦痛症状をできるだけ緩和できるようにする．
3．治療に専念するため，家族に面会を控えてもらう．
4．本人よりも，家族の希望することを優先的にサポートしていく．

9 臨死期の看護について，誤っているものを 1 つ選び，番号を○で囲みなさい． `10点`

1．家族と共に患者のケアを行うことが大切である．
2．患者に対し，倫理的配慮を心がけ，言葉がけをする．
3．全身状態の低下により発信機能が低下するので，なるべく話しかけない．
4．状況が悪化しているからといって，不用意な言動をしない．

10 死後の処置について，誤っているものを 1 つ選び，番号を○で囲みなさい． `10点`

1．身体の清潔と外観を美しく整えることが目的である．
2．死が宣告されたら，ただちに死後の処置を行う．
3．死後硬直が起こる前に終了させる．
4．宗教上の習慣を考慮して行う．

1 貧血のある患者の看護について，正しいものを 1 つ選び，番号を○で囲みなさい． 15点

   1．皮膚損傷の恐れがあるため，清拭・入浴はしない．

   2．口腔内を清潔に保ち，感染予防を心がける．

   3．食事は，病院食のみ食べるように指導する．

   4．服薬は，時間どおりでなくてもよい．

2 鉄欠乏性貧血について，誤っているものを 1 つ選び，番号を○で囲みなさい． 10点

   1．若年〜中年の女性に多い．

   2．原因疾患として，消化管出血や月経過多がある．

   3．症状として，口角炎やさじ状爪がある．

   4．鉄剤は空腹時に服用する．

3 出血傾向のある患者の看護について，正しいものを 1 つ選び，番号を○で囲みなさい． 15点

   1．転倒による二次的な外傷を予防する．

   2．脈拍数の増加，不整脈，血圧の上昇に注意する．

   3．水分摂取を勧める必要はない．

   4．歯みがきは必要なので，力を入れて行うように指導する．

4 うっ血性心不全にある患者の看護について，正しいものを 1 つ選び，番号を○で囲みなさい．

15点

   1．循環血液量を増加させるために運動量を増やす．

   2．チアノーゼの出現は問題ない．

   3．呼吸困難時は，仰臥位とする．

   4．食事はナトリウムを制限する．

5 咳嗽・喀痰のある患者の看護について，誤っているものを 1 つ選び，番号を○で囲みなさい. 15点

　1．咳嗽と喀痰の性状の観察は，肺の状態を知るために重要である.

　2．咳嗽を繰り返すことは，体力を消耗するので，効果的な咳嗽の方法を指導する.

　3．体位ドレナージでは，気道内分泌物の貯留している部位が低くなるように体位変換する.

　4．常に口腔内の清潔に留意し，二次感染を予防する.

6 呼吸困難のある患者の看護について，正しいものを 1 つ選び，番号を○で囲みなさい. 10点

　1．酸素消費量を増やすため，活動を勧める.

　2．呼吸の基本は，口すぼめ呼吸と腹式呼吸である.

　3．前かがみの姿勢は，症状を悪化させるので避ける.

　4．食事は，高エネルギー・低たんぱく食で，塩分を控える.

7 動悸のある患者の看護について，正しいものを 1 つ選び，番号を○で囲みなさい. 10点

　1．精神的ストレスは要因にならない.

　2．脈拍測定は必要ない.

　3．飲酒や喫煙は関係がない.

　4．活動と休息のバランスが取れるようにする.

8 ショック状態にある患者の看護について，誤っているものを 1 つ選び，番号を○で囲みなさい. 10点

　1．身体活動を制限する必要はない.

　2．酸素消費量を減少させるために楽な姿勢をとらせ，苦痛の緩和を図る.

　3．バイタルサインの観察は特に重要である.

　4．緊急時は，救急処置を必要とすることも多い.

臨床看護概論
第 3 回

1 下痢のある患者の看護について，正しいものを 1 つ選び，番号を○で囲みなさい．　`10点`

　1．脱水症を防ぐため，冷たいスープなどを摂取させる．

　2．下痢が緩和したら，すぐ普通の食事に切り替えてよい．

　3．できるだけ体動を促し，腸の蠕動運動を促進させる．

　4．肛門部の清潔の保持に気をつけ，二次感染を防ぐ．

2 黄疸のある患者の看護について，正しいものを 1 つ選び，番号を○で囲みなさい．　`10点`

　1．臥床安静とし，肝血流量を減少させる．

　2．かゆみの緩和のために，衣服は化学繊維のものにする．

　3．適正なエネルギーと栄養バランスを考える．

　4．皮膚の損傷を避けつつ，力を入れて清拭する．

3 悪心・嘔吐のある患者の看護について，正しいものを 1 つ選び，番号を○で囲みなさい．　`10点`

　1．高齢者や嚥下力が低下している場合も，ほかの患者との会話を勧める．

　2．室温や明るさなどの環境調整は必要ない．

　3．体位は仰臥位をとり，呼吸状態を観察する．

　4．衣服は緩めて腹部の圧迫を避ける．

4 浮腫のある患者の看護について，誤っているものを 1 つ選び，番号を○で囲みなさい．　`10点`

　1．循環障害があるときは，高エネルギー食とする．

　2．食事は，塩分を制限したものにする．

　3．浮腫の部位により，上半身・下半身の挙上を行う．

　4．抵抗力が弱まっており感染を起こしやすいので，皮膚の保護に留意する．

5 嚥下困難のある患者の看護について，誤っているものを 1 つ選び，番号を○で囲みなさい．　`10点`

　1．ケア時，30～60°の仰臥位で頸部後屈位がよい．

　2．身体の緊張が強い場合は，膝関節を曲げると腹部の緊張が緩む．

　3．食物は，適度な粘度で口腔から咽頭部を滑らかに通るものがよい．

　4．誤嚥を予防するため，食事環境の調整や義歯の調整も必要である．

6 ▶ 発熱のある患者の看護について，正しいものを 1 つ選び，番号を○で囲みなさい． 10点

　1．定期的な体温測定は必要ない．

　2．体温を下げるため，大動脈の触れる部位に温罨法を行う．

　3．悪寒があるときは，室温を低くして冷罨法を行う．

　4．発汗の状態に合わせて乾布清拭や病衣の交換を行う．

7 ▶ 脱水のある患者の看護について，誤っているものを 1 つ選び，番号を○で囲みなさい． 10点

　1．水分を少量ずつ頻回に補給する．

　2．重症化すると，ショック状態や腎不全に陥ることがある．

　3．食欲低下をきたすことはない．

　4．初期症状として皮膚の乾燥や唾液の分泌低下がみられる．

8 ▶ めまいのある患者の看護について，正しいものを 1 つ選び，番号を○で囲みなさい． 10点

　1．症状出現時，安静にして目の前の動くものを見るように伝える．

　2．脳の病変とは関係がない．

　3．首周りの温罨法やマッサージは行わない．

　4．日常生活でのストレスを避け，十分な睡眠を確保する．

9 ▶ 排尿障害のある患者の看護について，正しいものを 1 つ選び，番号を○で囲みなさい． 10点

　1．膀胱訓練では，排尿をがまんしないようにする．

　2．骨盤底筋訓練は効果がない．

　3．患者の排尿習慣を把握し，自然な排尿を誘導する．

　4．尿路感染を起こすことはない．

10 ▶ 便秘のある患者の看護について，正しいものを 1 つ選び，番号を○で囲みなさい． 10点

　1．排便のタイミングには個人差があるので，排便習慣の確立は患者に任せる．

　2．乳製品や食物繊維を含んだ食物を控える．

　3．腹部の冷湿布によって腸蠕動のリズムを整える．

　4．心身のリラクゼーションができるようにする．

臨床看護概論

第 4 回

1 痛みのある患者の看護について，誤っているものを 1 つ選び，番号を○で囲みなさい． `15点`

1．体温の上昇，脈拍数の増加，不規則な呼吸に留意する．
2．どのようなときに痛みがあるのかを観察する．
3．痛みを感じる部分には触れないようにする．
4．随伴症状の観察を行う．

2 かゆみのある患者の看護について，正しいものを 1 つ選び，番号を○で囲みなさい． `10点`

1．室内の乾燥はかゆみを軽減させる．
2．入浴時のお湯の温度は高めにする．
3．保湿剤はかゆみを増強するため，使用しない．
4．刺激性の強い食品は避ける．

3 運動麻痺のある患者の看護について，誤っているものを 1 つ選び，番号を○で囲みなさい． `10点`

1．日常生活に大きな支障をきたす状態であるので，心理的配慮も重要である．
2．温熱刺激による熱傷を予防するため，温罨法時は皮膚に接触しないようにする．
3．衣服の着脱など，関節を動かす必要があるときは，看護師がすべて行う．
4．麻痺側の良肢位を保持する．

4 意識障害のある患者の看護について，誤っているものを 1 つ選び，番号を○で囲みなさい． `10点`

1．吸引の準備をしておく．
2．口腔内の清潔保持のため，マッサージしながら拭き取る．
3．呼吸器合併症の予防のため，仰臥位にする．
4．褥瘡予防については，同一体位に注意する．

5 3 － 3 － 9 度方式による意識レベルの判定で，Ⅲ － 100 に該当するものを 1 つ選び，番号を○で囲みなさい． `10点`

1．痛み刺激に反応しない．
2．見当識障害がある．
3．簡単な命令に応じる．
4．痛みに対して，払いのける動作をする．

6 精神障害のある患者の看護について，誤っているものを 1 つ選び，番号を〇で囲みなさい． 10点

　1．患者の心理的メカニズムを理解しておく．

　2．共感とは，つらさや痛みなどを自分のことのように感じることである．

　3．患者の表情や態度，活動・訴えなどを観察する．

　4．リラックスした雰囲気で，患者と話をする．

7 安静療法の効果について，正しいものを 1 つ選び，番号を〇で囲みなさい． 10点

　1．痛みの軽減・緩和，あるいは鎮静につながる．

　2．損傷部の安静は，創傷治癒につながらない．

　3．運動の抑制により，エネルギーの消費が増加する．

　4．安静療法中は精神的な刺激の影響を受けない．

8 安静療法を受ける患者の看護について，正しいものを 1 つ選び，番号を〇で囲みなさい． 10点

　1．安静には，局所的な安静と全身的な安静がある．

　2．白内障の術後は，全身的な安静が必要である．

　3．安静の必要性に関する説明は患者のみ行い，家族には必要ない．

　4．日常生活動作は，すべて看護師が行う．

9 安静による弊害について，誤っているものを 1 つ選び，番号を〇で囲みなさい． 15点

　1．横隔膜の抑制により，うっ血や虚血が起こる．

　2．膀胱の麻痺により，排尿障害，尿の貯留が起こる．

　3．運動の抑制により，活動機能の低下が起こる．

　4．胃・腸管の運動抑制により，腹部膨満感が起こる．

臨床看護概論

第 5 回

1 食事療法で制限されている栄養素について，正しい組み合わせを 1 つ選び，番号を○で囲みなさい． `10点`

1．ネフローゼ ——— 糖分
2．肝臓病 ———— 塩分
3．高血圧 ———— たんぱく質
4．糖尿病 ———— エネルギー量

2 食事療法を受けている患者の看護について，誤っているものを 1 つ選び，番号を○で囲みなさい． `10点`

1．患者が食事量が多いと感じている場合，小さめの食器に替える．
2．自宅で使用している食器類を持参してもらう．
3．精神的な支援は効果がない．
4．患者の承認欲求を満たし，回復意欲を高めることが重要である．

3 薬理作用に影響する因子について，誤っているものを 1 つ選び，番号を○で囲みなさい． `10点`

1．年齢
2．体重
3．病態
4．睡眠状態

4 薬物療法を受ける患者の看護について，正しいものを 1 つ選び，番号を○で囲みなさい． `10点`

1．患者に投与する薬物の使用目的や薬理効果などの知識を得ておく．
2．患者の日常生活に対し，薬理作用による影響は現れない．
3．どのような患者でも，すべて看護師が投与する．
4．服薬におけるコンプライアンスは必要ない．

5 ▶ 輸液療法を受ける患者の観察事項について，誤っているものを 1 つ選び，番号を○で囲みなさい． 10点

　　1．1 日の水分摂取量のみの確認
　　2．注入部位の腫脹や薬液の漏れ
　　3．全身状態や浮腫の状態
　　4．副作用の有無

6 ▶ 放射線療法における放射線感受性について，正しいものを 1 つ選び，番号を○で囲みなさい． 10点

　　1．分裂の盛んな細胞ほど，感受性が高い．
　　2．分裂期間の長い細胞ほど，感受性が低い．
　　3．形態的・機能的に未分化な細胞は，感受性が低い．
　　4．がん細胞は，未分化な細胞のため，感受性が低い．

7 ▶ 放射線療法の弊害について，誤っているものを 1 つ選び，番号を○で囲みなさい． 10点

　　1．放射線療法による障害は，急性期にのみ現れる．
　　2．耐容線量を越えて照射を続けると，細胞が完全に死滅する．
　　3．放射線による全身症状を，放射線宿酔という．
　　4．骨髄に局所障害が出現すると，感染症にかかりやすくなる．

8 ▶ 放射線防護の 3 原則について，誤っているものを 1 つ選び，番号を○で囲みなさい． 15点

　　1．被曝線量を測定する．
　　2．被曝時間を短くする．
　　3．放射線源と身体の間を遮断する．
　　4．放射線源から距離をとる．

9 ▶ 放射線療法を受けている患者の看護について，正しいものを 1 つ選び，番号を○で囲みなさい． 15点

　　1．臓器の機能低下は起こりにくい．
　　2．密封小線源療法を受けている患者は，精神的負担の軽減のため，面会を制限しない．
　　3．食事は低たんぱく，低エネルギー食とする．
　　4．皮膚につけた照射部位の印は，許可があるまで消さないように説明する．

臨床看護概論

第 6 回

1 ▶ 術後観察・管理について，誤っているものを 1 つ選び番号を○で囲みなさい．　10点

1．発熱時は必要時医師の指示に沿い薬剤の投与を行う．

2．術後出血は 24 時間以内に起こることが多い．

3．術後の疼痛コントロールは積極的に行う．

4．尿量は術後一時的に増加する．

2 ▶ 術前オリエンテーションについて，正しいものを 1 つ選び，番号を○で囲みなさい．　10点

1．手術についての日程や時間を詳しく説明する必要はない．

2．手術当日に必要な物品などについて説明する．

3．術後の状態についての詳しい説明は避ける．

4．手術当日・術後の家族の面会方法については終了後に説明する．

3 ▶ 手術前日の看護について，誤っているものを 1 つ選び，番号を○で囲みなさい．　10点

1．十分な睡眠がとれるよう配慮する．

2．術中の処置や看護が適切に行われるよう，術前訪問を行う．

3．手術部位の剃毛後は，入浴など皮膚の清浄化はしない．

4．成人患者の場合，禁食は前夜の夕食後，21 時以降水分は制限する．

4 ▶ 手術中の看護師の役割について，正しいものを 1 つ選び，番号を○で囲みなさい．　10点

1．器械出し看護師の役割を間接介助という．

2．器械出し看護師は，患者の状態と手術の進行に合わせて，手術全体の調整を行う．

3．外回り看護師は，手術操作を円滑に進め，手術器械などを医師に迅速に手渡す．

4．外回り看護師は，手術中患者の状態をモニタリングと五感を働かせて観察する．

5 ▶ 手術当日の看護について，誤っているものを 1 つ選び，番号を○で囲みなさい．　10点

1．バイタルサインの測定

2．禁食・禁水の確認

3．装身具の除去

4．義歯は取りはずさない

6 手術で患者に問題が生じる際のリスク因子について，誤っているものを１つ選び，番号を○で囲みなさい. `10点`

   1．患者の年齢・性別

   2．予想されない危険

   3．麻酔の種類

   4．疾患の種類と重症度

7 手術直後の患者の回復過程を示したムーアの分類について，正しい組み合わせを１つ選び，番号を○で囲みなさい. `10点`

   1．第１相 ─── 術直後から１～４日（心拍数・体温正常化）

   2．第２相 ─── 術後５～８日（尿量減少）

   3．第３相 ─── 数週間（精神的意欲の向上）

   4．第４相 ─── 第３相から数週間（腸蠕動回復）

8 手術直後の看護について，正しいものを１つ選び，番号を○で囲みなさい. `10点`

   1．麻酔から覚醒するまで，30分ごとにバイタルサインを観察する.

   2．呼吸抑制や気道閉塞は出現しない.

   3．掛物があればベッドは温める必要はない.

   4．手術部位の出血や滲出液の有無を観察する.

9 早期離床の効果について，誤っているものを１つ選び，番号を○で囲みなさい. `10点`

   1．呼吸器合併症の予防

   2．動脈血栓症の予防

   3．筋力低下の予防

   4．消化管合併症の予防

10 術後合併症の看護について，正しいものを１つ選び，番号を○で囲みなさい. `10点`

   1．全身麻酔後，体位変換は行わずそのまま静かに臥床とする.

   2．手術部位の厳重な無菌操作に留意する.

   3．術後の手足や関節の屈伸運動はさける.

   4．疼痛があるときは，なるべくがまんさせる.

1 1 次救命処置について，正しいものを 1 つ選び，番号を〇で囲みなさい．　　10点

1．血管の位置確認

2．気道の確保

3．薬物投与

4．心電図モニターの確認

2 救急時の看護について，誤っているものを 1 つ選び，番号を〇で囲みなさい．　　10点

1．突発的な事故や急病から，患者の生命を守り維持していく．

2．まず生命維持に必要な呼吸機能や消化器機能を確保する．

3．生命維持に必要な物質を人工的な方法で補い，生体機能の維持を行う．

4．患者・家族に対して経過を説明し，精神的慰安や配慮を行う．

3 心臓マッサージ（胸骨圧迫）について，正しいものを 1 つ選び，番号を〇で囲みなさい．　　10点

1．心停止後 5 分以内に胸骨圧迫を開始する．

2．胸骨圧迫は，医師のみが行える行為である．

3．1 分間に少なくとも 200 回の速さで行う．

4．効果的に実施するためにも背部はかたい場所がよい．

4 気道の確保について，正しいものを 1 つ選び，番号を〇で囲みなさい．　　10点

1．下顎を患者の胸側に引く．

2．咽頭異物の除去の際，義歯は取りはずさない．

3．エアウェイを用いて舌根部を後方にし，舌根沈下を防ぐ．

4．長期間，気道の確保が必要な場合は，気管挿管・気管切開が行われる．

5 人工呼吸法（口対口人工呼吸法）について，正しいものを 1 つ選び，番号を〇で囲みなさい．

　　10点

1．吸気を吹き込み，胸郭が上がることを確認する．

2．口を離し，胸郭が上がるのを見て人工呼吸が効果的に行われているか確認する．

3．患者が口を開けられない場合や，口周辺に損傷がある場合に行う．

4．息を吹き込むとき，ゆっくり 1 秒かけ 2 回吹き込む．

6 ICU に入室する対象者について，正しいものを 1 つ選び，番号を○で囲みなさい． `10点`

1．全身状態に異常のみられない患者

2．急性呼吸不全患者

3．精神疾患患者

4．慢性的な障害の患者

7 ICU での看護について，誤っているものを 1 つ選び，番号を○で囲みなさい． `10点`

1．患者の安全と安楽を第一に環境の調整を図る．

2．体位変換は苦痛を伴うので行わない．

3．経口摂取が不可能な場合，経静脈栄養で栄養管理を行う．

4．高齢者は臓器の予備力が小さいので，全身管理が必要である．

8 継続看護について，誤っているものを 1 つ選び，番号を○で囲みなさい． `10点`

1．国際看護師協会（ICN）では，「その人にとって必要なケアを，病院外で提供するシステムである」と定義している．

2．病院から他施設へ患者が移動する場合，看護要約（看護サマリー）を活用し，看護が継続される．

3．外来から入院となった場合，外来での状況が，外来看護師から病棟看護師に引き継がれる．

4．個人情報保護により，看護に必要な情報を選別して提供する．

9 退院指導について，正しいものを 1 つ選び，番号を○で囲みなさい． `10点`

1．退院後の生活で自宅ケアが実施可能な状態かどうか，不明瞭なまま退院指導を行うことが通常である．

2．看護者が主体になって指導内容を決定する．

3．退院計画は患者の退院が決定してから作成する．

4．患者に合わせて，集団指導，個人指導，家族と共に行うのかを決定する．

10 在宅看護について，正しいものを 1 つ選び，番号を○で囲みなさい． `10点`

1．在宅看護よりも，外来患者の医療を優先して実践することが大切である．

2．医療処置を必要とするときは看護師が決定する．

3．ケアプランは看護師が作成する．

4．高齢者や慢性疾患を抱える患者の増加により，在宅療養の必要性は高まっている．

成人看護概論
第 1 回

1 エリクソンの発達課題について，正しいものを 1 つ選び，番号を〇で囲みなさい． `10点`

1．ライフサイクルを 6 段階に区分した．
2．乳児期初期の，発達課題は罪悪感と自発性である．
3．青年期の発達課題は，劣等感と勤勉性である．
4．壮年期の発達課題は，停滞と生殖性である．

2 ハヴィガーストの青年期の発達課題について，正しいものを 1 つ選び，番号を〇で囲みなさい． `10点`

1．職業生活をスタートさせる．
2．社会的責任を伴う行動を望んで成し遂げる．
3．老いていく両親への適応．
4．気の合う社交のグループを見つけ出す．

3 壮年期の特徴について，誤っているものを 1 つ選び，番号を〇で囲みなさい． `10点`

1．心理的な安定とともに危機を体験
2．生活習慣病の増加
3．生殖機能のピーク
4．身体機能の低下

4 壮年期の特徴について，誤っているものを 1 つ選び，番号を〇で囲みなさい． `10点`

1．結婚や職業生活が生活の中心となる．
2．職業環境や人間関係からのストレスが多い．
3．空の巣症候群がみられる．
4．社会の一員としての自分の役割を自覚する．

5 2020（令和 2）年の死因について，正しいものを 1 つ選び，番号を〇で囲みなさい． `10点`

1．死因順位は，1 位は悪性新生物，2 位は心疾患，3 位は肺炎である．
2．青年期は自殺と不慮の事故による死亡が特徴的である．
3．青年期の自殺の原因は，健康問題が最も多く，次いで学校問題である．
4．壮年期の自殺の原因は，経済・生活問題が最も多い．

6 生活習慣病について，正しいものを 1 つ選び，番号を〇で囲みなさい. `10点`

1．食習慣，運動習慣，喫煙，飲酒などが発病・進行に関与している.
2．悪性新生物，心疾患，脳血管疾患を合わせた生活習慣病は死因の約 8 割を占める.
3．生活習慣病の 1 次予防は，疾病の早期発見・早期治療である.
4．2000（平成 12）年に策定された「健康日本 21」の目的は，老年期死亡の減少と健康寿命の延伸である.

7 病気対処行動について，正しいものを 1 つ選び，番号を〇で囲みなさい. `10点`

1．患者が薬を指示どおりに飲まない状態を "コンプライアンスが悪い" といい，飲み忘れやまとめ飲みは含まれない.
2．アドヒアランスとは，家族が治療に深く関与し，家族の責任で治療法を守ることを指す.
3．情報リテラシーとは，様々な情報から必要なものを得て使うことができる能力である.
4．SNS やインターネットの情報は，信用性の高いものが多い.

8 急性期の患者の一般的な特徴について，誤っているものを 1 つ選び，番号を〇で囲みなさい. `10点`

1．明らかな徴候や症状があり，苦痛が強い.
2．死の恐怖や生命の不安を伴う.
3．活動能力や身体可動性が低下する.
4．生活行動において依存度が低い.

9 慢性期の患者の一般的な特徴について，誤っているものを 1 つ選び，番号を〇で囲みなさい. `10点`

1．症状の変化が著しく，患者や家族は混乱をきたしやすい.
2．薬物療法や食事，運動など長期にわたる継続的な治療が必要である.
3．職業の継続や今まで果たしていた役割を継続しにくくなる.
4．自分らしさや，生きがい，生きる希望を失いやすい.

10 リハビリテーション看護について，誤っているものを 1 つ選び，番号を〇で囲みなさい. `10点`

1．生命の危機から脱した時期から開始される.
2．ADL をすべて自分でできるように援助する.
3．家族も含めた計画的なかかわりを行う.
4．残存機能の保持と拡大を目指す.

呼吸器疾患患者の看護

第 **1** 回

点

---

1 咳について，正しいものを 1 つ選び，番号を○で囲みなさい． 8 点

1．肺を外部の侵襲から守り，清浄化するものである．
2．咳を伴う湿性咳嗽の代表的疾患は間質性肺炎である．
3．喉に到達する粘液はすべて外部に喀出されて痰となる．
4．防御反応であり，上半身の筋肉を使うので疲労する．

---

2 パルスオキシメーターで測定できるものを 1 つ選び，番号を○で囲みなさい． 8 点

1．動脈血酸素分圧
2．静脈血酸素分圧
3．動脈血酸素飽和度
4．静脈血酸素飽和度

---

3 呼吸困難について，正しいものを 1 つ選び，番号を○で囲みなさい． 8 点

1．自覚症状がある．
2．低酸素血症が必ず現れる．
3．安静のため仰臥位を促す．
4．自覚症状など詳しく訴えを聞く．

---

4 肺がんについて，正しいものを 1 つ選び，番号を○で囲みなさい． 8 点

1．小細胞肺がんの予後は比較的良好である．
2．肺がんは罹患数，死亡数ともに女性のほうが多い．
3．扁平上皮がんは遠隔転移する傾向がある．
4．扁平上皮がんと小細胞肺がんは喫煙との関係が深い．

---

5 開胸手術後の胸腔ドレナージの管理について，誤っているものを 1 つ選び，番号を○で囲みなさい． 8 点

1．水封室には滅菌精製水を入れる．
2．吸引圧は 20cmH$_2$O 以上とする．
3．水封室水面の呼吸性移動があることを確認する．
4．ドレーンバッグはチューブ挿入部より低い位置とする．

6 気管支喘息について，正しいものを 1 つ選び，番号を〇で囲みなさい. `10点`

1．発作は夜間，早朝に出現することが多い.
2．無症状期には治療しない.
3．副腎皮質ステロイド薬は無効である.
4．発作時は患者と会話し，不安を表出させる.

7 COPD（慢性閉塞性肺疾患）について，正しいものを 1 つ選び，番号を〇で囲みなさい. `10点`

1．診断には，気管支鏡検査が必須である.
2．慢性的な咳嗽，喀痰，労作性呼吸困難が特徴である.
3．増悪期には在宅酸素療法（HOT）を行う.
4．喫煙との因果関係はない.

8 次のうち，誤っているものを 1 つ選び，番号を〇で囲みなさい. `10点`

1．毛細血管内の脱酸素ヘモグロビンが 5g/dL 以上になると中心性チアノーゼが出現する.
2．気管支喘息は拘束性換気障害である.
3．自然気胸は肺表面にできたブレブやブラの破裂によって起こる.
4．COPD（慢性閉塞性肺疾患）は，たばこ煙を主とする有害物質の長期間吸入で生じる.

9 自然気胸について，正しいものを 1 つ選び，番号を〇で囲みなさい. `10点`

1．年齢とともに発症頻度は増加する.
2．外科的治療の場合は再発率が高い.
3．自然気胸は中年男性に多発する.
4．突発する呼吸困難，患側の胸痛，刺激性の咳が主症状である.

10 肺がんについて，正しいものを 1 つ選び，番号を〇で囲みなさい. `10点`

1．小細胞肺がんは，早期から胸水貯留による呼吸困難が出現する.
2．腺がんは，早くに咳，痰，血痰などの症状が出やすい.
3．扁平上皮がんは，長い間無症状であることが珍しくない.
4．腫瘍が壁側胸膜を刺激するようになると，胸痛が現れる.

11 肺切除を受ける患者の看護について，誤っているものを 1 つ選び，番号を〇で囲みなさい. `10点`

1．手術日が決まったら，体力の温存を優先して安静とする.
2．術後の肺合併症（無気肺など）を予防するため，積極的に排痰を促す.
3．創痛は排痰や ADL 拡大の妨げとなるので，積極的に鎮痛薬を使用する.
4．発熱は肺炎の前駆症状であるため見逃さないようにする.

呼吸器疾患患者の看護

第 2 回

氏名

点

1 ▶ 肺炎について，正しいものを 1 つ選び，番号を○で囲みなさい． 　10点

1．院内肺炎は，入院 24 時間以降に発症した肺炎である．
2．肺実質に生じた炎症である．
3．主な症状には，労作性の呼吸困難がある．
4．治療として，ステロイド薬の内服や注射を行う．

2 ▶ 肺理学療法について，誤っているものを 1 つ選び，番号を○で囲みなさい． 　10点

1．呼吸機能低下の防止・改善などを目的としている．
2．呼気時の口すぼめ呼吸は，慢性閉塞性肺疾患患者に多く用いられる．
3．呼吸筋の緊張をほぐす弛緩法は，呼吸不全患者の全身のリラックス効果を目的とする．
4．体位ドレナージは，痰の貯留している肺区域を下にして肺末梢から気道に痰を移動させる方法である．

3 ▶ 間質性肺炎について，正しいものを 1 つ選び，番号を○で囲みなさい． 　10点

1．高齢者に多く発症する．
2．慢性化し急性増悪により入退院を繰り返す．
3．慢性期には，ステロイドパルス療法が行われる．
4．夜間や早朝に発作性呼吸困難が現れる．

4 ▶ 次のうち，誤っているものを 1 つ選び，番号を○で囲みなさい． 　10点

1．慢性気管支炎の状態安定後は，禁煙や上気道感染予防など生活指導を行う．
2．鼻カニューラで行う酸素療法は，実用性が高く会話や食事に支障が少ない．
3．在宅酸素療法の主な対象は，慢性呼吸不全患者である．
4．Ⅰ型呼吸不全（低酸素血症性呼吸不全）の患者に過量の酸素投与を行うと，CO_2 ナルコーシスを呈することがある．

5 ▶ 酸素療法時の看護について，正しいものを 1 つ選び，番号を○で囲みなさい． 　10点

1．適応は，動脈圧酸素分圧（Pao_2）が 60Torr 以上を基準としている．
2．鼻腔カニューレでは，鼻粘膜の乾燥が予防できる．
3．加湿器に十分な生理食塩水が入っているか確認する．
4．副作用として CO_2 ナルコーシスを起こすおそれがある．

6 次のうち，正しいものを1つ選び，番号を〇で囲みなさい．　　　10点

1．人工呼吸器装着中，自発呼吸と人工呼吸器による呼吸が合わないことをファイティングという．

2．吸入前に含嗽をすれば，吸入後も口腔内の細菌繁殖を予防できる．

3．多量に胸水が貯留しているときは，できるだけ安静として仰臥位を保つ．

4．胸腔ドレナージを実施するときは，事前に高圧持続吸引器や接続チューブを準備し，滅菌操作を行う．

7 図の体位でドレナージを行う肺葉を1つ選び，番号を〇で囲みなさい．　　　10点

1．右上葉
2．右下葉
3．左上葉
4．左下葉

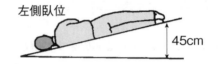

左側臥位

45cm

8 次のうち，誤っているものを1つ選び，番号を〇で囲みなさい．　　　10点

1．ニューモシスチス肺炎はHIV感染者，大量の副腎皮質ステロイド薬服用者など，免疫が抑制された患者に発生する．

2．睡眠時無呼吸症候群は，いびき，起床時の頭痛，日中の傾眠が主症状である．

3．肺生検後は気胸や穿刺部皮下血腫，感染などが起こることがあるので観察を十分に行う．

4．肺胞が破壊を伴い過度にふくれた状態を気胸という．

9 化学療法を受ける患者の看護について，正しいものを1つ選び，番号を〇で囲みなさい．　　　10点

1．患者が不安になるため，説明は控える．

2．嘔吐後は，冷水やレモン水で含嗽するよう促す．

3．吃逆時は，深呼吸や温水を飲む．

4．抗がん剤の血管外漏出は皮膚組織の壊死を起こすので早急に抜針する．

10 COPDについて，正しいものを1つ選び，番号を〇で囲みなさい．　　　10点

1．可逆性が特徴の疾患である．

2．主訴は，突然起こる息切れである．

3．低酸素血症に注意が必要だが，CO_2ナルコーシスにはなりにくい．

4．確実な内服，ネブライザーによる排痰援助を行う．

1 虚血性心疾患について，正しいものを 1 つ選び，番号を〇で囲みなさい． 10点

1．狭心症の胸痛は，多くの場合 30 分以上続く．

2．心筋梗塞の心電図所見では，発症直後から数時間で ST の下降，T 波の増高がみられる．

3．狭心症は，冠動脈の閉塞によって心筋が壊死した状態である．

4．4 大冠危険因子は，高血圧，脂質異常症，糖尿病，喫煙である．

2 次のうち，誤っているものを 1 つ選び，番号を〇で囲みなさい． 10点

1．心タンポナーデでは，心拍出量が増加する．

2．僧帽弁閉鎖不全症の原因は，リウマチ熱，加齢変化，組織の粘液変性などである．

3．心室細動では直ちに心肺蘇生術を行う．

4．拡張型心筋症では左室拡大と収縮力低下がみられる．

3 次のうち，誤っているものを 1 つ選び，番号を〇で囲みなさい． 10点

1．特発性心筋症は，難治例では左右両心室同時ペーシング法や心臓移植を行う．

2．心電図でわかる事柄は，心筋の肥大，虚血，心筋梗塞，不整脈，電解質の異常である．

3．解離性大動脈瘤は予後不良であり，緊急手術の対象となる．

4．心原性ショックの診断基準には，収縮期血圧 100mmHg 未満，1 時間尿量 10mL 未満，意識障害などがある．

4 虚血性心疾患について，正しいものを 1 つ選び，番号を〇で囲みなさい． 10点

1．標準体重より 30%以上増加していると，病的肥満で危険因子となる．

2．胸痛時は，体位をファーラー位とし横隔膜を下降させる．

3．ジギタリス中毒に注意する．

4．コレステロール値や中性脂肪値を確認する．

5 次のうち，正しいものを 1 つ選び，番号を〇で囲みなさい． 10点

1．1 回の心周期で心室から駆出される 1 回拍出量は約 70mL で，1 分間当たりの心拍出量は 4〜5L である．

2．交感神経の刺激は心拍数を減少させ，心筋収縮力を増強させる．

3．心臓の右冠動脈は，前下行枝と回旋枝に分かれる．

4．正常の心臓では，運動などにより安静時の 10〜12 倍の血液を拍出する予備力がある．

6 次のうち，正しいものを 1 つ選び，番号を〇で囲みなさい．　　10点

1．心臓の内腔は左・右心房，左・右心室に分かれており，左心室からは肺動脈が，右心室からは大動脈が出ている．
2．右心房と右心室の間には僧帽弁が，左心房と左心室の間には三尖弁がある．
3．健康な人では，肺動脈の収縮期血圧が 20〜25mmHg 以下のとき，大動脈の収縮期血圧は 120〜130mmHg と著しく高い．
4．心臓には弁が 3 つ存在し，血液が逆流せず，心房→心室→動脈の方向にのみ流れるようになっている．

7 次のうち，誤っているものを 1 つ選び，番号を〇で囲みなさい．　　10点

1．胸痛の訴えは様々で，「圧迫感」「絞扼感」「灼熱感」「胸内苦悶」などと表現される．
2．中枢性チアノーゼが長時間持続すると，指先が変形し太鼓のばちのようになる（バチ状指）．
3．浮腫は左心不全の徴候として重要で，主因は心拍出量の減少と静脈圧の上昇である．
4．呼吸困難の際，起座位になると肺うっ血が軽減し呼吸が楽になるため，患者は無意識のうちに起座位をとることから，これを起座呼吸という．

8 次のうち，正しい組み合わせを 1 つ選び，番号を〇で囲みなさい．　　10点

1．トレッドミル負荷試験 ——— 心不全
2．心臓超音波検査 ————— 高血圧症
3．ホルター心電図 ————— 不整脈
4．心臓カテーテル検査 ——— 心筋炎

9 下肢静脈瘤患者の看護について，正しいものを 1 つ選び，番号を〇で囲みなさい．　　10点

1．水分を制限し，安静を保つ．
2．弾性ストッキング着用などの保存療法と，ストリッピング手術などの手術療法がある．
3．静脈が異常に拡張，屈曲，蛇行している状態で，男性に多い．
4．検診で発見されることが多く，生活改善で軽減する．

10 電気的除細動の適応となる不整脈を 1 つ選び，番号を〇で囲みなさい．　　10点

1．期外収縮
2．脚ブロック
3．房室ブロック
4．心室細動

循環器疾患患者の看護

第 2 回

1 心筋梗塞について，正しいものを 1 つ選び，番号を〇で囲みなさい．　　10点

1．前胸部の激痛，顔面蒼白，冷汗，呼吸困難，チアノーゼ，ショックなどの症状が出現する．
2．発症 6 時間以上経過した場合は，再灌流療法を実施する．
3．ニトログリセリンは使用しない．
4．冠動脈が狭窄し，一時的に心筋虚血をきたしたものが心筋梗塞である．

2 心筋梗塞の看護について，誤っているものを 1 つ選び，番号を〇で囲みなさい．　　10点

1．急性期においては安静が最重要であり，トイレでの排泄，自力での食事動作などが制限される．
2．急性期においては強い不安や恐怖を感じているので，精神面の配慮を忘れない．
3．心筋梗塞発作後は重症感を与えるので，酸素吸入は控える．
4．回復期には，心機能に応じたリハビリテーションの実施や日常生活の指導が大切である．

3 次のうち，誤っているものを 1 つ選び，番号を〇で囲みなさい．　　10点

1．心房細動では，血栓が発生しやすく，脳塞栓を起こしやすい．
2．心電図で R on T がみられる心室期外収縮は，心房細動に移行する場合が多い．
3．解離性大動脈瘤の原因は，高齢者では動脈硬化によるものが多い．
4．心臓の予備力が低下している患者の肥満は，心臓への負担を大きくする．

4 次のうち，正しい組み合わせを 1 つ選び，番号を〇で囲みなさい．　　10点

1．WPW 症候群 ――――――――― 電気的除細動
2．心室細動 ――――――――― 失神発作
3．アダムス - ストークス症候群 ――― PQ 時間の短縮とデルタ波
4．血栓溶解療法 ――――――――― 出血性合併症

5 次のうち，誤っているものを 1 つ選び，番号を〇で囲みなさい．　　10点

1．救急蘇生法および救急処置に必要な物品の確認とその点検は，常に行う．
2．心停止の状態が 5 分以上続くと，脳組織への変化を生じ，蘇生後重い後遺症を残す．
3．気道確保の方法として，用手的下顎挙上法がある．
4．急変時の対応は患者優先なので，家族への対応は患者の状態が安定したら詳しく説明する．

6 心不全について，正しいものを 1 つ選び，番号を○で囲みなさい． `10点`

1. 左心不全では，腹水が現れる．
2. 左心不全では，肝腫大が現れる．
3. 右心不全では，肺うっ血が現れる．
4. 右心不全では，頸静脈怒張が現れる．

7 ショックの分類について，正しい組み合わせを 1 つ選び，番号を○で囲みなさい． `10点`

1. 閉塞性ショック ——————— 急性心筋炎
2. 血液分布異常性ショック ——— 多量出血
3. 血液減少性ショック ————— 敗血症
4. 心原性ショック ——————— 心筋梗塞

8 次のうち，正しいものを 1 つ選び，番号を○で囲みなさい． `10点`

1. 僧帽弁狭窄症は，動脈硬化による弁組織の肥厚，硬化，癒着によって起こる．
2. 胸部大動脈瘤の主な原因は，リウマチである．
3. 心房中隔欠損症は無症状で，ほかの先天性心奇形と比べ比較的高齢となって手術を行うことが多い．
4. 禁煙を強いるとストレスになるので，不整脈患者には 1 日 10 本程度の喫煙を指導する．

9 次のうち，虚血性心疾患を 1 つ選び，番号を○で囲みなさい． `10点`

1. 心臓弁膜症
2. 心筋症
3. 心筋梗塞
4. 心室中隔欠損症

10 心筋梗塞の危険因子になりにくいものを 1 つ選び，番号を○で囲みなさい． `10点`

1. 喫煙
2. 糖尿病
3. 高脂血症
4. 骨粗鬆症

循環器疾患患者の看護

第 **3** 回

点

1 高血圧について，正しいものを 1 つ選び，番号を〇で囲みなさい. `10点`

1．1 回の血圧測定で高血圧症とわかったので，ただちに降圧薬の内服を開始する.

2．慢性的に高血圧が続くと，動脈壁に動脈硬化性変化を起こす.

3．軽度でも自覚症状が現れる.

4．本態性高血圧と 2 次性高血圧に大別され，後者は肝臓，副腎，心臓などに原疾患がある.

2 高血圧症患者の看護について，正しいものを 1 つ選び，番号を〇で囲みなさい. `10点`

1．1 日 7g 未満の塩分制限を指導する.

2．過労，ストレス，寒冷など避ける.

3．排便時の努責は一過性に血圧を下降させるので，便秘を予防する.

4．肥満でなければ運動はしなくてもよい.

3 次のうち，正しいものを 1 つ選び，番号を〇で囲みなさい. `10点`

1．ジギタリス製剤の内服時は，悪心，頭痛，頻脈に注意する.

2．利尿薬を使用した場合，体液量は増加する.

3．ワルファリンカリウム内服時は，ビタミン K を多く含む納豆の摂取を禁止する.

4．狭心症発作時に使用する代表的な薬物は，モルヒネである.

4 ペースメーカー植え込み患者の看護について，正しいものを 1 つ選び，番号を〇で囲みなさい.

`10点`

1．ペースメーカーが正常に作動しているか，受診して検脈を行う.

2．ペースメーカー植え込み術後の X 線検査は，原則禁止である.

3．携帯電話は使用できない.

4．外出時は，必ずペースメーカー手帳を携帯するよう説明する.

5 手術前の看護について，誤っているものを 1 つ選び，番号を〇で囲みなさい. `10点`

1．手や枕を使用し，創部を保護しながらの咳嗽方法を指導する.

2．緊急時に備え，輸血を準備する.

3．胸式呼吸の訓練を行う.

4．手術や ICU 入室についてオリエンテーションを行い，不安の軽減を図る.

6 心タンポナーデについて，誤っているものを 1 つ選び，番号を〇で囲みなさい． 10点

1．心臓手術後には，挿入した心膜腔ドレーンが屈曲しないよう注意する．

2．心膜腔ドレーンの固定は確実に行い，離脱を予防する．

3．術後 1〜2 日に発生しやすいので，ドレーンからの排液状況の観察を行う．

4．ドレーンのミルキングは，細菌感染を起こしやすいので行わない．

7 心臓手術後の回復期の看護について，正しいものを 1 つ選び，番号を〇で囲みなさい． 10点

1．体調が徐々に回復しているため，心電図モニターで観察する必要はない．

2．運動量が増えるので，飲水量の制限をせず脱水に注意する．

3．十分な摂取エネルギーを確保できるよう，消化吸収の良い食べ物を取り入れる．

4．心臓リハビリテーションが望むように進まなかった場合，精神的サポートは必要ない．

8 次のうち，正しいものを 1 つ選び，番号を〇で囲みなさい． 10点

1．慢性動脈閉塞症は間欠性跛行が特徴である．

2．高齢者の大動脈解離の発症原因の一つに，マルファン症候群がある．

3．心臓弁膜症の原因としては，動脈硬化が最も多い．

4．特発性心筋症の原因はアルコール，妊娠・出産や膠原病などである．

9 ペースメーカー装着中の患者に原則禁忌なものを 1 つ選び，番号を〇で囲みなさい． 10点

1．CT 検査

2．MRI 検査

3．超音波検査（エコー検査）

4．骨シンチグラム

10 次のうち，心電図で把握できないものを 1 つ選び，番号を〇で囲みなさい． 10点

1．心筋の肥大

2．心筋の虚血

3．電解質（K，Ca）の異常

4．弁の形態異常

消化器疾患患者の看護

第 1 回

氏名

点

1 ▶ 食道がんについて，正しいものを 1 つ選び，番号を○で囲みなさい． `10点`

1. 組織学的には腺がんが多い．
2. 進行が比較的遅い．
3. 60 歳以上の女性に好発する．
4. 喫煙者，飲酒家に多い．

2 ▶ 胃がんについて，正しいものを 1 つ選び，番号を○で囲みなさい． `10点`

1. 進行胃がんはボールマン分類で 1～4 型に分けられる．
2. 早期胃がんの治療は，すべて手術療法で行われる．
3. 男女比は約 1：2 で女性に多い．
4. ボールマン 4 型胃がんはスキルス胃がんともよばれ，高齢の女性に多い．

3 ▶ 胃切除術を受けた患者の看護について，正しいものを 1 つ選び，番号を○で囲みなさい． `10点`

1. 創部痛が強くても，回復の妨げになるので鎮痛薬の使用は避ける．
2. 術後 3 日間は後出血の可能性が高いので，絶対安静とする．
3. 食事は 1 日 1 回とする．
4. 食後は座位を保ち，30 分くらい休憩する．

4 ▶ 次のうち，胃全摘出後に最も遅く起こる合併症を 1 つ選び，番号を○で囲みなさい． `10点`

1. 縫合不全
2. 後期ダンピング症候群
3. 吻合部狭窄
4. 出血

5 ▶ 嘔吐の看護について，正しいものを 1 つ選び，番号を○で囲みなさい． `10点`

1. 臥床させ，胃部に温罨法を施行し心身の安静を図る．
2. 嘔吐時は，側臥位もしくは腹臥位とする．
3. 反復する嘔吐時は不快感があるので飲水を勧める．
4. 嘔吐が激しい場合は，消化の良いものから少量ずつ与える．

6 黄疸のある患者の看護について，正しいものを 1 つ選び，番号を〇で囲みなさい. 10点

1．食事療法として高たんぱく，高エネルギー，高脂肪食が基本である.
2．瘙痒感が強い場合，弱酸性の石けんを使用して清拭する.
3．体内組織に増加したビリルビン排泄のため，排便のコントロールを行う.
4．肝血流量を増やすために適度な運動を促す.

7 次のうち，誤っているものを 1 つ選び，番号を〇で囲みなさい. 10点

1．嚥下困難には，口腔咽頭の炎症や腫瘍などにより飲み込めないものと，食道がんや食道炎などにより飲み込んだものがつかえて落ちていかない（通過障害）ものがある.
2．吐血の色がコーヒー残渣様といわれる黒色を呈するのは，血液が胃酸と混ざってヘマチンに変わるためである.
3．腹水は，腹腔内に異常に貯留した体液のことで，漏出液と滲出液に区別される. 打診では濁音を認める.
4．肝性昏睡は，重篤な肝機能障害あるいは門脈―大循環シャントにより生じる意識障害で，企図振戦がみられることが多い.

8 腫瘍マーカーについて，誤っている組み合わせを 1 つ選び，番号を〇で囲みなさい. 10点

1．肝細胞がん ——— PIVKA-Ⅱ
2．大腸がん ——— CEA
3．膵臓がん ——— CA19-9
4．胆嚢がん ——— AFP

9 消化器疾患患者の検査時の看護について，正しいものを 1 つ選び，番号を〇で囲みなさい. 10点

1．腹部血管造影では，動脈を穿刺するため，出血予防として穿刺部位を屈曲するよう説明する.
2．上部消化管内視鏡検査中は，右側臥位をとってもらう.
3．上部消化管造影では，造影剤として硫酸バリウムを使用するため，黒色便が排出されることや便秘予防として水分を十分摂るよう説明する.
4．腹部超音波（エコー）検査では，超音波の投射を妨げる腸内容やガスの貯留をなくすため，検査前1 食は絶飲食とする.

10 開腹術後の患者で腸閉塞を疑うのはどれか，1 つ選び，番号を〇で囲みなさい. 10点

1．排ガスの停止
2．尿比重の低下
3．白血球数の減少
4．アンモニア臭の吐物

消化器疾患患者の看護

第 2 回

氏名

点

1 ▶ 次のうち，正しいものを 1 つ選び，番号を〇で囲みなさい． 　10点

1．肝硬変患者で出血傾向があるときは，ビタミンKの豊富な食品を避ける．
2．肝性昏睡の徴候があるときは，炭水化物の摂取を制限する．
3．肝性昏睡では，重篤な意識障害を起こし，羽ばたき振戦がみられることが多い．
4．肝性昏睡の患者は，ケトン臭をおびた口臭を発し，口内炎を起こしやすい．

2 ▶ 次のうち，正しいものを 1 つ選び，番号を〇で囲みなさい． 　10点

1．胃潰瘍では空腹時や夜間に痛み，十二指腸では食後に痛みが特徴である．
2．ヘリコバクター・ピロリ菌感染は，胃・十二指腸潰瘍の発病にかかわっている．
3．急性膵炎患者の持続性の激痛は，背部・右肩に放散する．
4．慢性膵炎の食事療法の基本は，たんぱく食の制限とアルコールの禁止である．

3 ▶ 下の図を参考に，正しい文を 1 つ選び，番号を〇で囲みなさい． 　10点

1．膵臓は図の②で，左から膵頭，膵体，膵尾の 3 つに区分できる．
2．総肝管は図の④で，⑤に開口する．
3．総胆管は図の①で，⑤に開口する．
4．肝臓は図の③で，厚くて大きい左葉と小さい右葉に分けられる．

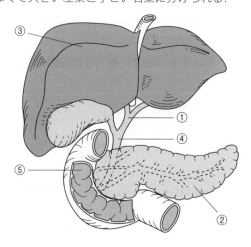

4 ▶ 腹水のある患者の看護について，正しいものを 1 つ選び，番号を〇で囲みなさい． 　10点

1．安静を保つため，仰臥位とする．
2．水分摂取量をチェックする．
3．食事では脂肪やたんぱく質の摂取を控える．
4．体重や腹囲の測定は，毎日体調の良い時間に行う．

5 次のうち，正しいものを1つ選び，番号を○で囲みなさい． `10点`

1．肝生検終了後，2時間は床上安静とし，疼痛，嘔吐がなければ歩行させてよい．
2．人工肛門は腹壁に新しい肛門を作るので排便調節ができる．
3．ボールマン分類とは，胃切除後の吻合法のことである．
4．C型慢性肝炎では，近年は直接作用型抗ウイルス薬（DAA）を用いたインターフェロンフリー治療が中心である．

6 次のうち，正しい組み合わせを1つ選び，番号を○で囲みなさい． `10点`

1．肝細胞性黄疸 ──── 胆管がん
2．閉塞性黄疸 ──── 膵頭部がん
3．溶血性黄疸 ──── 肝硬変
4．体質性黄疸 ──── 急性肝炎

7 次のうち，正しい組み合わせを1つ選び，番号を○で囲みなさい． `10点`

1．急性膵炎 ──── 下腹部痛
2．胃ポリープ ──── 腹痛，しぶり腹，発熱
3．急性虫垂炎 ──── 左肩の放散痛
4．胆石症 ──── 疝痛，発熱，黄疸

8 胃・十二指腸胃潰瘍患者の看護について，正しいものを1つ選び，番号を○で囲みなさい． `10点`

1．再発の可能性が高いため，生活習慣改善の必要性を十分認識してもらう．
2．自覚症状で最も多いのは下腹部痛である．
3．ストレス軽減のため，希望があればコーヒーやアルコール，炭酸飲料を摂ってもよいと説明する．
4．消化管に十分な血液が供給されるよう，食後の全身運動を勧める．

9 クローン病について，正しいものを1つ選び，番号を○で囲みなさい． `10点`

1．高齢の女性に多く発症する．
2．消化管のいずれの部位にも発症するが，小腸に好発する．
3．発症部位の切除により，完治することが多い．
4．慢性期の食事は，低エネルギー食を摂取するよう指導する．

10 上部消化管内視鏡検査を受ける患者への説明で，誤っているものを1つ選び，番号を○で囲みなさい． `10点`

1．「前日の夜9時以降は，絶飲食になります」
2．「咽頭麻酔薬はしばらく飲み込まないようにしてください」
3．「胃内に空気を入れます．げっぷを我慢してください」
4．「検査終了後はすぐに食事できます」

消化器疾患患者の看護

第 **3** 回

1 進行胃がんについて，正しいものを 1 つ選び，番号を◯で囲みなさい． `10点`

　1．食後の上腹部痛がある．

　2．卵巣へ転移したものをウィルヒョウ転移という．

　3．ボールマン分類で 1〜5 型に分類される．

　4．ボールマン分類 4 型の胃がんはスキルス胃がんともいう．

2 人工肛門造設患者の術前，術後の看護について，正しいものを 1 つ選び，番号を◯で囲みなさい． `10点`

　1．人工肛門を受容できるよう，術前から人工肛門のセルフケアの方法を指導する．

　2．人工肛門のマーキングは，患者の羞恥心に配慮し看護者 1 人が行う．

　3．観察のため，通常は毎日装具を交換する．

　4．術後，痛みが強い場合は，座薬の鎮静薬を使用し疼痛の緩和を行う．

3 急性ウイルス性肝炎について，正しいものを 1 つ選び，番号を◯で囲みなさい． `10点`

　1．B 型，C 型肝炎ウイルスは経口で感染する．

　2．血液検査では，発症時から総ビリルビン値が上昇する．

　3．C 型肝炎は，年齢にかかわらず慢性化しやすい．

　4．B 型肝炎は，ほかの肝炎と異なり好発季節がある．

4 慢性肝炎患者の生活指導について，誤っているものを 1 つ選び，番号を◯で囲みなさい． `10点`

　1．十分な睡眠時間がとれるよう夜間勤務の仕事の変更を勧めた．

　2．規則的で栄養バランスのとれた食事を摂るよう指導した．

　3．出血しないかぎり，カミソリや歯ブラシは共有してもよいことを説明した．

　4．他人に血液が付かないよう，対処方法を指導した．

5 次のうち，正しい組み合わせを 1 つ選び，番号を◯で囲みなさい． `10点`

　1．潰瘍性大腸炎 ——— ヘリコバクター・ピロリ菌

　2．肝性昏睡 ————— 羽ばたき振戦

　3．急性虫垂炎 ——— 鏡面像（ニボー）

　4．腸閉塞 ————— マックバーネ圧痛点

145

6 次のうち，正しいものを 1 つ選び，番号を○で囲みなさい． `10点`

1．食道アカラシアの主症状は，嚥下困難である．

2．幽門側胃切除後，胃断端と十二指腸断端を吻合する方法をビルロードⅡ法という．

3．胆石があれば胆石発作を起こす．

4．小腸と大腸では，がんの発生が多いのが小腸である．

7 腸閉塞について，誤っているものを 1 つ選び，番号を○で囲みなさい． `10点`

1．原則，経鼻胃管やイレウス管などで腸管内を減圧する治療が行われる．

2．絞扼性腸閉塞は自然に軽減するので様子観察を行う．

3．腹部単純 X 線検査は，必ず立位と仰臥位で撮影する．

4．単純性腸閉塞では絞扼症状はみられない．

8 肝硬変患者の看護について，正しいものを 1 つ選び，番号を○で囲みなさい． `10点`

1．肝性脳症の徴候があるときは，高たんぱく食とする．

2．便秘予防が大事であるが，浣腸は禁忌である．

3．食道静脈瘤があるときは，極端に熱い食品や硬い食品を避ける．

4．代償期・非代償期ともにアルコールは制限する．

9 次のうち，誤っているものを 1 つ選び，番号を○で囲みなさい． `10点`

1．虫垂炎は持続的な上腹部痛で始まり，悪心・嘔吐を伴うことが多い．

2．急性膵炎の急性期は絶食とする．

3．胃切除術後の胃チューブ挿入中は，口腔内が汚染されているが，含嗽は誤飲の危険が考えられるので行わない．

4．腸閉塞の症状はガス排出の消失，悪心・嘔吐，腹痛，腹部膨満などである．

10 下部消化管内視鏡検査について，正しいものを 1 つ選び，番号を○で囲みなさい． `10点`

1．検査前日の夕食後から絶飲食とする．

2．検査前日の 9 時に経口腸管洗浄剤を服用する．

3．検査時，検査台で左仰臥位をとってもらい，声かけをして患者の緊張をほぐす．

4．内視鏡挿入時は口を閉じ，ゆっくりと胸式呼吸をするよう促す．

血液・造血器疾患患者の看護

第 1 回

点

1 貧血について，正しい組み合わせを 1 つ選び，番号を〇で囲みなさい. `10点`

1. 鉄欠乏性貧血 ――― ヘモグロビンの合成障害
2. 巨赤芽球性貧血 ――― 造血幹細胞の減少
3. 再生不良性貧血 ――― 赤血球の破壊亢進
4. 溶血性貧血 ――― DNA の合成障害

2 貧血の治療について，正しい組み合わせを 1 つ選び，番号を〇で囲みなさい. `10点`

1. 再生不良性貧血 ――― ビタミン B_{12} の与薬
2. 悪性貧血 ――― 骨髄移植
3. 溶血性貧血 ――― ビタミン K の与薬
4. 透析中の腎性貧血 ――― エリスロポエチンの与薬

3 貧血患者の看護について，正しいものを 1 つ選び，番号を〇で囲みなさい. `10点`

1. 鉄分，ビタミン類を十分に摂り，たんぱく質は制限する.
2. 重症例では，新陳代謝を上昇させるため十分な運動を勧める.
3. 酸素消費量が多くなるように援助する.
4. 動作はゆっくりと，一呼吸置いて行うよう説明する.

4 貧血について，正しいものを 1 つ選び，番号を〇で囲みなさい. `10点`

1. 再生不良性貧血は，赤血球自体の異常によるものと赤血球を取り巻く環境の異常によるものに分けられる.
2. 溶血性貧血では，骨髄の造血幹細胞が減少する.
3. 鉄欠乏性貧血では，舌や口腔の痛み，嚥下困難，さじ状爪などがみられる.
4. 巨赤芽球性貧血では，末梢の赤血球，白血球，血小板が減少する.

5 白血病について，正しいものを 1 つ選び，番号を〇で囲みなさい. `10点`

1. 急性白血病では，好中球，血小板，赤血球が増加する.
2. 白血病は，白血球が悪性腫瘍化したもので白血球が不可逆的かつ無制限に増殖する.
3. 急性骨髄性白血病は小児に多い.
4. 急性リンパ性白血病では，骨髄検査でフィラデルフィア染色体がみられる.

6 白血病患者の看護について，誤っているものを 1 つ選び，番号を〇で囲みなさい． 10点

1．口内炎があるときは，塩味や酸味の強いもの，熱いもの，硬いものを避けた食事とする．

2．消化管は真菌が繁殖しやすく下痢や胃腸症状が起こりやすいため，生ものを避け加熱食とする．

3．清拭，シャワー，温水洗浄便座により，皮膚の清潔を保つ．

4．生花，鉢植えは拘束感や孤独感のなぐさめとなり，ストレスが軽減できる．

7 骨髄穿刺について，誤っているものを 1 つ選び，番号を〇で囲みなさい． 10点

1．局所麻酔を行うので，痛くないことを説明する．

2．胸骨穿刺時は仰臥位，腸骨穿刺時は腹臥位とする．

3．検査後は圧迫固定し，止血まで 30〜60 分安静臥床とする．

4．検査当日の入浴・シャワー浴を避ける．

8 造血幹細胞移植について，誤っているものを 1 つ選び，番号を〇で囲みなさい． 10点

1．骨髄，末梢血幹細胞，臍帯血の移植が行われている．

2．前処置として大量の化学療法や全身放射線照射が行われる．

3．幹細胞の輸注時は，移植片対宿主病（GVHD）の出現に注意する．

4．移植後は感染や出血に注意し，全身の観察を十分に行う．

9 出血傾向にある患者の看護について，正しいものを 1 つ選び，番号を〇で囲みなさい． 10点

1．便秘予防のため，毎日力を入れて排便するよう促す．

2．出血時は安静，圧迫止血，温罨法を行う．

3．血小板数が 5 万 /μL で，床上安静とする．

4．皮膚を傷つけないように爪の手入れをし，皮膚を強くこすらない．

10 次のうち，正しい組み合わせを 1 つ選び，番号を〇で囲みなさい． 10点

1．血小板 ——— 血液凝固因子

2．赤血球 ——— 貪食作用

3．リンパ球 ——— ヘモグロビン

4．顆粒球 ——— 免疫

血液・造血器疾患患者の看護

氏名

点

第 2 回

1 出血性疾患で，血小板数が減少するものを 1 つ選び，番号を〇で囲みなさい． `10点`

1．フォン・ヴィレブラント病

2．血小板無力症

3．血友病

4．播種性血管内凝固症候群（DIC）

2 化学療法時の看護について，正しいものを 1 つ選び，番号を〇で囲みなさい． `15点`

1．骨髄抑制は投与後翌日から起こるので，十分な説明を行う．

2．体力消耗や感染予防，出血傾向が生じるため，行動制限を徹底する．

3．食事は，刺激物を避け，柔らかく食べやすいものとする．

4．爽快感を得るため，シャワーの水圧は強めにする．

3 次のうち，誤っているものを 1 つ選び，番号を〇で囲みなさい． `10点`

1．悪性貧血は，ビタミンKの吸収障害によって起こる．

2．血友病は伴性潜性遺伝による出血性疾患で，発症はほとんど男性である．

3．血液疾患患者では，白血球減少により感染を起こしやすい．

4．血液疾患患者では，便秘による努責で脳内出血を起こすことがある．

4 次のうち，正しい組み合わせを 1 つ選び，番号を〇で囲みなさい． `15点`

1．多発性骨髄腫 ――――――――――― ベンズ・ジョーンズたんぱく

2．成人 T 細胞白血病リンパ腫 ――― 自己免疫疾患

3．血小板無力症 ――――――――――― 後天性の血小板機能異常症

4．血友病 ―――――――――――――― ウイルス感染

5 造血器腫瘍で化学療法を受ける患者の看護について，誤っているものを 1 つ選び，番号を〇で囲みなさい． `10点`

1．抗がん剤が血管外に漏出しないよう，刺入部の観察と血液逆流の確認を行う．

2．口内炎があるときは，刺激が強いため含嗽液でのうがいは控える．

3．めまい，ふらつきに注意し，安静保持に務める．

4．脱毛しても再び生えてくることを説明し，支援的態度で接する．

6 悪性リンパ腫について，誤っているものを 1 つ選び，番号を〇で囲みなさい. 　15点

　1．病理組織像によって，ホジキンリンパ腫と非ホジキンリンパ腫に大別される.

　2．日本では，ホジキンリンパ腫が全悪性リンパ腫の約 30％を占める.

　3．頸部，腋窩，鼠径部などのリンパ節腫脹，脾腫がみられることが多い.

　4．治療は病理組織型や病期によって異なり，放射線照射や化学療法を行う.

7 播種性血管内凝固症候群（DIC）にみられるものを 1 つ選び，番号を〇で囲みなさい. 　10点

　1．血液凝固因子の増加

　2．フィブリノゲンの増加

　3．フィブリン分解産物（FDP）の増加

　4．赤血球沈降速度の亢進

8 次のうち，正しいものを 1 つ選び，番号を〇で囲みなさい. 　15点

　1．特発性血小板減少性紫斑病の慢性型は，男性に多い.

　2．フォン・ヴィレブラント病は，常染色体性潜性遺伝である.

　3．真性赤血球増加症では赤ら顔を示すことが多く，高血圧を伴うことも多い.

　4．IgA 血管炎（アレルギー性紫斑病）では，血小板数の減少により凝固時間の延長がみられる.

内分泌・代謝疾患患者の看護

第 1 回

氏名

点

1 次のうち，正しいものを 1 つ選び，番号を〇で囲みなさい．　　10点

1．副腎皮質刺激ホルモンの分泌不足により，肥満，満月様顔貌がみられる．
2．副甲状腺機能亢進症では高 Ca 血症となり，テタニーがみられる．
3．副腎皮質機能亢進症では，低血糖，低血圧を認める．
4．成長ホルモンの分泌過剰により，骨，軟骨，軟部組織，臓器の肥大を認める．

2 次のうち，正しい組み合わせを 1 つ選び，番号を〇で囲みなさい．　　10点

1．副腎皮質機能亢進症 ──── クッシング症候群
2．下垂体ホルモン ───── 血漿カルシウム濃度の調節
3．甲状腺機能の低下 ──── 多量の発汗
4．脂質異常症 ─────── 頻脈，体重減少

3 甲状腺機能亢進症について，正しいものを 1 つ選び，番号を〇で囲みなさい．　　10点

1．甲状腺ホルモンの分泌が増加し，全身の代謝が低下した状態である．
2．無気力となり，食欲減退傾向となる．
3．放射性ヨード（^{123}I）取り込み試験時は食事制限しなくてよい．
4．甲状腺腫，頻脈，眼球突出をメルゼブルグ三徴候という．

4 次のうち，正しい組み合わせを 1 つ選び，番号を〇で囲みなさい．　　10点

1．アジソン病 ───────── 各副腎皮質ホルモンの欠乏症状
2．クッシング症候群 ────── 嗄声，脱毛，浮腫，巨舌
3．原発性アルドステロン症 ── 中心性肥満，耐糖能低下
4．甲状腺機能低下症 ───── 低カリウム血症を伴った高血圧

5 甲状腺機能低下症の症状でないものを 1 つ選び，番号を〇で囲みなさい．　　10点

1．顔面浮腫
2．頻脈
3．記銘力低下
4．体重増加

6 褐色細胞腫について，正しいものを 1 つ選び，番号を〇で囲みなさい．　10点

　1．副腎髄質や交感神経節に生じる腫瘍によりカテコールアミンが過剰に分泌され起こる．

　2．典型的な症状は高血圧，頭痛，発汗過多，高血糖の 4H といわれている．

　3．治療の第一選択は，薬物療法である．

　4．診断には腹部超音波検査が有用である．

7 次のうち，正しいものを 1 つ選び，番号を〇で囲みなさい．　10点

　1．糖尿病は副腎から分泌されるインスリンの分泌不足で起きる．

　2．糖尿病患者への食事指導で，肥満がある場合にはエネルギー摂取量を 1200kcal/ 日以下とする．

　3．糖尿病の三大合併症として，網膜症，腎症，神経障害がある．

　4．2 型糖尿病では，糖尿病ケトアシドーシスが最も重篤な急性合併症である．

8 糖尿病の診断や血糖コントロール状態の評価において，必要度の低い検査を 1 つ選び，番号を〇で
囲みなさい．　10点

　1．尿糖検査

　2．空腹時血糖検査

　3．75g 経口ブドウ糖負荷検査

　4．HbA1c 検査

9 1 型糖尿病で，誤っているものを 1 つ選び，番号を〇で囲みなさい．　10点

　1．最も重篤な合併症（ケトアシドーシス）を呈することがある．

　2．インスリン注射による治療が必須である．

　3．多くが小児期に発症する．

　4．2 型糖尿病よりも有病率が高い．

10 低血糖症状でないものを 1 つ選び，番号を〇で囲みなさい．　10点

　1．冷汗

　2．空腹感

　3．動悸

　4．口渇

内分泌・代謝疾患患者の看護

第 2 回

氏 名

点

1 糖尿病患者の看護について，正しいものを 1 つ選び，番号を〇で囲みなさい． 10点

1. 糖尿病患者でもインスリン療法中であれば，食事制限する必要はない．
2. 運動療法は症状にかかわらず積極的に勧める．
3. 速効型のインスリン製剤を使用している場合は，注射後 30 分以内に確実に食事を摂るよう指導する．
4. 足の清潔を保つため，熱めの湯をかけて洗う．

2 インスリン注射時の留意点について，誤っているものを 1 つ選び，番号を〇で囲みなさい． 10点

1. 必ず食前 30 分前に行う．
2. 注射は皮下に行う．
3. 注射部位はもまない．
4. 前回注射部位より指 1 本分ほど離して行う．

3 甲状腺機能亢進症患者の看護で，正しいものを 1 つ選び，番号を〇で囲みなさい． 10点

1. 活動が低下するので，刺激のある環境をつくるよう工夫する．
2. 甲状腺機能検査終了後は，海藻類を制限しなくてよい．
3. 術後は，甲状腺クリーゼや反回神経麻痺などの症状がないか観察する．
4. 術直後は，積極的に頸部の屈曲運動を勧める．

4 次のうち，正しいものを 1 つ選び，番号を〇で囲みなさい． 10点

1. 糖尿病昏睡は感染症では起こらない．
2. 脂質異常症の治療は，コレステロール・エネルギー制限，肥満の解消，運動療法など，病態に応じて進められる．
3. 甲状腺機能低下症患者の多くで暑がり，多汗，神経過敏が認められる．
4. 乳房切除術の術後のリハビリテーションは，患者の自主性に任せるのがよい．

5 次のうち，正しいものを 1 つ選び，番号を〇で囲みなさい． 10点

1. 中枢性尿崩症は，抗利尿ホルモンの分泌過剰で起こる．
2. 慢性甲状腺炎（橋本病）は圧倒的に男性に発症する．
3. クッシング症候群では，末梢性肥満が起こる．
4. 副甲状腺機能低下症では，テタニーとよばれる痙攣が起こることがある．

6 乳がんについて，正しいものを1つ選び，番号を○で囲みなさい. `10点`

1．初産年齢が早く，出産回数が多い人はリスクが高い.
2．好発年齢は20〜40歳代である.
3．乳房の内側上部に多く発生する.
4．腫瘤が小さくリンパ節転移がないと思われる場合には，乳房温存手術を行うことが多い.

7 乳房切除術を受けた患者への生活指導について，正しいものを1つ選び，番号を○で囲みなさい. `10点`

1．補正具と補正下着を紹介し，服装の工夫のアドバイスを行う.
2．切除をしたため，定期検診の必要はないと説明する.
3．患肢を生活の場面で積極的に使用するように説明する.
4．むくみが生じてきたら患肢を下げて安静とする.

8 高尿酸血症（痛風）について正しいものを1つ選び，番号を○で囲みなさい. `10点`

1．血中尿酸値が高い.
2．血管内に尿酸塩の結晶が析出する.
3．痛風発作は飲酒が誘因となることはない.
4．痛風発作が起きたときは血中尿酸値を下げる薬物を投与する.

9 慢性甲状腺炎（橋本病）について，誤っているものを1つ選び，番号を○で囲みなさい. `10点`

1．自己免疫疾患の一つである.
2．甲状腺腫大が主症状であるが，甲状腺腫大を欠くときもある.
3．急な甲状腺の炎症によって起こる.
4．女性に多い.

10 甲状腺手術後の看護について，誤っているものを1つ選び，番号を○で囲みなさい. `10点`

1．吸引や気管切開の準備をする.
2．出血は頸部の後面にまわりやすいので，注意して観察する.
3．術前に機能亢進があった患者も，手術後には興奮状態はないので観察の必要はない.
4．体位変換は必ず頭部を支えて行う.

第 1 回

1 次のうち，正しいものを 1 つ選び，番号を〇で囲みなさい.　　10点

1．原尿は成人で 1 日 1.5～1.8L である.

2．血圧が 180mmHg 以上になると尿の生成が止まる.

3．尿細管の機能の一つにブドウ糖，アミノ酸の再吸収がある.

4．腎臓の血流量は心拍出量の 1／2 である.

2 次のうち，誤っているものを 1 つ選び，番号を〇で囲みなさい.　　10点

1．尿の採取では，早朝第一尿が最も望ましい.

2．中間尿とは，排尿の始めと終わりの尿を採取することである.

3．健常人でも，ごく微量のたんぱく尿が認められる.

4．尿は，腎で産生されるウノクロームにより淡黄褐色を呈する.

3 急性腎不全について，正しいものを 1 つ選び，番号を〇で囲みなさい.　　10点

1．原因は，腎前性，腎性，腎後性に分けられる.

2．数か月から数年かけて腎機能が低下し発症する.

3．セルジンにより病期は 4 期に分けられている.

4．成人型溶血性尿毒症症候群の死亡率は約 10％である.

4 次のうち，正しい組み合わせを 1 つ選び，番号を〇で囲みなさい.　　10点

1．腎血管筋脂肪腫 ――― 悪性腫瘍

2．悪性腎硬化症 ――― 昇圧薬投与

3．ウィルムス腫瘍 ――― 良性腫瘍

4．腎膿瘍 ―――――― 尿路の上行感染

5 慢性腎不全について，正しいものを 1 つ選び，番号を〇で囲みなさい.　　10点

1．溶血性尿毒症症候群，横紋筋融解症でみられる.

2．貧血は起こりにくい.

3．皮膚症状として瘙痒感を訴えることが多い.

4．食事では糖質を制限する.

6 ▶ 急性糸球体腎炎について，正しいものを 1 つ選び，番号を〇で囲みなさい． `10点`

　1．1 歳以下の乳児に多く発症する．

　2．合併症として A 群 β 溶血性レンサ球菌感染が最も多い．

　3．浮腫，血尿，高血圧の 3 主徴がみられる．

　4．食事療法では低エネルギー食とする．

7 ▶ ネフローゼ症候群について，正しいものを 1 つ選び，番号を〇で囲みなさい． `10点`

　1．低たんぱく血症となる．

　2．腎臓に原発するものを二次性ネフローゼ症候群という．

　3．尿たんぱく排出量 1.5g/ 日以上が持続する．

　4．糸球体基底膜のたんぱく透過性が低下する．

8 ▶ 尿路結石症について，正しいものを 1 つ選び，番号を〇で囲みなさい． `10点`

　1．顕微鏡的血尿はまれである．

　2．結石の多くがカルシウム含有結石である．

　3．尿酸結石は，腹部 X 線検査で描出される．

　4．5mm 以上の結石は体外衝撃波結石破砕術など手術の対象となる．

9 ▶ 次のうち，誤っているものを 1 つ選び，番号を〇で囲みなさい． `10点`

　1．水腎症とは，何らかの原因で尿路の通過障害を生じ，腎盂・腎杯が拡張した状態をいう．

　2．精巣腫瘍は，胚細胞性腫瘍と間質性腫瘍に分けられ，青壮年層に好発する．

　3．膀胱腫瘍は移行上皮がんがほとんどで，主な症状は無症候性肉眼的血尿である．

　4．慢性糸球体腎炎とは，数か月から数年の過程で腎動脈が粥状硬化し，血管壁の線維性肥厚を起こして発症する．

10 ▶ 前立腺肥大症について，誤っているものを 1 つ選び，番号を〇で囲みなさい． `10点`

　1．進行すると溢流性尿失禁が起こる．

　2．50 歳を超えると増加する加齢現象である．

　3．排尿時間の短縮，最大尿流量率の上昇がみられる．

　4．尿路感染が起こりやすい．

氏名

点

第 **2** 回

1 前立腺肥大症について，正しいものを1つ選び，番号を〇で囲みなさい． 10点

　1．排尿困難，乏尿，進行すると無尿となる．

　2．前立腺の外腺部が肥大化し，尿道を圧迫する．

　3．不安を助長するので，術前に尿道留置カテーテルの説明は行わない．

　4．退院後は長時間の座位，飲酒を避ける．

2 経尿道的前立腺切術後，尿道カテーテルを留置している患者について，誤っているものを1つ選び，番号を〇で囲みなさい． 10点

　1．尿流出が悪い場合，カテーテルの位置や固定状態などを調べる．

　2．凝血塊がカテーテル内に詰まっているが，閉鎖性尿道バッグが使用されているので洗浄しない．

　3．排尿量を多くするため，支障がなければ水分を十分に摂取させる．

　4．尿道カテーテル抜去後は，頻尿や尿失禁が一時的に現れることを説明する．

3 次のうち，正しいものを1つ選び，番号を〇で囲みなさい． 10点

　1．急性膀胱炎の起因菌の大部分はレンサ球菌や淋菌である．

　2．急性膀胱炎は，圧倒的に男性に多い．

　3．前立腺がんは，30〜40歳代男性の発生頻度が高い．

　4．前立腺がんは，前立腺肥大症と比較すると排尿障害が現れるのが遅い．

4 次のうち，正しいものを1つ選び，番号を〇で囲みなさい． 10点

　1．間質性腎炎では，発熱，悪心・嘔吐，全身倦怠感などの自覚症状が現れる．

　2．腎細胞がんは早期に発見されても予後不良である．

　3．ネフローゼ症候群患者の食事療法は，低たんぱく食で，塩分制限はしない．

　4．膀胱がんで尿路変更術を受けた患者には，ボディイメージの変化を許容できるよう援助する．

5 血液透析療法を受ける患者の看護について，正しいものを1つ選び，番号を〇で囲みなさい． 10点

　1．シャント音の確認は，透析日の朝に行う．

　2．頭痛がある場合は，透析が終われば軽減すると説明する．

　3．家族と一緒に栄養士から食事指導受けてもらう．

　4．日常生活では，シャントを保護する必要はない．

6 持続携行式腹膜透析（CAPD）について，最も適切なものを1つ選び，番号を〇で囲みなさい． `10点`

　　1．週当たりの透析回数が少ない．
　　2．糖質・脂質を抑えた食事内容にする．
　　3．透析液は39℃に温めて使用する．
　　4．スポーツは制限なく行える．

7 経尿道的前立腺切除術後に起こりやすいものを1つ選び，番号を〇で囲みなさい． `10点`

　　1．排便回数の増加
　　2．跛行する
　　3．女性化乳房
　　4．尿失禁

8 急性腎不全患者の看護について，正しいものを1つ選び，番号を〇で囲みなさい． `10点`

　　1．無尿期の食事はエネルギー15kcal/kg/日，たんぱく質0.5g/kg/日とする．
　　2．利尿期では，水分の制限は行わない．
　　3．腎血流量保持のため，適度な運動を積極的に行う．
　　4．尿毒症症状の一つに集中力低下があり，転倒などの事故に注意する．

9 尿路結石患者の看護について，誤っているものを1つ選び，番号を〇で囲みなさい． `10点`

　　1．支障がなければ1日2〜3Lの水分を摂取するよう指導する．
　　2．結石の下降を促すため，適度な運動を勧める．
　　3．疼痛緩和のため安楽な体位を工夫する．
　　4．疝痛発作への不安を引き起こすので，食事指導や生活指導は行わない．

10 次のうち，誤っているものを1つ選び，番号を〇で囲みなさい． `10点`

　　1．尿検査では，早朝起床時に中間尿を採取する．
　　2．採取した尿は，速やかに検査室に提出するのが望ましい．
　　3．24時間蓄尿は，蓄尿開始時の排尿からすべての尿をためる．
　　4．フィッシュバーグ濃縮試験では，前日夕食後から絶飲食とする．

脳神経疾患患者の看護

第 1 回

氏 名

点

1 ジャパン・コーマ・スケールによる意識レベルの分類で，Ⅱ-30 を表すものを 1 つ選び，番号を○で囲みなさい． 10点

1．痛み刺激で少し手足を動かしたり顔をしかめる．
2．痛み刺激を加えつつ呼びかけを繰り返すと，かろうじて開眼する．
3．大きな声またはからだを揺さぶることにより開眼する．
4．見当識障害がある．

2 意識障害の分類について，正しいものを 1 つ選び，番号を○で囲みなさい． 10点

1．嗜眠は，閉眼しているが，呼びかけなどの軽い刺激で容易に覚醒する状態である．
2．傾眠は，強い痛み刺激でかろうじて開眼するが，十分には覚醒しない状態である．
3．半昏睡は，開眼して一見覚醒しているようにみえるものの，外部からの刺激に対し何の反応もみられない状態である．
4．昏睡とは，自動的な体動がなくなり，痛覚刺激にも除脳硬直などの反射的な動きしかみられない状態である．

3 意識障害のある患者の看護について，誤っているものを 1 つ選び，番号を○で囲みなさい． 10点

1．意識障害レベル，出現時間と経過，随伴症状の有無と程度を観察する．
2．呼吸状態を把握し，安楽な呼吸を保持する．
3．血圧上昇や頭蓋内圧亢進を避けるため，急性期には吸引を行わない．
4．便秘時には，排便時の努責を避けるため，坐薬の投与を行う．

4 頭蓋内圧亢進症状について，正しいものを 1 つ選び，番号を○で囲みなさい． 10点

1．脳梗塞やアルツハイマー病など，体積が縮小して脳内に空間ができる病変を空間占拠性病変という．
2．空間占拠性病変の進行は頭蓋内圧を低下させる．
3．自覚症状に視力障害がある．
4．自覚症状に浮腫がある．

5 髄膜刺激症状について，正しいものを 1 つ選び，番号を○で囲みなさい． 10点

1．脳梗塞でしばしばみられる．
2．光を感じにくくなる羞明がみられる．
3．頭部を前屈したとき，項部の抵抗が増加する項部硬直がみられる．
4．バビンスキー反射がみられる．

6 次のうち，正しい組み合わせを 1 つ選び，番号を○で囲みなさい. 　10点

1. ギランバレー症候群 ──────── 外傷後
2. クロイツフェルト - ヤコブ病 ─── プリオンたんぱく
3. ハンチントン病 ──────── 原因不明
4. 筋萎縮性側索硬化症 ──────── 常染色体顕性遺伝

7 脳梗塞について，正しいものを 1 つ選び，番号を○で囲みなさい. 　15点

1. 脳に栄養を送っている血管が詰まったり細くなったりして十分な血液が行きわたらず，脳組織が壊死することをいう.
2. 主に高血圧が原因となり，細い血管が詰まって起こるものをアテローム血栓性脳梗塞という.
3. 梗塞を起こした脳は浮腫を起こし，頭蓋脳圧が低下する.
4. 症状が出てから脳梗塞が完成するまで時間がないので，すぐに治療を開始する.

8 次のうち，正しいものを 1 つ選び，番号を○で囲みなさい. 　15点

1. 脳出血とは，脳梗塞のことである.
2. アテローム血栓性脳梗塞はすべて手術適応となる.
3. 頭部 CT 検査では，出血巣は低吸収域として白く描出され，梗塞・壊死巣は高吸収域として黒く描出される.
4. アテローム血栓性脳梗塞は，高血圧症や糖尿病をもつ人が発症しやすい.

9 クモ膜下出血について，正しいものを 1 つ選び，番号を○で囲みなさい. 　10点

1. 30 歳代から 40 歳代前半の男性に好発する.
2. 非常に強い頭痛が急に起こる.
3. 腰椎穿刺による髄液検査では，髄液の混濁がみられる.
4. 脳動脈瘤のコイル塞栓術は，開頭して行う.

脳神経疾患患者の看護

第 2 回

点

---

1 慢性硬膜下血腫について，正しいものを 1 つ選び，番号を○で囲みなさい. `10点`

1．30 歳代後半から 40 歳代に好発する.
2．頭部への強い外傷の直後に発症する.
3．認知症症状を呈し，不可逆的である.
4．5〜10％の患者で再発（再貯留）がみられる.

---

2 てんかんについて，正しいものを 1 つ選び，番号を○で囲みなさい. `10点`

1．小児〜思春期に好発し，高齢者ではまれである.
2．意識障害を起こさない発作がある.
3．四肢，顔面，体幹の一部の筋肉が一時的に収縮するものを欠神発作という.
4．外科的治療法がないため，規則正しい生活と薬物療法を確実に行う.

---

3 次のうち，正しいものを 1 つ選び，番号を○で囲みなさい. `10点`

1．失語症の患者には，筆談や 50 音の文字盤を活用するとよい.
2．失行の状態になると，繰り返し訓練を行っても効果が期待できない.
3．意識レベルが急変したときは，即座に仰臥位とし，頸部を前屈させる.
4．失認には様々なタイプがあるので，障害されたものと異なる感覚様式を活用し，提供できる看護を検討する.

---

4 次のうち，正しいものを 1 つ選び，番号を○で囲みなさい. `10点`

1．血管障害性認知症では，ビンスワンガー型白質脳症が特徴的である.
2．レビー小体型認知症は記銘力の低下で発症し，しだいに記憶の低下が著明になる.
3．アルツハイマー型認知症は，同じことを繰り返す常同行動などが特徴である.
4．正常圧水頭症では，尿失禁や歩行障害を特徴とするが認知機能は正常であることが多い.

5 頭部外傷について，正しいものを 1 つ選び，番号を○で囲みなさい． 10点

　1．繰り返し脳振とうを起こした結果，高次機能障害やパーキンソン症候群を発症することもある．

　2．側頭骨骨折による顔面神経麻痺や感音難聴は，ステロイド薬の投与で改善がみられる．

　3．びまん性軸索損傷では，手術療法が効果的である．

　4．頭皮裂傷により動脈損傷を起こすことはない．

6 痙攣発作時の看護について，誤っているものを 1 つ選び，番号を○で囲みなさい． 10点

　1．安全を確保し，危険物を遠ざけ外傷を防止する．

　2．衣服のボタンをはずし，ベルトをゆるめ，仰臥位にして安静を保つ．

　3．気道の確保を行い，必要時吸引を行う．

　4．痙攣発作が一度起こったら，時をおかず再度発作を起こすことはない．

7 腰椎穿刺時の看護について，正しいものを 1 つ選び，番号を○で囲みなさい． 10点

　1．頭蓋内圧亢進時は早めに検査を行う．

　2．患者は仰臥位とし，ベッドからの転落に気を付ける．

　3．第 4〜5 腰椎間に針を刺入する．

　4．検査後は一定時間，頭部を挙上して安静臥床とする．

8 脳出血患者の急性期の看護について，誤っているものを 1 つ選び，番号を○で囲みなさい． 10点

　1．バイタルサイン，意識レベル，瞳孔など，頭蓋内圧亢進症状を経時的に頻回に観察する．

　2．頭蓋内圧亢進予防のため，頭痛の緩和，頭部挙上，排便コントロールを行う．

　3．脳出血後は，症状が落ち着いても再発予防のため 3 か月はリハビリテーションを行わない．

　4．家族に対しては，不安が緩和されるよう当初から処置などの説明を行い，患者の状況を伝える．

9 次のうち，正しい組み合わせを 1 つ選び，番号を○で囲みなさい． 10点

　1．もやもや病 ───── ウィリス動脈輪閉塞

　2．ライム病 ───── 形成異常

　3．脳動静脈奇形 ───── ウイルス感染

　4．グリオーマ ───── マダニ刺咬

10 パーキンソン病の看護について，正しいものを 1 つ選び，番号を○で囲みなさい． 10点

　1．歩行障害や起立性高血圧が出現するため，転倒予防を心がける．

　2．注意散漫になるので歩行時は声かけをしない．

　3．療養生活のなかにリハビリテーションを取り入れる．

　4．患者が介護保険 2 号被保険者の場合は，介護サービスを受けられない．

アレルギー疾患・膠原病患者の看護

第 1 回

点

1 関節リウマチについて，正しいものを 1 つ選び，番号を〇で囲みなさい． `10点`

1．10〜20 歳の女性に多く発症する．
2．左右非対称性の関節腫脹が多発する．
3．ヘリオトロープ疹が現れる．
4．起床時の手足のこわばりがある．

2 全身性エリテマトーデス（SLE）について，正しいものを 1 つ選び，番号を〇で囲みなさい．

`10点`

1．20〜40 歳の男性に好発する．
2．副腎皮質ステロイド薬の投与などにより治癒が望める．
3．蝶形紅斑が最も特徴的な症状である．
4．そのほかの症状には発熱，全身倦怠感，関節痛，ゴットロン徴候がある．

3 全身性エリテマトーデス（SLE）の看護について，誤っているものを 1 つ選び，番号を〇で囲みなさい． `10点`

1．直射日光が当たらないよう，外出時は帽子，長袖を着用し，家の中でもカーテンなどで日光を遮るように説明する．
2．全身，特に口腔や陰部の清潔保持に努めるよう指導する．
3．身体的苦痛は大きいが，精神的には安定しているので，苦痛の軽減を中心とした身体援助を行う．
4．副腎皮質ステロイド薬が欠かせないため，易感染性，多毛，ムーンフェイス，脱毛，過食，消化器症状など副作用に注意する．

4 次のうち，正しいものを 1 つ選び，番号を〇で囲みなさい． `15点`

1．関節リウマチでは涙腺，唾液腺の分泌障害がみられ，対処療法として人工涙液，人口唾液が用いられる．
2．全身性強皮症ではレイノー症状を合併することが多いので，手袋や手浴で手指の保温に努める．
3．シェーグレン症候群は，対称性の筋力低下を示す原因不明の炎症性疾患である．
4．多発性筋炎は，血管に発生した炎症性疾患で，男性に多い．

5 膠原病について，正しいものを 1 つ選び，番号を○で囲みなさい．　10点

1．全身の臓器に炎症を引き起こすが，発熱はみられない．
2．再燃と寛解を繰り返す．
3．免疫系に異常は生じない．
4．血圧低下，脈拍亢進，胸部不快などが起こる．

6 次のうち，正しいものを 1 つ選び，番号を○で囲みなさい．　10点

1．Ⅰ型アレルギーは即時型皮膚反応（発赤・膨疹）を示すもので，代表的疾患にはアレルギー性鼻炎，アトピー性皮膚炎，気管支喘息，蕁麻疹などがある．
2．Ⅱ型アレルギーの代表的疾患には，全身性エリテマトーデスや糸球体腎炎などがある．
3．アナフィラキシーショックはⅢ型アレルギーで，ショック状態に陥ったときは直ちに対処する．
4．Ⅳ型アレルギーの代表的疾患には，溶血性貧血がある．

7 皮内反応検査について，正しい組み合わせを 1 つ選び，番号を○で囲みなさい．　10点

1．スキンテスト　――――――　貼付反応
2．プリックテスト　―――――　皮内反応
3．パッチテスト　―――――――　短刺反応
4．スクラッチテスト　―――――　掻破反応

8 アレルギー疾患の症状について，誤っているものを 1 つ選び，番号を○で囲みなさい．　10点

1．呼吸器症状として，呼吸困難，鼻閉，鼻汁，くしゃみなどを生じる．起座位または座位をとり，胸式呼吸を勧める．
2．眼症状として，眼瞼粘膜の瘙痒感，充血，流涙症状などが生じる．アレルゲンの遮断と目の保護を図る．
3．皮膚症状として，浮腫皮疹（紅斑，紫斑，丘疹，結節など），瘙痒感が生じる．皮膚の保護を図り，掻破による二次感染や症状の悪化を防ぐ．
4．アナフィラキシーショックは即時型のアレルギー反応で，顔面蒼白，血圧低下，頻脈，呼吸困難などを生じる．迅速なバイタルサインのチェックにより全身管理を行う．

9 次のうち，正しい組み合わせを 1 つ選び，番号を○で囲みなさい．　15点

1．全身性強皮症　――――――――　蝶形紅斑
2．全身性エリテマトーデス　―――　ドライアイ
3．シェーングレン症候群　――――　皮膚の硬化
4．皮膚筋炎　――――――――――　ヘリオトロープ疹

感染症・結核患者の看護

第 **1** 回

氏 名

点

---

1 次のうち，正しい組み合わせを 1 つ選び，番号を〇で囲みなさい.　10点

1．細菌性赤痢 ———————————— カンピロバクター
2．感染型食中毒 ———————————— ブドウ球菌
3．毒素型食中毒 ———————————— 腸炎ビブリオ
4．腸管出血性大腸菌感染症 ——— O157

---

2 次のうち，正しいものを 1 つ選び，番号を〇で囲みなさい.　10点

1．麻疹，風疹，水痘などに一度かかって治った人は，再びその病気にかからない.
2．アニサキス症は，ネコ糞便中のオーシストの経口摂取などにより感染し，リンパ節炎，網脈絡膜炎を起こす.
3．トキソプラズマ症は，アジ，サバ，イカなどの体内に寄生していた幼虫が，生食することで胃壁や腸壁に穿入し激しい腹痛を起こす.
4．後天性免疫不全症候群は，HIV 感染の 2〜4 週間後に発熱，咽頭炎，リンパ節腫脹などを呈し，その後数年から十数年の無症候期に入る.

---

3 結核について，正しいものを 1 つ選び，番号を〇で囲みなさい.　10点

1．結核菌が原因で，感染したすべての人が発症する.
2．排菌している場合は，個室に入院する必要がある.
3．患者は空気感染隔離室へ隔離し，スタッフはサージカルマスクとエプロンを着用する.
4．抗結核薬の副作用では，聴力障害や視覚障害などがある.

---

4 次のうち，正しい組み合わせを 1 つ選び，番号を〇で囲みなさい.　10点

1．細菌性赤痢 ——— 母子感染
2．コレラ ——— 空気感染
3．エイズ ——— 経口感染
4．MRSA 感染症 ——— 接触感染

---

5 次のうち，正しい組み合わせを 1 つ選び，番号を〇で囲みなさい.　10点

1．腸チフス ——— バラ疹
2．猩紅熱 ——— コプリック斑
3．細菌性赤痢 ——— ディック反応
4．麻疹 ——— テネスムス（しぶり腹）

---

6 エイズについて，正しいものを 1 つ選び，番号を○で囲みなさい．　10点

1．HIV 感染により免疫力が低下し，合併症が出現した状態をいう．
2．潜伏期は 1〜5 年程度である．
3．感染後 2〜4 週間後に口腔カンジダ，帯状疱疹が起こる．
4．CD4 が 500/μL 以下になると日和見感染を起こしやすい．

7 次のうち，性感染症の原因でないものを 1 つ選び，番号を○で囲みなさい．　10点

1．梅毒トレポネーマ
2．ジフテリア菌
3．クラミジア
4．単純ヘルペスウイルス

8 標準予防策について，正しいものを 1 つ選び，番号を○で囲みなさい．　10点

1．手が目に見えて汚れている場合，アルコールベースの手指消毒薬を用いて手指消毒を行う．
2．感染性物質に曝露される可能性がある場合は，個人防護具を使用し，その都度交換する．
3．リネン類は 70℃の温水で 20 分間洗浄または次亜塩素酸ナトリウムによる消毒を行う．
4．血液や体液などが飛散し目や口が汚染されそうな場合は，ゴーグルや N95 マスクを着用する．

9 次のうち，正しいものを 1 つ選び，番号を○で囲みなさい．　10点

1．A 群溶血レンサ球菌は学童期の子どもに多く，急性糸球体腎炎など合併することがある．
2．ヘルパンギーナはアデノウイルスによるもので，プール熱ともよばれている．
3．咽頭結膜熱はコクサッキーウイルス A 群による咽頭炎で，咽頭粘膜の水疱と発熱を特徴とする流行性疾患である．
4．ロタウイルス感染症は，魚介類などを介して経口感染し急性胃腸炎を引き起こす．

10 感染症の検査後の廃棄物の処理について，正しいものを 1 つ選び，番号を○で囲みなさい．　10点

1．廃棄物の処理は感染性と非感染性を区別する．
2．液状または泥状のもの（血液・体液など）は，黄色のバイオハザードマークに分類する．
3．固形状のものは（血液が付着したガーゼや手袋など）は，赤色のバイオハザードマークに分類する．
4．鋭利なもの（注射針など）は，だいだい色のバイオハザードマークに分類する．

女性生殖器疾患患者の看護

点

第 1 回

1 ▶ 女性生殖器の構造について，正しいものを 1 つ選び，番号を○で囲みなさい． `10点`

1．外性器（外陰部）は，恥丘，大陰唇，小陰唇，陰核，腟前庭，会陰，腟から構成されている．
2．子宮体部は子宮頸部と違って，平滑筋線維が少なく結合組織線維が多い．
3．卵管は，子宮底の両側角から出て，卵巣を抱きかかえるようにして終わる管状臓器である．
4．腟内のグリコーゲンをデーデルライン桿菌によってアルカリ性に変化させ，腟内の細菌感染を防止することを腟の自浄作用という．

2 ▶ 女性の性周期について，正しいものを 1 つ選び，番号を○で囲みなさい． `10点`

1．卵胞の発育は，視床下部からゴナドトロピン放出ホルモン（GnRH）が下垂体後葉へ放出され，下垂体後葉から分泌される卵胞刺激ホルモン（FHS）が卵巣を刺激することによって行われる．
2．排卵は，卵胞が十分発育した時点で下垂体からの黄体形成ホルモン（LH）分泌が急上昇することで生じる．
3．基礎体温は卵胞期は高温で，黄体期はエストロゲンの分泌により低温となる．
4．排卵から月経開始までの期間は，卵巣では卵胞期，子宮内膜では増殖期にあたる．

3 ▶ 月経異常について，正しい組み合わせを 1 つ選び，番号を○で囲みなさい． `10点`

a．無月経とは，性成熟期の女性が 18 歳以上になっても月経を認めないか，1 年以上も月経が停止している場合をいう．
b．月経不順とは月経周期がまったく不規則な場合をいい，周期異常には希発月経・頻発月経がある．
c．過少月経は卵巣機能不全，過多月経は器質性疾患が原因となることがある．
d．月経前症候群は月経 3〜10 日前に出現する不定愁訴で，月経開始時あるいは月経中に消失することはない．

   1．a, b   2．a, d   3．b, c   4．c, d

4 ▶ 女性生殖器疾患の治療について，正しいものを 1 つ選び，番号を○で囲みなさい． `10点`

1．婦人科処置には，腟洗浄やガーゼまたは綿球タンポンによる止血法などがある．
2．婦人科で行われる手術には腹式手術と腟式手術などがあり，腟式手術時の体位はシムス位が原則である．
3．婦人科悪性腫瘍には放射線治療が行われるが，γ線・X線・電子線などの外部照射は行われない．
4．進行子宮頸がんには放射線療法が行われるが，併用して化学療法が行われることは少ない．

167

5 子宮筋腫について，正しいものを1つ選び，番号を〇で囲みなさい. `10点`

1．明確な発生原因は不明である.

2．90～95%は子宮頸部に発生する.

3．症状は過多月経，不正出血，貧血などであり，排尿障害や疼痛はみられない.

4．主な治療は手術療法で，待機療法はほとんど行われない.

6 子宮がんについて，正しいものを1つ選び，番号を〇で囲みなさい. `10点`

1．子宮頸がんの初期症状には不正性器出血があるが，帯下はほとんどみられない.

2．子宮頸がんの治療は，手術による子宮全摘出術のみである.

3．子宮体がんのスクリーニングには子宮内腔の細胞診と超音波検査が有用で，確定診断には子宮内膜組織診が行われる.

4．子宮肉腫は良性腫瘍であり，主に子宮全摘出術が行われ予後は良い.

7 婦人科における主な検査について，正しいものを1つ選び，番号を〇で囲みなさい. `10点`

1．腹腔鏡検査（ラパロスコピー）後は開腹術と同じ観察を行い，麻酔覚醒後は飲水開始，歩行可能となる.

2．頸管粘液検査は，卵胞の発育，排卵時期を推定する検査法で，頻繁に行われている.

3．ダグラス窩穿刺は，異所性妊娠の確定診断のみに行われる.

4．腹腔鏡検査は，子宮内膜症，不妊症，異所性妊娠では診断のみに用いられる.

8 更年期障害について，正しいものを1つ選び，番号を〇で囲みなさい. `10点`

1．更年期とは，閉経の前後5年間をいう.

2．月経の永久停止（閉経）により卵巣の機能が低下し，エストロゲンが徐々に上昇することで，様々な疾患や病態が生じる.

3．更年期障害の症状は，器質的変化に起因するもので，日常生活に支障をきたす.

4．更年期障害の治療法は薬物療法のみである.

9 次のうち，誤っている組み合わせを1つ選び，番号を〇で囲みなさい. `10点`

1．子宮内膜症 ——————— 過多月経 ——————————— 点鼻薬スプレキュア

2．子宮がん（頸部）—— 初期無症状 ——————— 血管性転移

3．絨毛がん ——————— 子宮全摘出術 ——————— 胞状奇胎

4．不妊症 ——————— 性生活1年以上経過 ——— ヒューナーテスト

10 性感染症（STD）について，正しいものを1つ選び，番号を〇で囲みなさい. `10点`

1．性器ヘルペスは，外陰，腟などの性器に水疱を生じるが，無症状である.

2．尖圭コンジロームは，性器に乳頭状あるいはカリフラワー状の腫瘤が多発する疾患で，性感染症ではない.

3．梅毒は排尿痛，帯下，下腹痛などを生じ，不妊の原因となることもある.

4．後天性免疫不全症候群（AIDS）は，ヒト免疫不全ウイルス（HIV）の感染により免疫不全症状を呈し，ニューモシスチス肺炎やカポジ肉腫などを併発して死に至る.

骨・関節・筋疾患患者の看護

第 1 回

氏名

点

1 ▶ 次のうち，正しいものを 1 つ選び，番号を〇で囲みなさい.　　　10点

　1．先天性内反足は女児に多い.

　2．先天性股関節脱臼は男児に多い.

　3．先天性筋性斜頸は，片側の胸鎖乳突筋の拘縮により起こる.

　4．脊柱側彎症は，中枢神経障害を生じることが多い.

2 ▶ 神経障害について，正しいものを 1 つ選び，番号を〇で囲みなさい.　　　10点

　1．橈骨神経麻痺が起こると，橈骨手関節が屈して垂れる猿手となる.

　2．正中神経麻痺が起こると，母指の屈曲運動，対立運動が困難となり下垂手となる.

　3．尺骨神経麻痺が起こると，環指と小指の伸展運動が困難となりわし手となる.

　4．安静臥床時，下肢を内旋位としていると腓骨神経麻痺を起こす.

3 ▶ 牽引療法の目的について，誤っているものを 1 つ選び，番号を〇で囲みなさい.　　　10点

　1．骨折または脱臼の整復を図り，整復位を保つ.

　2．関節疾患の安静と免荷による疼痛緩和を図る.

　3．関節の変形や拘縮の矯正と予防を図る.

　4．関節可動域の維持・拡大を図る.

4 ▶ 牽引療法時の看護について，正しいものを 1 つ選び，番号を〇で囲みなさい.　　　10点

　1．重錘は指示された重さか，きちんと床についているかを確認する.

　2．スピードトラック牽引の包帯は，疼痛が生じたときに巻き直す.

　3．絆創膏牽引の場合，絆創膏を横に貼るときは一周させ，ずれを予防する.

　4．グリソン牽引時は下顎や歯に異常や違和感を抱くことがあるので，よく観察する.

5 ▶ 次のうち，誤っているものを 1 つ選び，番号を〇で囲みなさい.　　　10点

　1．骨折部位の皮膚に傷がないか，あってもその傷と骨折が交通していないものを閉鎖骨折という.

　2．病的骨折とは，強い外力が加わって骨がばらばらになったものをいう.

　3．疲労骨折とは，骨の同一部位に繰り返し外力が加わって疲労現象として自然に骨折が起こることをいう.

　4．骨折治療不良で骨癒合せず，いつまでも骨折部位が動き，偽関節をつくることがある.

6 変形性膝関節症について，正しいものを 1 つ選び，番号を〇で囲みなさい． 10点

1．疼痛のため体動困難な場合は，筋力低下，関節拘縮などに注意する．
2．保存療法では体重コントロールが必須だが，手術療法では必要ない．
3．手術後は尺骨神経麻痺を生じやすいため，良肢位を保持し，体位変換に留意する．
4．椎間板の退行変性によるものである．

7 次のうち，正しい組み合わせを 1 つ選び，番号を〇で囲みなさい． 10点

1．上腕骨顆上骨折 ——— 橈骨頭の亜脱臼
2．肘内障 ——————— フォルクマン拘縮
3．モルキオ症候群 ——— 先天性疾患
4．大理石骨病 ———— 骨芽細胞の機能不全

8 次のうち，正しい組み合わせを 1 つ選び，番号を〇で囲みなさい． 10点

1．骨粗鬆症 ——— 骨の化学成分変化
2．小人症 ——— エストロゲンの分泌低下
3．くる病 ——— ビタミンKの欠乏
4．ペルテス病 ——— 骨頭の壊死

9 次のうち，誤っているものを 1 つ選び，番号を〇で囲みなさい． 10点

1．橈骨遠位端骨折は，手をついて倒れたときに起こりやすく，小児に多い．
2．踵骨骨折は，高所から落ち，踵を強くつくことによって生じる圧迫骨折である．
3．大腿骨頸部骨折は高齢者に多く，場合によっては人工骨頭置換術が行われる．
4．骨盤骨折は，交通事故などの強力な外力で生じ，尿路損傷を起こしやすい．

10 次のうち，正しい組み合わせを 1 つ選び，番号を〇で囲みなさい． 10点

1．後縦靱帯骨化症 ————— 椎弓形成術
2．腰椎椎間板ヘルニア ——— 脊椎固定術
3．脊柱管狭窄症 ————— 硬膜外ブロック
4．脊髄損傷 ——————— 拡大開窓術

骨・関節・筋疾患患者の看護

第 2 回

1 次のうち，誤っているものを 1 つ選び，番号を〇で囲みなさい．　10点

1．脊髄損傷は，転落や交通事故による脊椎の骨折や脱臼で脊髄を圧迫，挫滅し麻痺を生じる．
2．変形性脊椎症は，繰り返し加えられた外力や炎症によって下肢痛を生じる．
3．椎間板ヘルニアは，椎間板の退行変性が基盤にあり，椎間板内圧が上昇する姿勢や作業が続くことで発症する．
4．腰痛は，椎間板ヘルニアなどのほかに，腎，子宮，卵巣などの内臓疾患でも起こる．

2 次のうち，正しい組み合わせを 1 つ選び，番号を〇で囲みなさい．　10点

1．正中神経麻痺 ——— 内反足
2．橈骨神経麻痺 ——— わし手
3．腓骨神経麻痺 ——— 下垂足
4．尺骨神経麻痺 ——— 猿手

3 次のうち，正しいものを 1 つ選び，番号を〇で囲みなさい．　10点

1．開放骨折は，創傷部位の清浄化を図るためデブリードマンを行う．
2．開放骨折で外傷後 6〜8 時間経過した場合は，清浄化後すぐに創を閉鎖する．
3．徒手筋力テストは，人の手によって患者の筋力を 5 段階で評価する．
4．MRI は放射線被曝がないが，軟部組織の描写は CT に劣る．

4 骨粗鬆症について，正しいものを 1 つ選び，番号を〇で囲みなさい．　10点

1．閉経以降の女性に多く，骨の化学成分の変化が起こる．
2．テストステロンの分泌が少なくなるために起こる．
3．骨折しやすいので，運動は避ける．
4．脊椎椎体骨折，前腕骨骨折，大腿骨頸部骨折など起こしやすい．

5 脊椎椎体骨折患者の看護について，誤っているものを 1 つ選び，番号を〇で囲みなさい．　10点

1．高齢者では，骨粗鬆症に起因して頸椎に圧迫骨折が起こることが多い．
2．圧迫骨折では，ギプスやコルセットを装着し，安静を保持する療法が主に行われる．
3．頸椎骨折患者の体位変換は，頭とからだを一緒に動かして頸椎をひねらないよう注意する．
4．ギプスやコルセットを装着中の患者が安静期間中にシャワー浴や入浴を行うときは，医師の許可が必要である．

6 股関節の人工骨頭置換術を受けた患者の看護について，正しいものを 1 つ選び，番号を○で囲みなさい． 10点

1．術後 1〜2 日は脱臼予防のため側臥位は避ける．
2．股関節を内転・内旋位に保持するよう指導する．
3．股関節の荷重負荷を軽減するため，体重のコントロールを勧める．
4．手術創の癒合がすんだ後は，定期受診の必要はない．

7 四肢切断時の患者の看護について，正しいものを 1 つ選び，番号を○で囲みなさい． 10点

1．説明後は動揺が強いので，一人きりになれるように配慮する．
2．下肢切断の場合，関節の屈曲位予防のため，車椅子の乗車はなるべく短時間とする．
3．幻肢感や幻肢痛は消失することがないので，それを踏まえて精神的援助を行う．
4．運動療法は，退院が決定してから行う．

8 骨・関節・筋疾患者のリハビリテーションについて，誤っているものを 1 つ選び，番号を○で囲みなさい． 10点

1．ADL が拡大し社会復帰できるよう援助する．
2．患肢に荷重をかけて，積極的に運動訓練を行う．
3．リハビリテーションへの意欲が低下し，依存的態度になるときがあるが，すぐに手を出さず，できるだけ見守る姿勢でかかわる．
4．環境整備を行い，危険防止に努める．

9 次のうち，正しい組み合わせを 1 つ選び，番号を○で囲みなさい． 10点

1．コンパートメント症候群 ――― 先天性発育不全
2．脊椎カリエス ――――――― ポリオウイルス
3．上腕骨顆上骨折 ―――――― フォルクマン拘縮
4．先天性股関節脱臼 ――――― デニス - ブラウン副子

10 骨折の治癒過程でないものを 1 つ選び，番号を○で囲みなさい． 10点

1．皮下出血の形成
2．血腫の出現
3．肉芽組織の形成
4．骨性仮骨への化成

皮膚疾患患者の看護

第 **1** 回

点

1 次のうち，正しいものを 1 つ選び，番号を〇で囲みなさい．　　　10点

1．痂皮とは，表皮深層ないし真皮に達する深い線上の切れ目で，俗にいう「ひびわれ」である．

2．胼胝とは，表皮角層の限局性の増殖肥厚で，俗にいう「タコ」である．

3．鶏眼とは，漿液や膿汁が乾燥して皮膚面に固着したもので，俗にいう「かさぶた」である．

4．鱗屑とは，圧迫などにより角質が増殖しくさび状に内側に伸びて圧痛があるもので，俗にいう「うおのめ」である．

2 次のうち，正しいものを 1 つ選び，番号を〇で囲みなさい．　　　10点

1．思春期になると腋窩や乳輪，臍部などにあるエクリン腺が発達し始め，細菌感染すると異臭を発する．

2．温度に関係なく精神的緊張によって起こる発汗を感知性発汗という．

3．角質細胞は，核をもった細胞でケラチンというたんぱくを豊富に含んでいる．

4．色素細胞はメラノサイトともよばれ，皮膚の色素であるメラニンを産生する．

3 熱傷について，正しいものを 1 つ選び，番号を〇で囲みなさい．　　　10点

1．受傷面積の算出には，成人ではブロッカーの法則を使用する．

2．受傷面積の算出には，小児ではウォーレスの法則を使用する．

3．第 3 度熱傷は，皮下組織に達する熱傷であり，疼痛を欠く．

4．気道熱傷が疑われる場合，受傷直後から約 30 分は上気道の浮腫性狭窄が起こりやすいので注意して観察する．

4 次のうち，正しいものを 1 つ選び，番号を〇で囲みなさい．　　　10点

1．凍瘡は，寒冷により血行が途絶し組織壊死に至ったものである．

2．手湿疹の主な症状は，漿液性丘疹，落屑性紅斑，痂皮，亀裂である．

3．膿痂疹性湿疹は，高齢者の顔面によくみられる．

4．脂漏性湿疹は，壮年男性に多くみられ，主に下肢に好発する．

5 帯状疱疹について，正しいものを 1 つ選び，番号を〇で囲みなさい．　　　10点

1．高齢者では発症しない．

2．3〜4 週間で治癒するが，時に瘢痕を残す．

3．水痘・帯状疱疹ウイルスによって引き起こされる．

4．皮膚描記法で白色となる．

6 パッチテストについて，正しいものを 1 つ選び，番号を〇で囲みなさい. 　10点

1. アレルギー反応のうち I 型アレルギー反応をみる検査である.
2. 通常，塗布から 48 時間後に絆創膏を除去する.
3. 検査中は，症状がなければ入浴してもよい.
4. 強いかゆみや刺激を感じたら，絆創膏を剝がして医師に報告する.

7 次のうち，正しい組み合わせを 1 つ選び，番号を〇で囲みなさい. 　10点

1. サルコイドーシス ──────── 原因不明
2. 帯状疱疹 ──────────── ヒト乳頭腫ウイルス
3. 疣贅（いぼ）────────── ヒトパルボウイルス B19
4. 伝染性紅斑（リンゴ病）─── ヘルペスウイルス

8 蕁麻疹について，正しいものを 1 つ選び，番号を〇で囲みなさい. 　10点

1. 瘙痒感による苦痛や影響を取り除くため，抗アレルギー薬は外出時，特に運転する際に内服する.
2. 患部の瘙痒感が強い場合は温罨法を行う.
3. 衣類は風通しの良い化学繊維とし締め付けない.
4. 症状を悪化させている原因について患者と一緒に考える.

9 アトピー性皮膚炎について，正しいものを 1 つ選び，番号を〇で囲みなさい. 　10点

1. 主な原因は，食物，薬物などである.
2. 年齢により好発部位が異なり，湿疹病変では左右非対称性に分布する.
3. 幼児期では四肢屈側，特に肘窩，膝窩に苔癬化局面を生じやすい.
4. 副腎皮質ステロイド薬などの抗炎症外用薬と，乾燥剤を併用する.

10 次のうち，誤っているものを 1 つ選び，番号を〇で囲みなさい. 　10点

1. 皮膚外用薬は，大部分が毛包を通して吸収される.
2. 皮膚の汚れは，皮膚洗浄剤をよく泡立て，しっかり擦って落とす.
3. 皮膚の保湿や外用薬の効果をより高く得るため，入浴後 5〜10 分後に保湿クリームやステロイド外用薬を塗る.
4. ステロイド外用薬の副作用の一つに，皮膚萎縮がある.

氏名 ☐

点

1 白内障手術後の看護について，正しいものを 1 つ選び，番号を〇で囲みなさい． `15点`

1．日帰り手術後に頭痛や悪心を伴う痛みがあるときは，翌日の受診時まで様子をみるよう説明する．
2．入浴と洗顔は，手術翌日から可能であると説明する．
3．目の回りの化粧は，術後 1 週間程度は避ける．
4．眼鏡の作成は，術後約 1 か月程度が目安である．

2 緑内障について，正しいものを 1 つ選び，番号を〇で囲みなさい． `15点`

1．原因は加齢性が最も多い．
2．羞明や飛蚊症が出現する．
3．眼圧が正常範囲でも起こる．
4．薬の内服後にしびれや知覚異常が現れた場合は，自己判断で内服を中止する．

3 眼球断面の名称で，誤っているものを 1 つ選び，番号を〇で囲みなさい． `10点`

1．①結膜
2．②水晶体
3．③虹彩
4．④網膜

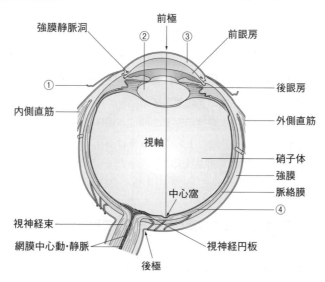

4 視力障害のある患者の看護について，誤っているものを 1 つ選び，番号を〇で囲みなさい． `10点`

1．"患者は見えていない" ということを前提に室内環境を整え，危険防止に努める．
2．誘導の際，歩調は患者に合わせる．
3．患者の腕を引いて，看護者が半歩前を歩く．
4．方向転換時は，わかりやすいよう「右へ曲がります」など具体的に知らせる．

5 次のうち，正しいものを 1 つ選び，番号を〇で囲みなさい． `10点`

　1．麦粒腫とは，眼瞼にあるマイボーム腺の出口が詰まって炎症が起きたものをいう．
　2．霰粒腫とは，眼瞼縁にある脂や汗を出す腺に細菌感染が起きたものをいう．
　3．流行性角結膜炎は，充血などの眼症状に加え咽頭炎や発熱を伴う．
　4．トラコーマは，失明原因となる重症の結膜炎で，接触感染する．

6 次のうち，正しい組み合わせを 1 つ選び，番号を〇で囲みなさい． `10点`

　1．視力検査 ——— ランドルト環
　2．屈折検査 ——— ペンライト
　3．色覚検査 ——— 倒像鏡
　4．眼圧検査 ——— ハンフリー静的視野計

7 次のうち，誤っているものを 1 つ選び，番号を〇で囲みなさい． `10点`

　1．飛蚊症は，視野の中に蚊やゴミのようなものが動いて見える状態をいい，ぶどう膜炎，網膜剥離，硝子体出血などで起こる．
　2．眼痛には麦粒腫，帯状疱疹ヘルペス，涙嚢炎などにより目の周囲が痛むものと，角膜潰瘍，虹彩炎などにより眼球全体が痛むものがある．
　3．羞明は，明るいところでまぶしさを強く感じる状態をいい，霰粒腫により起こる．
　4．視野障害には，視野が周囲から狭くなる視野狭窄，視野の一部が島状に見えなくなる暗点，両眼の視野のそれぞれ半分が見えなくなる半盲がある．

8 点眼指導について，正しいものを 1 つ選び，番号を〇で囲みなさい． `10点`

　1．点眼容器の先を眼やまつ毛につけずに滴下する．
　2．油性点眼薬，懸濁性点眼薬，水溶性点眼薬の順に点眼する．
　3．複数の点眼を行う場合は，1 分間以上の間隔をあける．
　4．点眼後は目頭を 5 分間程度軽く押さえる．

9 視力測定について，正しいものを 1 つ選び，番号を〇で囲みなさい． `10点`

　1．視力表から 3m の距離で行う．
　2．幼児では，「字ひとつ視力表」が用いられる．
　3．視力表に対し，まっすぐ姿勢よく，目を細めて文字を読むように説明する．
　4．コンタクトレンズ使用者は，検査後は直ちにコンタクトレンズを着ける．

点

1 ▶ **耳の構造について，正しいものを 1 つ選び，番号を○で囲みなさい.**　　　10点

1．耳の構造は外耳，中耳，内耳，鼻腔に大別される.

2．聴覚には中耳と内耳の蝸牛が関係するが，外耳は関係しない.

3．平衡覚には中耳の三半規管と耳石器が関係する.

4．鼓膜の振動は耳小骨（ツチ骨，キヌタ骨，アブミ骨）に伝わり，内耳の外リンパの振動に変わる.

2 ▶ **次のうち，正しいものを 1 つ選び，番号を○で囲みなさい.**　　　10点

1．副鼻腔は上顎洞，篩骨洞，前頭洞の 3 つに分けられる.

2．嚥下の 3 相のうち咽頭期と食道期では随意運動が行われ，咽頭期には上咽頭が閉鎖し咽頭筋が収縮する.

3．声帯の運動神経は，舌咽神経の枝である反回神経である.

4．咽頭扁桃，口蓋扁桃，舌扁桃をつなげると一つの輪になり，これをワルダイエルの咽頭輪という.

3 ▶ **次のうち，正しいものを 1 つ選び，番号を○で囲みなさい.**　　　10点

1．難聴には伝音難聴と感音難聴がある.

2．蝸牛の障害で生じる難聴を中耳性難聴といい，加齢，騒音，薬剤などで起こる.

3．聴神経腫瘍，脳梗塞などで生じる難聴を突発性難聴という.

4．めまいは聴覚の破綻が原因で，回転性めまい，浮動感，眼前暗黒感に分けられる.

4 ▶ **次のうち，誤っているものを 1 つ選び，番号を○で囲みなさい.**　　　10点

1．鼻・副鼻腔の炎症・腫瘍では，咽頭痛などの三叉神経痛が起こる.

2．眼窩への炎症・腫瘍の進展では，視力障害や複視などの視神経・動眼神経・外転神経症状が起こる.

3．鼻出血の大半は突発性の出血で，鼻前方のキーゼルバッハ部位が多い.

4．鼻呼吸が円滑にできない状態を鼻閉あるいは鼻閉感という.

5 ▶ **検査について，正しいものを 1 つ選び，番号を○で囲みなさい.**　　　10点

1．平衡機能検査には眼球運動検査，眼振検査，温度眼振検査，偏倚検査などがある.

2．平衡機能検査は内耳機能を調べ，病変と病態を調べる検査であるが，その際，悪心や転倒の可能性は少ないので説明しておく必要はない.

3．純音聴力検査はオージオメータによる検査のみである.

4．オージオメータによる検査では，伝音難聴，感音難聴，混合難聴の鑑別はできない.

6 鼻出血について，誤っているものを 1 つ選び，番号を〇で囲みなさい． `10点`

1．血液疾患や循環器系疾患，腫瘍からの出血などでも起こる．

2．充填したガーゼは，出血が止まっていても自己判断で抜かないよう説明する．

3．口腔内にたまった血液は吐き出すように説明する．

4．出血したときはすぐにベロックタンポンや止血用バルーンによる止血法をとる．（なかなか止血できない場合）

7 咽頭・喉頭の症状について，正しいものを 1 つ選び，番号を〇で囲みなさい． `10点`

1．咽頭痛のひとつに，嚥下する際に痛みが増強する自発痛がある．

2．嗄声は咽頭炎，喉頭炎，声帯ポリープ，喉頭がん，反回神経麻痺などで起こる．

3．咽頭扁桃や口蓋扁桃は成人以降の増大する．

4．若年者は，神経・筋機能の低下により嚥下障害が生じやすい．

8 メニエール病患者の看護について，正しいものを 1 つ選び，番号を〇で囲みなさい． `10点`

1．症状は回転性めまいと耳鳴であり，難聴は起きない．

2．騒音がめまいや耳鳴を軽減させるため，発作時は人が多い場所へ移動する．

3．生活上のストレスを軽減するため，十分な睡眠，気分転換，バランスの良い食事，適度な運動を進める．

4．原因は明らかではないが，脂質の異常摂取が発作を誘発すると考えられている．

9 慢性副鼻腔炎患者の看護について，正しいものを 1 つ選び，番号を〇で囲みなさい． `10点`

1．主な症状は，水溶性鼻漏，鼻閉で，頬部痛や発熱を伴う．

2．臭覚障害を生じることはない．

3．抗菌薬を中心とした保存療法が主であり，症状を軽快させ QOL 向上を図るための手術療法の選択は少ない．

4．鼻粘膜への刺激を回避するため，鼻のかみ方，室温や湿度の調整について説明する．

10 喉頭がん患者の看護について，正しいものを 1 つ選び，番号を〇で囲みなさい． `10点`

1．喫煙とは関係がない．

2．早期がんは放射線治療で根治できることが多い．

3．主な症状は嗄声，疼痛，呼吸困難，言語障害である．

4．喉頭全摘術の場合，発声機能は失われない．

歯・口腔疾患患者の看護

第 1 回

1 次のうち，正しいものを 1 つ選び，番号を〇で囲みなさい． `10点`

1．歯はエナメル質，象牙質，セメント質，歯髄から形成されている．
2．乳歯は，生後 6 か月頃に上顎乳中切歯からはえ始まる．
3．乳歯は 20 本，永久歯は 35 本である．
4．第 3 大臼歯はう歯ともいう．

2 次のうち，正しいものを 1 つ選び，番号を〇で囲みなさい． `10点`

1．歯は，上下顎共に杵歯と臼歯に大別される．
2．歯の種類，数ならびに上下の配列状態を示すものを歯式といい，永久歯をアルファベットの大文字で，乳歯を算用数字で表す．
3．歯髄はで歯髄腔を満たす幼若な結合組織で神経や血管があり，俗に「歯の神経」とよばれている．
4．歯が口腔内に露出している部分を歯根，歯槽骨内に埋まっている部分を歯根部といい，歯根と歯根部の境界部を歯頸部という．

3 歯の咀嚼機能について，正しい組み合わせを 1 つ選び，番号を〇で囲みなさい． `10点`

a．嚥下，消化，吸収を助ける．
b．歯の発育に関与する．
c．唾液の分泌を抑制する．
d．大脳に刺激を与えて活発化し，精神の安定に関与する．
　1．a, c　　2．a, d　　3．b, c　　4．b, d

4 歯に関連した疼痛について，正しいものを 1 つ選び，番号を〇で囲みなさい． `10点`

1．疼痛は，う蝕症の場合にだけ起こる．
2．何もしなくても痛みがある自発痛と，刺激によって痛みが出る誘発痛とがある．
3．知覚過敏は冷水に対する疼痛のみをいい，温水に対する疼痛は含まれない．
4．広義の疼痛に瘙痒感や違和感は含まれない．

5 次のうち，誤っている組み合わせを 1 つ選び，番号を〇で囲みなさい． `10点`

1．歯冠 ──────── 象牙質
2．歯石 ──────── 唾液中のカルシウム
3．歯周病 ──────── 歯周組織の栄養不良
4．ハッチンソン歯 ─── 先天梅毒

6 歯科診療時の麻酔について，正しいものを 1 つ選び，番号を〇で囲みなさい. 10点

1．ペーストあるいはスプレー状の麻酔液を，粘膜面に塗布する方法を伝達麻酔という.

2．精神鎮静法は，歯科診療に対して不安感，恐怖心をもっている患者に対して用いる.

3．主な局所麻酔法には，表面麻酔，伝達麻酔がある.

4．全身麻酔法は，患者の希望がある場合に適応される.

7 う蝕症について，正しいものを 1 つ選び，番号を〇で囲みなさい. 10点

1．歯の疾患中最も多く，日本国民の 90％以上が侵されている.

2．ストレプトコッカス・ミュータンスなど口腔内に常在するウイルスが原因である.

3．第 2 度は，う蝕が歯髄腔まで進み，時に冷温に反応し軽度の疼痛を示す状態である.

4．清掃しにくい歯冠の小窩あるいは裂溝，隣接面および歯頸部に好発する.

8 歯周病について，誤っているものを 1 つ選び，番号を〇で囲みなさい. 10点

1．幼年者を除くあらゆる年齢層に好発する.

2．歯周病のほとんどは，プラーク（歯垢）中の細菌が原因となった炎症性疾患である.

3．歯肉炎は，歯周組織の栄養不良が原因となる.

4．歯肉炎は暗赤色に発赤，腫脹し，わずかな刺激で出血する.

9 歯周疾患について，正しいものを 1 つ選び，番号を〇で囲みなさい. 10点

1．歯周疾患の主な原因は，免疫力の低下である.

2．歯周疾患の治療はプラークコントロールであり，生活習慣の見直しと口腔ケアが重要となる.

3．ほとんどの歯垢は歯ブラシで除去できるので，デンタルフロスや歯間ブラシの併用は必要ない.

4．歯根部に生じやすい歯垢（プラーク）に含まれる細菌が歯肉炎を誘発し，進行すると歯槽膿漏を発症する.

10 口腔ケアについて，誤っているものを 1 つ選び，番号を〇で囲みなさい. 10点

1．口腔ケアには口腔清掃が中心の器質的口腔ケアと，口腔機能訓練が中心の機能的口腔ケアとがある.

2．口腔ケアは誤嚥性肺炎の重要な予防法にもなる.

3．口腔清掃の方法には，含漱法，洗浄法，歯磨き法（ブラッシング）などがある.

4．気管支切開中の患者に口腔ケアをする場合は数名で行い，体位は仰臥位とする.

老年看護

第 1 回

点

1 次のうち，誤っているものを 1 つ選び，番号を○で囲みなさい． `10点`

1．生理的老化には，記憶力の低下，軽度の動脈硬化，生理機能の低下などがある．

2．病的老化には，高血圧症，糖尿病，心臓病，血管性認知障害などがある．

3．生理的老化は，20〜30 歳頃から徐々に可逆的に生じる．

4．老化の現れ方の個人差は，非常に大きい．

2 生理的老化の 4 つの原則について，誤っているものを 1 つ選び，番号を○で囲みなさい． `10点`

1．普遍的

2．内在性

3．突発性

4．有害性

3 老年期の特徴について，正しいものを 1 つ選び，番号を○で囲みなさい． `10点`

1．地域社会からの孤立

2．これまでのことを内省，統合していく時期

3．子どもからの自立

4．経済力の増大

4 エリクソンの発達段階における老年期について，誤っているものを 1 つ選び，番号を○で囲みなさい． `10点`

1．「統合性」と「絶望」との葛藤が老年期の発達課題である．

2．老年期は最後の段階に位置する．

3．老年期の危機として自殺，喪失体験，健康不安がある．

4．「親密性」と「孤立」との葛藤が老年期の発達課題である．

5 ハヴィガーストの老年期の発達課題について，誤っているものを 1 つ選び，番号を○で囲みなさい． `10点`

1．身体的変化への適応

2．満足な生活管理の形成

3．社会的役割の強固な阻止

4．退職後の配偶者との生活の学習

6 加齢による変化について，正しいものを1つ選び，番号を〇で囲みなさい． 10点

1．薄毛，白髪，しみなどが多くなる．
2．円背（猫背），後屈姿勢になりやすい．
3．姿勢保持能力は持続する．
4．小刻み歩行になりやすい．

7 加齢による運動機能の変化について，正しいものを1つ選び，番号を〇で囲みなさい． 10点

1．意味記憶の低下
2．骨粗鬆症，骨萎縮の発症
3．関節可動域の向上
4．変形性手関節症の発症

8 加齢による感覚機能の変化について，誤っているものを1つ選び，番号を〇で囲みなさい． 10点

1．伝音性難聴をきたす．
2．皮膚は乾燥して，傷つきやすくなる．
3．味蕾の萎縮と減少により，味を感じにくくなる．
4．嗅細胞の減少や嗅神経の変性のため，匂いに対して鈍感になる．

9 加齢による生理機能の変化について，正しいものを1つ選び，番号を〇で囲みなさい． 10点

1．小脳の萎縮が大きい．
2．認知機能が上昇する．
3．拡張期血圧が上昇する．
4．起立性低血圧を起こしやすくなる．

10 加齢による生理機能の変化について，誤っているものを1つ選び，番号を〇で囲みなさい． 10点

1．咳嗽反射が低下し，誤嚥性肺炎を起こしやすくなる．
2．便秘を起こしやすくなるが，下痢は起こしにくい．
3．胃食道逆流症を起こしやすくなる．
4．夜間頻尿が多くなる．

1 加齢による生理・知的機能の変化について，正しいものを 1 つ選び，番号を〇で囲みなさい. 　10点

1．感染症に罹患しにくくなる.
2．長期記憶が低下する.
3．基礎代謝が低下する.
4．意味記憶や手続き記憶は加齢の影響を受けやすい.

2 次のうち，正しいものを 1 つ選び，番号を〇で囲みなさい. 　10点

1．2005 年以降日本の人口は，緩やかに増加傾向である.
2．総人口に占める 65 歳以上の高齢者人口の割合が，10％を超えると高齢化社会という.
3．総人口に占める 65 歳以上の高齢者人口の割合が，20％を超えると高齢社会という.
4．2019（令和元）年の平均寿命は，男性 81.41 歳，女性 87.45 歳である.

3 次のうち，正しいものを 1 つ選び，番号を〇で囲みなさい. 　10点

1．2019（令和元）年の 65 歳以上の有訴者率は，年齢が高くなるにつれて横ばいである.
2．1994（平成 6）年，新・高齢者保健福祉推進 10 か年戦略（新ゴールドプラン）の一つとして「新施設入居者老人ゼロ作戦」が展開された.
3．2015（平成 27）年に策定された，認知症施策推進総合戦略（新オレンジプラン）の目的は，「認知症の人の意思が尊重され，できる限り住み慣れた地域のよい環境で自分らしく暮らし続けることができる社会の実現」である.
4．2000（平成 12）年に WHO が提唱した平均寿命とは，「心身共に自立して健康的に生活できる期間」のことである.

4 次のうち，正しいものを 1 つ選び，番号を〇で囲みなさい. 　10点

1．1963（昭和 38）年，老人福祉法の制定によって老人健康診査が停止された.
2．1982（昭和 57）年に制定された老人保健法の保健事業には，健康手帳の交付，健康教育，健康相談，健康診査，機能訓練，訪問指導などがあり，国が実施主体となった.
3．1991（平成 3）年の老人保健法改正により，看護師が家庭を訪問して看護サービスを提供する老人訪問介護制度が創設された.
4．2020（令和 2）年の介護保険法改正には，地域包括支援センターの役割強化などが含まれている.

5 次のうち，介護保険施設ではないものを 1 つ選び，番号を○で囲みなさい． `10点`

1．介護老人福祉施設（特別養護老人ホーム）
2．介護老人保健施設
3．介護療養型医療施設
4．地域包括支援センター

6 次のうち，正しいものを 1 つ選び，番号を○で囲みなさい． `10点`

1．自立支援とは，高齢者らしい生活を営むことができるように支援することをいう．
2．介護予防とは，介護者の負担が増えないようにすることである．
3．高齢者看護におけるエンパワメントとは，高齢者自身が本来もっている活力や残存機能を引き出し，その人がもつ「強み（ストレングス）」を見いだすことである．
4．高齢者のヘルスプロモーションにおいては，平均寿命の延伸が重視される．

7 次のうち，正しい組み合わせを 1 つ選び，番号を○で囲みなさい． `10点`

1．小規模多機能型居宅介護 ——————————— 「通い」「泊まり」「訪問看護」を組み合わせたサービス．
2．看護小規模多機能型居宅介護 ——————————— 「訪問診療」を行う．
3．認知症対応型共同生活介護（グループホーム）—— 要支援 3 以上の認知症の者が利用する．
4．サービス付き高齢者向け住宅 ——————————— 高齢者住まい法（正式名：高齢者の居住の安定確保に関する法律）により促進されている．

8 2020（令和 2）年の 65 歳以上の死因順位について，正しいものを 1 つ選び，番号を○で囲みなさい． `10点`

1．第 1 位は老衰である．
2．第 2 位は心疾患である．
3．第 3 位は悪性新生物（腫瘍）である．
4．第 4 位は肺炎である．

9 高齢者の罹患時の特徴について，正しいものを 1 つ選び，番号を○で囲みなさい． `10点`

1．症状の現れ方，検査の成績，薬剤の効果などの個人差は小さい．
2．疾病特有の症状や徴候が，明瞭に出現する．
3．骨折などの治療可能な疾患は，治癒に時間がかかりにくい．
4．予備力や免疫力の低下によって罹患しやすい．

10 高齢者の罹患時の特徴について，正しいものを 1 つ選び，番号を○で囲みなさい． `10点`

1．予備力や防衛力は低下しているが，病状の急変は少ない．
2．腎機能や肝機能の低下により，薬物が体内に貯留しにくいため，薬物の有害作用が発現しやすい．
3．予備力の低下によって，発熱や脱水を起こし，意識障害が出現することがある．
4．環境への順応性の向上から，入院や手術後に一過性のせん妄を起こしやすい．

老年看護

第 3 回

点

1 廃用症候群について，正しいものを 1 つ選び，番号を〇で囲みなさい． 10点

1. 過度な安静や不活発な生活などによって引き起こされる，2 次的な身体臓器・精神活動の機能低下をいう．

2. 全身症状には，関節拘縮，筋萎縮，骨粗鬆症，尿路結石・尿路感染症，静脈血栓症がある．

3. 局所症状には，起立性低血圧，心肺機能の低下，消化機能の低下，誤嚥性肺炎がある．

4. 精神・神経症状には，認知機能の低下，運動調節機能の低下があるが，うつ傾向，自律神経の不安定，せん妄，見当識障害は出現しない．

2 「コーンの障害受容のプロセス」について，正しい組み合わせを 1 つ選び，番号を〇で囲みなさい． 10点

1. ショック→回復への期待→悲嘆→防衛→適応

2. ショック→悲嘆→防衛→回復への期待→適応

3. ショック→回復への期待→防衛→悲嘆→適応

4. ショック→防衛→悲嘆→回復への期待→適応

3 高齢者虐待について，誤っているものを 1 つ選び，番号を〇で囲みなさい． 10点

1. 高齢者虐待とは，家庭内や施設内における高齢者に対する虐待をいう．

2. 被虐待者は女性が多い．

3. 家庭内での虐待は顕在化しやすい．

4. 虐待者は，被虐待者の息子が最も多い．

4 高齢者の権利擁護について，正しいものを 1 つ選び，番号を〇で囲みなさい． 10点

1. 看護職は，高齢者が自己による意思決定をしないように支援する．

2. 日本国憲法の第 25 条には「国民の基本的人権の永久不可侵性」が明記されている．

3. 日本国憲法には「自立の原則」「参加の原則」「ケアの原則」「自己実現の原則」「尊厳の原則」の 5 つが示されている．

4. ビーチャムとチルドレスによる「医療倫理の 4 原則」とは，「自律の尊重の原則」「善行の原則」「無危害の原則」「公正の原則」である．

5 次のうち，正しいものを 1 つ選び，番号を〇で囲みなさい． 10点

1. 介護老人福祉施設（特別養護老人ホーム）は，日常生活上の援助，機能訓練，健康管理，療養上の世話を行う短期的な入居施設である．

2. 医療老人保健施設は，在宅生活への復帰を目指して機能訓練を行う施設である．

3. 小規模多機能型居宅介護は，地域密着型介護サービスの一つである．

4. 介護老人保健施設で，通所リハビリテーション（デイケア）のサービスを受けることはできない．

6 看護小規模多機能型居宅介護について，正しいものを 1 つ選び，番号を〇で囲みなさい． `10点`

1．年ごとの定額報酬制である．
2．利用者一人ひとりに合わせたトータルケアを行う．
3．「訪問看護・リハビリ」「通い」「泊り」「訪問介護」のサービスのうち，1 人につき 2 つだけを提供する．
4．要介護度が高く医療ニーズの高い利用者には，対応していない．

7 入院を必要とする高齢者の看護について，誤っているものを 1 つ選び，番号を〇で囲みなさい． `10点`

1．適応能力が低下しているため，入院による生活環境の大きな変化はストレスにならない．
2．合併症を起こしやすくなるので，異常の早期発見・早期対応が求められる．
3．寝たきりの予防（廃用症候群の予防）に努める．
4．転倒・転落などの事故防止に努める．

8 高齢者の特徴について，正しいものを 1 つ選び，番号を〇で囲みなさい． `10点`

1．感染症に罹患しても，典型的な発熱がみられず微熱で経過するなど，症状が定型的であることが多い．
2．免疫機能が低下しているため，感染症に罹患しにくい．
3．動脈硬化による血管の伸展性低下・弾力性低下などにより，収縮期血圧は上昇し，拡張期血圧は低下して脈圧が開大する．
4．体温調節機能の低下により，外的環境の影響を受けにくいため，熱中症を発症しにくい．

9 次のうち，誤っているものを 1 つ選び，番号を〇で囲みなさい． `10点`

1．高齢者の活動状況や表情から「いつもと違う」と感じた場合は，何らかの異常が起きている可能性がある．
2．認知機能が影響する日常生活動作（ADL）とは，買い物に出かける，必要なものを買う，お金の計算をするなどの行動を指す．
3．バーセルインデックスでは，食事，トイレ動作など 10 項目について採点し，その合計点から自立状況を評価する．
4．障害高齢者の日常生活自立度判定基準では，「能力」ではなく「状態」を評価する．

10 身体機能の低下による生活変化について，誤っている組み合わせを 1 つ選び，番号を〇で囲みなさい． `10点`

1．移動方法の代替 ——— 歩行補助器具や車いすの使用
2．咀嚼機能の低下 ——— 低栄養状態に至る
3．生活範囲の縮小 ——— 失禁が要因となることがある
4．嚥下機能の低下 ——— 便秘が生じやすくなる

老年看護
第 4 回

1 ▶ 次のうち，正しいものを 1 つ選び，番号を〇で囲みなさい． 10点

1．加齢を原因とする左右非対称性の難聴を老人性難聴という．

2．老人性難聴における聴力低下は，低音域から徐々に高音域へ広がる感音性難聴である．

3．加齢により音の違いを聞き分ける力（語音弁別能力）が低下し，似た音の聞き取りが悪くなる．

4．加齢による知的能力の低下に伴い，会話中に「あれ」「それ」などの代名詞が増えることを認知症という．

2 ▶ 聴力低下のある高齢者への対応として，正しいものを 1 つ選び，番号を〇で囲みなさい． 10点

1．できるだけテキパキと早口で話す．

2．可能であればマスクなど口元を隠すものをはずし，話す人の口元や表情がわかるように照明を明るくする．

3．できるだけ大きな声で，ゆっくりと明瞭に単語ごとに話す．

4．表情やジェスチャーなどを用いると，相手は理解しづらくなる．

3 ▶ 補聴器の使用方法について，正しいものを 1 つ選び，番号を〇で囲みなさい． 10点

1．最初から音量を上げて，できるだけ大きく聞こえるようにする．

2．使い始めは，起床中は常に装着する．

3．使用しないときはスイッチを切る．

4．補聴器に着いた耳垢を拭き取ると，故障の原因になる．

4 ▶ 認知症高齢者とのコミュニケーションについて，正しいものを 1 つ選び，番号を〇で囲みなさい．

10点

1．強い口調など，できるだけ感情を刺激するような対応を心がける．

2．話の内容は 1 つに絞り，複数盛り込まない．

3．同じ話を何度もされるときは，繰り返さないように注意する．

4．コミュニケーションをとおして「認知症高齢者のいる世界」から引き戻す．

5 ▶ 長期臥床の影響について，正しいものを 1 つ選び，番号を〇で囲みなさい． 10点

1．長期臥床が続くと廃用症候群が起こりやすくなる．

2．長期臥床のため拘縮が起きると，頻尿が生じやすくなる．

3．長期臥床のため筋萎縮が起きても，歩行には影響しない．

4．長期臥床のため骨萎縮が起きても，骨折しやすくならない．

6 臥床患者への援助について，正しいものを 1 つ選び，番号を〇で囲みなさい．　10点

1．良肢位を保持していれば，体位変換はしなくてよい．
2．起立性低血圧を防ぐため，臥床時間をできるだけ長くする．
3．他動運動をするときは，疼痛がある程度に行うと効果的である．
4．できるだけ自動運動をするように援助する．

7 高齢者の睡眠を阻害する要因について，誤っているものを 1 つ選び，番号を〇で囲みなさい．　10点

1．日中の活発な活動
2．夜間頻尿による覚醒
3．瘙痒感（老人性皮膚瘙痒感など）
4．孤独感や不安の増大

8 食欲増進のための援助について，正しいものを 1 つ選び，番号を〇で囲みなさい．　10点

1．高齢者は舌苔がつきやすいが，舌苔の除去は苦痛を与えるので行わない．
2．みそ汁は，具を少なくして汁を多くする．
3．鮮度の良いものほど濃い味で食べられるので，新鮮な食材を選ぶ．
4．野菜の切り方を工夫して，適度な歯ざわりや歯ごたえを工夫する．

9 高齢者の食事介助での注意事項について，正しいものを 1 つ選び，番号を〇で囲みなさい．　10点

1．頸部の角度は，ファーラー位のときと同じ角度を保つ．
2．誤嚥の危険性があるため，覚醒状態を確認する．
3．一口量を，ごくわずかにすると嚥下しやすい．
4．むせたときは食事を中止にする．

10 高齢者の脱水について，正しいものを 1 つ選び，番号を〇で囲みなさい．　10点

1．成人に比べて脱水になりにくい．
2．成人に比べて体内水分量が増加する．
3．腎機能の低下により，腎での水分再吸収がなくなる．
4．渇中枢の感受性の低下により，水分摂取量が少なくなる．

老年看護

第 5 回

1 高齢者の便秘の原因について，正しいものを 1 つ選び，番号を〇で囲みなさい． `10点`

1．活動量の減少による腸蠕動運動の活発化
2．食習慣の変化（食事量の減少，食物繊維摂取の減少）
3．体内水分量の増加
4．服薬量の減少

2 尿失禁の症状について，正しい組み合わせを 1 つ選び，番号を〇で囲みなさい． `10点`

1．切迫性尿失禁 ─── 激しい尿意が生じ，我慢できずに尿が漏れてしまう状態．
2．腹圧性尿失禁 ─── 排尿機能は正常にもかかわらず，排尿動作に時間がかかり，間に合わずに漏らしてしまう状態．
3．機能性尿失禁 ─── 尿意や徴候はないが，ある程度膀胱内に尿がたまると反射的に漏れ出す状態．
4．反射性尿失禁 ─── 咳，くしゃみ，重い荷物を持ち上げる，運動など，腹圧がかかると漏れてしまう状態．

3 尿失禁への援助方法について，正しい組み合わせを 1 つ選び，番号を〇で囲みなさい． `10点`

1．腹圧性尿失禁 ─── 排尿訓練
2．溢流性尿失禁 ─── 間欠的自己導尿
3．切迫性尿失禁 ─── 骨盤底筋体操
4．反射性尿失禁 ─── 膀胱訓練

4 入浴に関する援助について，正しいものを 1 つ選び，番号を〇で囲みなさい． `10点`

1．生体への負担が少ないので，室温は 27〜29℃に調節する．
2．43〜46℃の湯の温度は，副交感神経を優位にし，血管系に対する負担が少ない．
3．全身に湯を十分にかけた後，髪とからだを洗う．
4．肌に石けん成分が残っても，瘙痒感や皮膚トラブルの原因にはならない．

5 義歯の取り扱いについて，正しいものを 1 つ選び，番号を〇で囲みなさい． `10点`

1．総義歯の援助を行う際は，通常，着脱時どちらも下顎の義歯から行う．
2．着脱を無理に行うと，口角周辺や口腔内を傷つけることがあるので注意する．
3．洗浄の際は義歯用歯ブラシを使用し，義歯床と人工歯は硬いブラシ，クラスプの金属部分は柔らかいブラシで磨く．
4．義歯の細菌・真菌繁殖を予防するため，夜間は義歯を外し，紙に包んで保管する．

6 褥瘡予防の援助について，正しいものを 1 つ選び，番号を〇で囲みなさい． 　10点

1．失禁や汗などによる湿潤を予防するため，皮膚を乾いた布で力を入れて拭く．
2．体位変換は，枕などを用いて 90 度側臥位とする．
3．褥瘡サポートチーム（NST）を交えて，その人に合わせた栄養摂取を検討する．
4．骨突出部の体圧が 40mmHg 以上になる場合は，エアマットレスなどの体圧分散寝具の利用や体位変換を行う．

7 アクティビティケアについて，誤っているものを 1 つ選び，番号を〇で囲みなさい． 　10点

1．加齢に伴う心身の老化や廃用症候群を予防し，生活の活性化を図る目的で行われる．
2．高齢者の自立支援のために行われる．
3．入所施設に限って行われる．
4．実施をとおして，日常生活や社会生活をより身近に感じられるようにする．

8 ロコモティブシンドローム（運動器症候群）のチェック項目として，正しいものを 1 つ選び，番号を〇で囲みなさい． 　10点

1．座った状態で靴下がはけない．
2．階段を下るのに手すりが必要である．
3．1 時間くらい続けて歩くことができない．
4．横断歩道を青信号で渡りきれない．

9 高齢者の検査における援助について，正しいものを 1 つ選び，番号を〇で囲みなさい． 　10点

1．高齢者の負担になるので，検査前の説明は省略する．
2．説明を行う際は誤解を与えないよう，伝え方に注意する．
3．検査前処置を行う際，全身状態の観察は行わなくてよい．
4．不安の助長を避けるため，検査中は看護師からの声かけをしない．

10 認知症について，正しいものを 1 つ選び，番号を〇で囲みなさい． 　10点

1．先天的な脳の器質的障害によって，正常な知能が持続的に低下し，日常生活や社会生活に支障をきたすようになった状態．
2．原因疾患は明らかになっていない．
3．認知症には，アルツハイマー型認知症，血管性認知症，レビー小体型認知症，前頭側頭型認知症がある．
4．高齢者人口の増加や平均年齢の伸びなどから，今後は減少傾向が予測される．

1 アルツハイマー型認知症について，正しいものを 1 つ選び，番号を〇で囲みなさい．　　`10点`

1．わが国における認知症のなかで最も多く，男性に多い．

2．初期のうちに見当識障害，視空間認知障害，失語，失行．失認などがみられる．

3．初期のうちに長期記憶障害がみられる．

4．神経原線維変化とアミロイド β の蓄積（老人斑）によって神経細胞が脱落し，脳全体が萎縮して起こる．

2 血管性認知症について，誤っているものを 1 つ選び，番号を〇で囲みなさい．　　`10点`

1．脳梗塞や脳出血などの脳血管障害が原因となって起こる．

2．男性より女性に多い．

3．多くの患者に身体症状（麻痺，歩行障害，嚥下障害，構音障害，排尿失禁）がみられる．

4．症状が日や時間ごとに変わり一定しないため「まだら認知症」ともよばれる．

3 レビー小体型認知症について，正しいものを 1 つ選び，番号を〇で囲みなさい．　　`10点`

1．レビー小体が，小脳や扁桃核に蓄積することにより起こる認知症である．

2．頭部 X 線撮影では側頭葉の萎縮が目立つ．

3．女性より男性に多い傾向にある．

4．幻視・幻覚やパーキンソン症状は見られない．

4 高齢者のうつ病について，正しいものを 1 つ選び，番号を〇で囲みなさい．　　`10点`

1．一般的なうつ病と異なり非定型的な症状を示す．

2．不眠や倦怠感，食欲不振，めまいなどの身体的症状や，不安・焦燥感などの訴えは少ない．

3．自発性は低下するが，生活行動に変化はない．

4．認知症と間違えられることは少ない．

5 骨粗鬆症について，正しいものを 1 つ選び，番号を〇で囲みなさい．　　`10点`

1．骨密度が，若年成人（20～44 歳）平均値の 30％未満の状態をいう．

2．原発性骨粗鬆症には，若年性骨粗鬆症と閉経後骨粗鬆症とがある．

3．エストロゲンの分泌が少なくなることで，骨量が減少して発症する．

4．続発性骨粗鬆症は原疾患がなく，2 次的に骨量の低下が起こる状態である．

6 変形性膝関節症について，正しいものを 1 つ選び，番号を〇で囲みなさい． `10点`

1．高齢男性に多い．

2．膝関節の可動域制限は生じるが，下肢の筋力低下はみられない．

3．治療は薬物療法だけであり，運動療法は行わない．

4．外傷性の場合はジョギングなどで過度な負担がかかり，膝関節に炎症が起こる．

7 骨粗鬆症に伴う骨折の発生部位について，正しい組み合わせを 1 つ選び，番号を〇で囲みなさい． `10点`

1．鎖骨骨折 ─────── 肩

2．脊椎圧迫骨折 ───── 背骨

3．上腕骨顆上骨折 ──── 手首

4．変形性股関節症 ──── 股

8 大腿骨頸部骨折について，正しいものを 1 つ選び，番号を〇で囲みなさい． `10点`

1．骨粗鬆症を有しない若い女性に多い．

2．骨折部位により，外側骨折（頸部骨折）と内側骨折（転子部骨折）に分けられる．

3．骨折の程度の判定には「ガーデンの分類」を用いる．

4．痛みを早く取り，歩行能力を回復させるため，第一選択として保存療法を行う．

9 大腿骨頸部骨折の看護について，正しいものを 1 つ選び，番号を〇で囲みなさい． `10点`

1．高齢者は，骨折直後の痛みや入院・手術という環境変化から，せん妄状態になりやすい．

2．すぐに足を動かせるので腓骨神経麻痺は起こらない．

3．すぐに離床できるので褥瘡予防をする必要はない．

4．人工骨頭置換術を行った場合，脱臼予防をする必要はない．

10 次のうち，脳血管疾患ではないものを 1 つ選び，番号を〇で囲みなさい． `10点`

1．脳梗塞

2．脳出血

3．クモ膜下出血

4．脳腫瘍

老年看護

第 7 回

点

1 ▶ 脳血管疾患の説明について，正しい組み合わせを 1 つ選び，番号を〇で囲みなさい． 10点

1．ラクナ梗塞 ——————— 脳の細い血管に動脈硬化が起こり閉塞する．
2．アテローム血栓性脳梗塞 ——— 脳動脈瘤・脳動静脈奇形・外傷などにより，クモ膜下内に出血した状態．
3．心原性脳塞栓症 ——————— 脳の太い血管に動脈硬化が起こり閉塞する．
4．クモ膜下出血 ——————— 心臓・大動脈・頸部血管に作られた血栓が，血流によって脳動脈に運ばれ閉塞する．

2 ▶ パーキンソン病の看護について，正しいものを 1 つ選び，番号を〇で囲みなさい． 10点

1．服薬による重篤な副作用はみられない．
2．小刻み歩行や前方突進現象などによる転倒に気をつける．
3．抗コリン薬の服用中は下痢に注意する．
4．治療では運動療法が中心となる．

3 ▶ パーキンソン病の症状の説明について，誤っている組み合わせを 1 つ選び，番号を〇で囲みなさい． 10点

1．筋固縮 ——————— 筋肉がこわばる．
2．姿勢反射障害 ——— 後屈姿勢，転びにくい．
3．安静時振戦 ——— 手足がふるえる．
4．無動・寡動 ——— 動けない，動作が遅い．

4 ▶ 急性心不全について，正しいものを 1 つ選び，番号を〇で囲みなさい． 10点

1．急性心不全では血液動態の安定をはかるが，安静の必要はない．
2．肺うっ血により呼吸困難が増強するため，痰の喀出・吸引，呼吸困難の緩和を図るが，酸素吸入はしなくてよい．
3．心原性ショックや心停止を起こす危険がある．
4．喘息様症状がある場合は，急性心不全の急性憎悪が疑われる．

5 ▶ 慢性心不全について，誤っているものを 1 つ選び，番号を〇で囲みなさい． 10点

1．心臓のポンプ機能低下が長時間続き，心機能が慢性的に低下している状態．
2．強心薬は，飲み忘れや中断をしても問題はない．
3．心不全の増悪を防ぐため，塩分制限（1 日 6g 以下）を行う．
4．排便時にいきむ時間が長いと，血圧が上昇して心臓に負担がかかるので，排便コントロールによって便秘を予防する．

6 糖尿病について，正しいものを 1 つ選び，番号を〇で囲みなさい． 10点

1．高齢者に多い糖尿病は 1 型糖尿病である．
2．食事療法が基本であり．運動療法は体力のある患者だけに行う．
3．薬物療法を行う場合は，高血糖と低カリウム血症に十分注意する．
4．加齢が因子となり，高齢者に発症する危険性が高い．

7 高血圧症について，正しいものを 1 つ選び，番号を〇で囲みなさい． 10点

1．加齢に伴い血管壁は硬化するため，高齢者には少ない．
2．起立性低血圧，脱水による低血圧，食後低血圧などにより血圧が変動しにくい．
3．減塩指導，肥満者には減量（体重コントロール），運動指導など生活習慣改善の指導をする．
4．第一選択は薬物療法である．

8 慢性閉塞性肺疾患（COPD）について，正しいものを 1 つ選び，番号を〇で囲みなさい． 10点

1．急性の気流閉塞を特徴とする疾患で，慢性気管支炎や肺気腫の総称である．
2．症状は，慢性的な咳嗽・喀痰・安静時の息切れである．
3．呼吸機能の悪化により生活が制限されるが，ADL や QOL に大きく影響しない．
4．1 秒量（$FEV_{1.0}$）を努力肺活量（FVC）で割った 1 秒率（$FEV_{1.0\%}$）が 70％未満のとき，COPDと診断される．

9 慢性閉塞性肺疾患（COPD）について，正しいものを 1 つ選び，番号を〇で囲みなさい． 10点

1．長期間の喫煙や様々な環境要因などが関係するが，高齢になるほど有病率は低くなる．
2．喫煙している場合は，禁煙しても症状は軽減しないので，無理に禁煙させない．
3．症状軽減のため気管支拡張薬，ステロイド薬，去痰薬などを投与する．
4．肺の残存機能を最大限に生かして，楽に呼吸をするため，口すぼめ呼吸，胸式呼吸を指導する．

10 慢性閉塞性肺疾患（COPD）の看護について，正しいものを 1 つ選び，番号を〇で囲みなさい．
10点

1．歩行時は，口すぼめ呼吸の「吸って」から歩き始める．
2．和式トイレは動作の負担が大きいため，洋式トイレを選択する．
3．階段を上るとき，息を「吐く」ときは立ち止まる．
4．高エネルギー・高たんぱく質食の摂取，十分な睡眠，運動の禁止を指導する．

老年看護

第 **8** 回

1 ▶ 悪性腫瘍について，正しいものを 1 つ選び，番号を〇で囲みなさい．　　　10点

1．診断は血液検査（腫瘍マーカー），内視鏡検査，病理組織検査などによって行う．

2．主な治療は手術療法，化学療法，放射線療法であり，通常，これらを単独で行う．

3．化学療法とは，がんの原発巣と転移巣を切除する治療法である．

4．放射線療法における晩発性放射線障害の症状は，脱毛，皮膚炎，白血球減少，悪心・嘔吐，全身倦怠感などである．

2 ▶ 悪性腫瘍の看護について，正しいものを 1 つ選び，番号を〇で囲みなさい．　　　10点

1．高齢者にはどの治療も侵襲が大きいので，治療法の選択は医療者の判断で行う．

2．患者は，治療や予後に関する不安など様々な精神的苦痛を強いられるので，それらの苦痛の緩和に努める．

3．化学療法・放射線療法を受ける患者の副作用症状の有無は，患者の訴えに基づく．

4．精神的苦痛，副作用による口内炎，食欲不振などのため，十分な栄養が接種できない場合は，体力維持のため 1 日の食事回数を増やす．

3 ▶ 肺炎について，正しいものを 1 つ選び，番号を〇で囲みなさい．　　　10点

1．免疫力の低下，栄養状態の不良，誤嚥などが原因で肺炎にかかる高齢者は少ない．

2．食物や唾液を誤嚥することで起こる肺炎をマイコプラズマ肺炎という．

3．誤嚥性肺炎は，嚥下機能，咳嗽反射が低下している高齢者に多くみられる．

4．知らず知らずのうちに，食物や唾液を誤嚥することで起こる肺炎を顕性肺炎という．

4 ▶ 肺炎について，誤っているものを 1 つ選び，番号を〇で囲みなさい．　　　10点

1．原因菌を特定するため，喀痰培養検査が行われる．

2．高齢者は症状が現れにくいため，食欲不振，意識障害，全身倦怠感，脱水など全身症状の観察を要する．

3．主な症状として発熱，悪寒，呼吸困難があるが，咳や喀痰はみられない．

4．誤嚥性肺炎の診断は，嚥下造影，水飲み試験などの嚥下機能評価の結果による．

5 ▶ 肺炎の看護について，正しいものを 1 つ選び，番号を〇で囲みなさい．　　　10点

1．発熱，呼吸症状に伴う苦痛を軽減するため，安静を促して体力消耗を防ぐ．

2．高齢者は脱水を起こしやすいので，経口による水分補給のみを促す．

3．楽に呼吸できるよう仰臥位にする．

4．気道浄化のための痰の喀出は，体力消耗を避けるため，できるだけ行わない．

6 MRSA 感染症について，正しいものを 1 つ選び，番号を〇で囲みなさい． 10点

1．免疫力が低下した患者に対して，日和見感染を起こすことがある．

2．緑膿菌による感染症である．

3．主に接触感染なので接触予防策を徹底して行う．咽頭や喀痰からは検出されない．

4．消毒薬として 80％次亜塩素酸ナトリウムが有効である．

7 ノロウイルス感染症について，正しいものを 1 つ選び，番号を〇で囲みなさい． 10点

1．夏季に流行する感染性腸炎の 1 つである．

2．感染力が弱いため集団感染は起こりにくい．

3．嘔吐・便秘に対するケアを行う．

4．消毒液は 0.1％次亜塩素酸ナトリウムを使用する．

8 疥癬について，正しいものを 1 つ選び，番号を〇で囲みなさい． 10点

1．疥癬虫（ヒゼンダニ）が，ヒトの皮膚の皮下組織に寄生して発症する皮膚病である．

2．角化型疥癬（ノルウェー疥癬）は，免疫力が低下した高齢者に発症しやすい．

3．腋窩，腹部，鼠径部などに，10 円玉大の紅色丘疹や暗赤色結節が多発する．

4．激しい瘙痒感が昼間に増強する．

9 介護保険について，正しいものを 1 つ選び，番号を〇で囲みなさい． 10点

1．利用者が選択可能な，保健・医療・福祉にまたがる総合サービスである．

2．第 1 号被保険者のうち，要介護 1〜5 に認定された要介護者は予防給付の対象となる．

3．第 1 号被保険者のうち，要支援 1・2 に認定された要支援者は介護給付の対象となる．

4．第 2 号被保険者は，その原因が「壮年期における認知症」「脳血管疾患」など老化に起因する 16 の疾病（特定疾病）によるものと認定され，かつ要介護・要支援と認定された場合に給付される．

10 熱中症の予防について，誤っているものを 1 つ選び，番号を〇で囲みなさい． 10点

1．日当たりの良い部屋の場合は，カーテンなどで日差しを遮る．

2．室温・湿度を把握し，エアコンや扇風機などを用いて空気の流れをつくる．

3．体温を把握し，通気性の良い服装や掛け物を使用する．

4．汗をかくのを避けるため水分補給は控える．

1 次のうち，正しいものを 1 つ選び，番号を〇で囲みなさい.　　10点

1. それぞれの個体は，遺伝的要因のほかに環境要因が複雑に相互作用しながら，その特性をつくりあげていく.
2. Y 染色体をもつ精子と受精した受精卵は，X 染色体と Y 染色体を 1 個ずつもつため女性となる.
3. 妊娠 10 週未満は，胎児の各器官の原基が形成される時期で胎児期という.
4. ターナー症候群は 21 番目の染色体のトリソミーによって起こる.

2 母子保健について，正しいものを 1 つ選び，番号を〇で囲みなさい.　　10点

1. 合計特殊出生率は，法制度の充実により上昇傾向を示している.
2. 2020（令和 2）年の周産期死亡率は 3.2 である.
3. 死産とは，妊娠 22 週以後の死児の出産をいう.
4. わが国の妊産婦死亡率は，妊産婦死亡数／死産を含まない出産数 10 万対で算出される.

3 母子保健政策について，誤っているものを 1 つ選び，番号を〇で囲みなさい.　　10点

1. 妊婦健康診査の公費負担は「母子保健法」に定められている.
2. 乳児家庭全戸訪問事業（こんにちは赤ちゃん事業）は，1 歳未満の乳児のいるすべての家庭を対象としている.
3. 食育推進のため，乳幼児の保護者向けの食を通じた子どもの健全育成の啓発・普及を行う.
4. 産後ケア事業は，産後に家族からのサポートが受けられない場合などに助産師や看護師が支援する事業である.

4 次のうち，正しいものを 1 つ選び，番号を〇で囲みなさい.　　10点

1. 分娩時に重度の脳性麻痺となった場合の補償として，2009（平成 21）年に産科医療補償制度が創設された.
2. 新生児のケア時に，転落防止柵で囲っている場合はベッドを数分間離れても問題ない.
3. 母児同室制の場合，新生児の所在の確認は必ずしも必要ない.
4. 災害時，新生児は必ず避難用抱っこ紐で母親が抱っこして避難する.

5 次のうち，誤っているものを 1 つ選び，番号を〇で囲みなさい.　　10点

1. 世界のリプロダクティブヘルス／ライツの問題として，妊産婦死亡，性暴力，人身売買などが報告されている.
2. 医療関係者がドメスティックバイオレンス（DV）被害者を発見したときは，警察に通報することができる.
3. ヘルスプロモーションとは女性の主体的なセルフケアを促すことで，母子と家庭の健康な発達を促すことは含まれていない.
4. 生殖補助医療では，不妊症看護認定看護師や不妊カウンセラーなどによる相談・支援が行われている.

6 母子保健について，正しいものを1つ選び，番号を〇で囲みなさい． `10点`

1. 「地域保健法」は1947（昭和22）年に制定されたが，これに母子保健に関する内容は定められていない．
2. 1965（昭和40）年に「母子保健法」が制定され，母性および乳幼児の健康の保持・増進を図ることになった．
3. 産前産後の休暇について規定があるのは「母子保健法」である．
4. 人工妊娠中絶については，「母子保健法」で規定されている．

7 次のうち，正しいものを1つ選び，番号を〇で囲みなさい． `10点`

1. 人口動態統計上，わが国の妊産婦死亡率は近年増加している．
2. 周産期死亡とは妊娠満12週以後の死産と生後1週未満の早期新生児死亡を合わせたものをいう．
3. 妊産婦の疾病に対する医療援護として，妊娠高血圧症候群（妊娠中毒症）や歯周病などに医療費の補助がある．
4. 子育て世代包括支援センターは，地域で妊娠期から子育て期にわたる切れ目のない支援を図るために設置された．

8 思春期の保健について，正しいものを1つ選び，番号を〇で囲みなさい． `10点`

1. 思春期とは，第2次性徴の出現に始まり，初経を経て第2次性徴が完成し月経周期がほぼ順調になるまでの期間をいう．
2. わが国の初経年齢は，平均18歳である．
3. 思春期には，すでに自己同一性の確立は完了している．
4. 思春期の初めには男女とも貧血傾向にあるが，主として鉄欠乏性貧血は男子に多い．

9 次のうち，「労働基準法」に規定されているものを1つ選び，番号を〇で囲みなさい． `10点`

1. 新生児訪問指導
2. 産前産後休業
3. 養育医療
4. 育児休業

10 母子保健対策に関する法規について，正しいものを1つ選び，番号を〇で囲みなさい． `10点`

1. 「母子保健法」は，母体の生命健康を保護することを目的としている．
2. 子ども・子育て関連3法により認定こども園，幼稚園，保育所を通じた共通の給付が創設されたが，小規模保育は該当しない．
3. 「地域保健法」は，母子保健対策を地域において総合的に推進する．
4. 虐待を受けた児童の自立支援のための措置は「児童虐待の防止等に関する法律」にはなく，「児童福祉法」で対応する．

母性の看護

第 **2** 回

1 人工妊娠中絶について，正しいものを 1 つ選び，番号を〇で囲みなさい． `10点`

1. 「母子保健法」第 14 条に規定されている．
2. 適応期間は，妊娠満 12 週未満である．
3. 近年は 20〜24 歳の実施率が最も低くなっている．
4. 国や地域によって，人工妊娠中絶に関する法律が異なる．

2 更年期について，正しいものを 1 つ選び，番号を〇で囲みなさい． `10点`

1. 閉経とは，月経が 24 か月以上連続してこない状態をいう．
2. エストロゲンの分泌増加により，骨粗鬆症や尿失禁などのリスクが高まる．
3. 更年期症状は，一般に自律神経失調症状よりも精神神経症状が先行してみられる．
4. 栄養や運動など生活習慣を見直す良い機会となる．

3 次のうち，正しいものを 1 つ選び，番号を〇で囲みなさい． `10点`

1. 精子が卵子の中に進入し，両者の核が合体することを受胎という．
2. 着床は卵管膨大部に受精卵が付着することをいい，これにより妊娠が成立する．
3. 高年初産婦とは 40 歳以上の初産婦をいう．
4. 精子の受精可能期間は 48〜72 時間である．

4 次のうち，正しいものを 1 つ選び，番号を〇で囲みなさい． `10点`

1. 子宮内膜は，プロゲステロンの分泌増加により増殖期となる．
2. 黄体期には，基礎体温は低温相となる．
3. 排卵を誘発するホルモンは，黄体化ホルモン（LH）である．
4. 成人女性の月経は，視床下部からゴナドトロピン放出ホルモン（GnRH）が下垂体後葉へ放出され卵巣を刺激して起こる．

5 性周期について，正しいものを 1 つ選び，番号を〇で囲みなさい． `10点`

1. 排卵は，基礎体温の高温相の最終日を中心に，その前後 5 日間に起こる．
2. 基礎体温とは，女性における内分泌の影響に基づく体温の変化である．
3. 性周期は月経周期のみである．
4. 男性も視床下部—下垂体—性腺系の調節機序が働いており，各器官でのホルモン分泌に周期的変化がある．

6 妊娠各月における胎児の発育について，誤っている組み合わせを 1 つ選び，番号を〇で囲みなさい. `10点`

1．妊娠 7 週（第 2 か月末）───── 耳，眼，口が発生する
2．妊娠 11 週（第 3 か月末）──── 外見上から性別が判明できる
3．妊娠 19 週（第 5 か月末）──── うぶ毛が全身を覆い，動きが活発になる
4．妊娠 27 週（第 7 か月末）──── 胎脂は少なくなり，うぶ毛はほとんど消失する

7 次のうち，正しいものを 1 つ選び，番号を〇で囲みなさい. `10点`

1．卵膜，胎盤，臍帯，羊水を胎児付属物といい，胎児も含まれる.
2．卵膜は外側より脱落膜，絨毛膜の 2 層からなる.
3．胎盤が完成するのは妊娠 16 週頃で，妊娠末期には胎児体重の 1/6 の重さになる.
4．臍帯には 2 本の臍静脈と 1 本の臍動脈があり，長さは約 50cm である.

8 妊娠による母体の変化について，正しいものを 1 つ選び，番号を〇で囲みなさい. `10点`

1．妊娠線は，乳房，下腹部，大腿に現れ無症状である.
2．妊娠の早い時期でも，乳房を圧迫すると成乳が分泌される.
3．皮膚の変化として顔面にそばかす様の色素沈着を生じる. これを妊娠性肝斑という.
4．横隔膜の挙上により胸式呼吸がみられ，呼吸数や肺活量が増加する.

9 妊娠の徴候で，確実なものでない組み合わせを 1 つ選び，番号を〇で囲みなさい. `10点`

a．胎児の触診
b．胎児心音の聴取
c．月経の停止
d．胎動の自覚
　　1．a, b　　　2．a, d　　　3．b, c　　　4．c, d

10 次のうち，誤っている組み合わせを 1 つ選び，番号を〇で囲みなさい. `10点`

1．分娩監視装置 ───────── ノンストレステスト
2．骨盤 X 線計測 ──────── グッドマン法，マルチウス法
3．先天性代謝異常等検査 ──── ターナー症候群
4．超音波ドプラー法 ────── 胎児心拍

母性の看護

第 3 回

氏名

点

1 妊娠の診断法について，正しいものを 1 つ選び，番号を〇で囲みなさい． `10点`

1．基礎体温で，排卵前から 20 日以上高温相が続けば妊娠と診断される．
2．尿中のヒト絨毛性ゴナドトロピン（hCG）検出による妊娠反応は，月経予定日以前に陽性所見が得られることはない．
3．超音波断層法では，胎嚢と胎児心拍動は妊娠 6〜7 週で確認できる．
4．超音波ドプラー法では，妊娠 9〜10 週以後は胎児心音が 100％検出できる．

2 次のうち，正しいものを 1 つ選び，番号を〇で囲みなさい． `10点`

1．非妊娠時の子宮の大きさは，ほぼ鶏卵大であるが，妊娠 15 週では手拳大となる．
2．妊娠各月末の子宮底長が正常値よりも高いときは，多胎妊娠，羊水過多，巨大児を疑う．
3．児背が母体の右側を向いているものを第 1 胎向という．
4．正常の胎勢を伸展胎勢という．

3 次のうち，正しいものを 1 つ選び，番号を〇で囲みなさい． `10点`

1．妊娠 23 週未満での妊娠の中絶を流産という．
2．妊娠 23 週から 37 週未満の分娩を早産という．
3．妊娠 37 週から 42 週未満の分娩を正期産という．
4．妊娠 42 週以後の分娩を超過産という．

4 分娩機転について，正しい組み合わせを 1 つ選び，番号を〇で囲みなさい． `10点`

1．第 1 回旋 ——— 胎向の回旋
2．第 2 回旋 ——— 胎勢の回旋
3．第 3 回旋 ——— 肩甲の回旋に伴う胎勢の回旋
4．第 4 回旋 ——— 肩甲の回旋に伴う胎向の回旋

5 次のうち，誤っているものを 1 つ選び，番号を〇で囲みなさい． `10点`

1．分娩の 3 要素とは，胎児とその付属物，娩出力，産道をいう．
2．分娩陣痛は連続的に起こるものではなく，子宮収縮と休止を繰り返す．
3．分娩開始とは，陣痛が 15 分おきに規則正しく起こるか，1 時間に 6 回以上起こる場合をいう．
4．産道には骨産道と軟産道があり，娩出力には陣痛と腹圧がある．

6 子宮復古の経過について，正しいものはどれか 1 つ選び，番号を〇で囲みなさい. 10点

1．分娩直後の子宮底は臍高である.

2．産褥 14 日の悪露は褐色悪露である.

3．産褥 6〜8 週の子宮は鶏卵大である.

4．分娩直後から産褥 2 日頃までの悪露は血性で量が多く，凝血を多く含む.

7 次のうち，正しいものを 1 つ選び，番号を〇で囲みなさい. 10点

1．分娩の進行とともに，内子宮口付近の剥離した卵膜内に羊水が流入し，子宮口外に卵膜が膨隆した状態を胎胞という.

2．子宮口全開大とは，子宮口が直径 20cm に開いた状態である.

3．陣痛発作時に胎児の先進部の一部が陰裂間に見え，陣痛間欠時には腟内へ後退して見えなくなる状態を発露という.

4．陣痛間欠時にも胎児の先進部が常に陰裂から出ている状態を排臨という.

8 妊婦健康診査について，誤っているものを 1 つ選び，番号を〇で囲みなさい. 10点

1．妊娠 23 週までは，4 週に 1 回受診する.

2．妊娠 24 週以降は，2 週に 1 回受診する.

3．妊娠 38 週以降は，週に 1 回受診する.

4．分娩予定日以降は，医師の指示に従って受診する.

9 次のうち，正しいものを 1 つ選び，番号を〇で囲みなさい. 10点

1．産後の子宮復古不全は，分娩後何日かして弛緩出血をきたす.

2．産褥 2〜3 日頃の悪露は，血性成分の構成比が低くなるため褐色となり，褐色悪露という.

3．悪露は分娩後 2〜3 週間で完全に消失する.

4．悪露がいつまでも血性で続き，凝血があり，悪臭が強いときは異常である.

10 新生児の生理について，正しいものを 1 つ選び，番号を〇で囲みなさい. 10点

1．心拍数は，啼泣や体動により変動することなく，出生直後で 150〜180 回 / 分である.

2．胎児循環は，出生後 1 週かけて新生児循環に移行する.

3．殿部や背部に見られる児斑（蒙古斑）は，消失することはない.

4．初回の排尿は，出生後 24 時間以内にみられる.

第 **4** 回

氏 名

点

---

1 初乳について，正しいものを 1 つ選び，番号を○で囲みなさい．　　　10点

　1．たんぱく質の含有量は少ない．
　2．カゼインはほとんど含んでいない．
　3．栄養価は低い．
　4．IgA はほとんど含んでいない．

---

2 新生児の生理について，正しいものを 1 つ選び，番号を○で囲みなさい．　　　10点

　1．新生児の呼吸は胸式呼吸である．
　2．出生直後の呼吸数は，1 分間に 20〜30 回である．
　3．生後 3〜4 日頃までに体重が 6〜8％減少する状態を，生理的体重減少という．
　4．臍帯の断端部はしだいに乾燥・萎縮し，生後 36 時間以内に脱落する．

---

3 新生児の生理について，正しいものを 1 つ選び，番号を○で囲みなさい．　　　10点

　1．新生児黄疸は，生後 10 日頃から出現する．
　2．生後 1 回目の便は 12 時間以内にみられ，暗緑色で無臭ある．
　3．生後 1〜2 日の新生児の乳房から白色透明の液が排出することがあるが，それは異常である．
　4．新生児の原始反射には，モロー反射，把握反射，吸啜反射などがある．

---

4 妊婦の保健指導について，正しいものを 1 つ選び，番号を○で囲みなさい．　　　10点

　1．目的は，妊婦への知識普及のための指示的な指導である．
　2．乳房の手入れとして，乳管の開通を促すため少量の乳汁を絞り出すよう勧める．
　3．妊娠末期は腹部が膨隆してくるため，安楽で寝やすいシムス位での睡眠を勧める．
　4．里帰り分娩の場合，妊娠 37 週を目安に帰省を勧める．

---

5 産婦の入院時の看護について，正しいものを 1 つ選び，番号を○で囲みなさい．　　　10点

　1．入院直後には，母児に異常がないか，緊急に処置することはないか観察・判断する．
　2．入院時すでに分娩が開始している場合，慣例として必ず浣腸を行う．
　3．産婦にとって，入院時オリエンテーションの重要度は低い．
　4．破水している産婦の希望があれば，清潔を保つためシャワー浴を許可する．

6 分娩第 1 期の看護について，正しいものを 1 つ選び，番号を〇で囲みなさい. `10点`

1．陣痛や胎児心音の観察は，初期には 1 時間ごと，陣痛周期が短くなると 30 分ごとに行う.
2．体温・脈泊・血圧は，8〜12 時間おきに測定する.
3．産痛によりトイレ排泄が苦痛になるので，食事は勧めるが水分は控えるようにする.
4．後期に産婦が眠気を訴える場合，児娩出が近いことを伝え呼吸法を続けるよう促す.

7 分娩直後の観察で，最も順位の低いものはどれか 1 つ選び，番号を〇で囲みなさい. `10点`

1．出血量
2．食事量
3．子宮収縮
4．子宮底長

8 次のうち，正しいものを 1 つ選び，番号を〇で囲みなさい. `10点`

1．分娩第 1 期では，2〜4 時間ごとに排尿を試みる.
2．排便感があり有効な努責は，子宮口が全開大近くから加えるように指導する.
3．胎児の娩出に引き続いて，胎盤が娩出されるまでの時期を分娩第 3 期という.
4．分娩直後に空腹を訴えた場合，分娩後 2 時間は観察の必要があるので，帰室後に食べられること
を説明する.

9 次のうち，正しいものを 1 つ選び，番号を〇で囲みなさい. `10点`

1．産褥後の初回歩行には必ず看護師が付き添う.
2．新生児の識別法で，標識は臍帯切断後に母親に確認して付けるのが原則である.
3．胎盤娩出直後の子宮底の高さは臍高である.
4．シャリー浴は，産褥 3 日ごろから開始するのが一般的である.

10 育児不安を抱えている母親への援助について，誤っているものを 1 つ選び，番号を〇で囲みなさい. `10点`

1．疲労が強いときは，睡眠，休養の時間を多く取ることを勧める.
2．いろいろな育児書を読むよう勧める.
3．夫や家族に育児への協力を促す.
4．同様の経験をもつ母親との交流を勧める.

母性の看護
第 5 回

点

1 新生児の特徴について，正しいものを 1 つ選び，番号を○で囲みなさい． 10点

1．鼻づまりや腹部膨満により，呼吸障害が起こることがある．

2．水分や電解質の調節能力は安定している．

3．生後 1 週間頃から皮膚に黄疸が認められることを新生児黄疸という．

4．有効な吸啜と嚥下が確立されるのは出生後である．

2 次のうち，正しいものを 1 つ選び，番号を○で囲みなさい． 10点

1．多胎妊娠では流・早産が起こりやすいが，妊娠高血圧症候群発症のリスクは低い．

2．常位胎盤早期剝離は，発症してもショックを起こすことはない．

3．異所性妊娠（子宮外妊娠）では，強い下腹部痛が現れる．

4．胞状奇胎では，子宮内容除去術を行った後，1 週間後に再度子宮内容除去術を行う．

3 次のうち，正しい組み合わせを 1 つ選び，番号を○で囲みなさい． 10点

1．子宮外妊娠 ——— 子癇

2．羊水過多 ——— 胎児の腎奇形

3．多胎妊娠 ——— 急激な子宮内出血

4．前置胎盤 ——— 突然の大出血

4 次のうち，誤っているものを 1 つ選び，番号を○で囲みなさい． 10点

1．新生児室の室温は 25℃前後，湿度は 50～60％に保ち，常に清潔にする．

2．新生児室制の長所は，褥婦の早期離床に役立ち子宮収縮を促進することである．

3．母児同室制の長所は，授乳率を高めることができることである．

4．ハイリスク新生児は，NICU のある施設に移送する．

5 出生直後の新生児の看護について，正しいものを 1 つ選び，番号を○で囲みなさい． 10点

1．娩出したら，すぐ鼻孔および口腔内の分泌物や羊水を必ず吸引する．

2．新生児眼炎を予防するため，通常，出生後 1 時間以内に抗菌薬の点眼を行う．

3．分娩室が暖かいので，新生児のからだに付着した羊水は拭き取らなくてもよい．

4．新生児の取り違いを防止するため，新生児識別法は 2 つ以上の方法を用いる．

6 次のうち，誤っている組み合わせを 1 つ選び，番号を〇で囲みなさい. `10点`

1. 弛緩出血 ———————— 子宮収縮不良，子宮双合圧迫法
2. 胞状奇胎 ———————— 絨毛の異常増殖，尿中 hCG 高値
3. 異所性妊娠 ———————— ダグラス窩穿刺，卵管破裂
4. 妊娠高血圧症候群 ——— 減塩，低たんぱく食

7 前置胎盤について，正しいものを 1 つ選び，番号を〇で囲みなさい. `10点`

1. 受精卵の着床部位の異常であり，子宮上部に付着することをいう.
2. 経腟超音波断層法での診断は困難である.
3. 特徴として，痛みのある性器出血が突然みられる.
4. 全前置胎盤の場合，妊娠 37 週末までに帝王切開による分娩を予定する.

8 頭血腫について，正しいものの組み合わせを 1 つ選び，番号を〇で囲みなさい. `10点`

a. 産道による圧迫のため，児頭の頭蓋骨の骨膜下に生じた血腫のことをいう.
b. 軟らかく，波動がない.
c. 頭縫合部や泉門に関係なく生じる.
d. 通常は自然治癒する.
　　1. a, b　　　2. a, d　　　3. b, c　　　4. c, d

9 重症黄疸について，正しいものの組み合わせを 1 つ選び，番号を〇で囲みなさい. `10点`

a. 母子間の血液型不適合時は，重症で放置すると嘔吐，痙攣などの神経症状をきたす.
b. 母子間の Rh 式および ABO 式血液型不適合が主な原因である.
c. 総ビリルビン値が 10mg/dL 以上に達すれば，何らかの治療が必要である.
d. 軽症のものは輸液療法，重症のものは交換輸血が行われる.
　　1. a, b　　　2. a, d　　　3. b, c　　　4. c, d

10 次のうち，子宮内容除去術が施行されない状態を 1 つ選び，番号を〇で囲みなさい. `10点`

1. 完全流産
2. 不全流産
3. 稽留流産
4. 進行流産

小児の看護

第 **1** 回

1 ▶ 小児について，正しいものを 1 つ選び，番号を〇で囲みなさい．　　　`10点`

1．小児期は，成長・発達の緩やかな変化を遂げる時期である．

2．小児期は，新生児期・幼児期・学童期・思春期・青年期に分けられる．

3．小児は親・家族のもとで守られ，適切な療育環境のなかで育まれる権利を有する存在である．

4．小児期の体験が，小児の将来に大きく影響することはない．

2 ▶ 発達段階について，正しいものを 1 つ選び，番号を〇で囲みなさい．　　　`10点`

1．新生児期とは生後 1 週間を指す．

2．新生児・乳児期は，親やそれに代わる保護者との愛着関係や，基本的信頼を育む時期としては早過ぎる．

3．乳児期とは生後から 3 歳までを指す．

4．乳児期は，からだの大きさ・重さ，運動能力，認知機能がめざましく成長・発達する．

3 ▶ 幼児期について，正しいものを 1 つ選び，番号を〇で囲みなさい．　　　`10点`

1．3 歳から 6 歳（小学校入学）までの期間を指す．

2．出生時と比べて，身長は 3 倍以上，体重は 7 倍程度まで成長する．

3．言語理解・発語表現・文字習得の面は，発達が未熟である．

4．基本的な生活習慣や生活行動を身につけて，友達とのやり取りもできるようになる．

4 ▶ 学童期について，正しいものを 1 つ選び，番号を〇で囲みなさい．　　　`10点`

1．小学校入学から中学校卒業までの期間を指す．

2．スポーツの運動能力や，巧緻な指先を使った微細運動の発達がめざましい．

3．仲間や教師との社会生活をとおして，社会の規範や権利について学ぶには早過ぎる．

4．勤勉性や自尊感情をはぐくむのは，思春期に入ってからである．

5 ▶ 思春期について，正しいものを 1 つ選び，番号を〇で囲みなさい．　　　`10点`

1．第 1 次性徴の発来とともに始まる．

2．身長・体重も急激には増加しない．

3．心理社会的な発達面では，自立と依存を行きつ戻りつしながら，巣立ちの準備をする．

4．アイデンティティの確立へ向かう時期は，もっと後である．

6 小児看護について，正しいものを 1 つ選び，番号を〇で囲みなさい． `10点`

1．一人ひとりの小児を尊重し，小児の権利を保障して援助する．
2．小児は自らの力で成長・発達できるので，特に援助する必要はない．
3．小児期に限った健康を維持・増進できる力を援助する．
4．患児の健全な発達を援助するが，その家族は援助対象ではない．

7 小児看護の課題について，正しいものを 1 つ選び，番号を〇で囲みなさい． `10点`

1．小児の発達障害や心の問題は収まってきた．
2．少子化のなか，小児科・小児病棟の閉鎖，小児科医の不足が問題になっている．
3．医学の進歩に伴い，慢性疾患や障害をもちながら，地域で生活する小児と家族は減少した．
4．成人病棟に小児が入院せざるを得ない状況や，院内学級の未整備はやむを得ない．

8 「健やか親子 21（第 2 次)」について，正しいものを 1 つ選び，番号を〇で囲みなさい． `10点`

1．第 2 次は，2001（平成 13）年に開始された．
2．「基盤課題」の一つに「学童期・思春期から成人期に向けた保健対策」がある．
3．「重点課題」の一つに「妊娠期からの児童虐待防止対策」は含まれていない．
4．成育基本法をもとに作成された．

9 「子どもの権利条約」が定める 4 つの権利について，誤っているものを 1 つ選び，番号を〇で囲みなさい． `10点`

1．生きる権利
2．育つ権利
3．守られる権利
4．納税する権利

10 学校保健法について，正しいものを 1 つ選び，番号を〇で囲みなさい． `10点`

1．学校保健は，保健教育と保健管理からなる．
2．就学時健診は，就学 6 か月前までに行われる．
3．健康診断に，職員の定期・臨時健診は含まれない．
4．児童・生徒等の定期健診は行われるが，臨時健診は行われない．

小児の看護
第 2 回

氏名

点

1 ▶ 小児の解剖・生理について，正しいものを 1 つ選び，番号を○で囲みなさい． `10点`

1. 生後 12 か月時の平均は，身長 75cm，体重 9kgで，出生時と比べて身長は約 3 倍，体重は約 5 倍となる．
2. 大泉門は，生後 1 年 6 か月〜2 年前後に閉鎖する．
3. 大泉門は，髄膜炎など頭蓋内圧の亢進によって陥没する．
4. 永久歯は 6〜7 歳に萌出し始め，14 歳前後で 32 本となる．

2 ▶ 小児の生理的特徴について，正しいものを 1 つ選び，番号を○で囲みなさい． `10点`

1. 直腸温，口腔温，腋窩温の順に低い．
2. 乳幼児の睡眠中に成長ホルモンは産生されない．
3. 生後 6 か月頃までの乳児は，母体からの免疫グロブリン G（IgG）の移行により，麻疹などのウイルス性疾患に罹患しにくい．
4. 乳児は腹式呼吸であるが，成長しても呼吸様式は変わらない．

3 ▶ 小児の成長・発達について，正しいものを 1 つ選び，番号を○で囲みなさい． `10点`

1. バビンスキー反射は，生後 6 か月頃までには消失する．
2. 生後およそ 6 か月で，親の声を聞き分ける．
3. 首がすわるのは，生後 1〜2 か月である．
4. 生後 24 か月で，ひとり立ちができる．

4 ▶ 小児の成長・発達について，誤っているものを 1 つ選び，番号を○で囲みなさい． `10点`

1. 3〜4 歳までには，自分のフルネームと年齢が言える．
2. 5 歳頃にはスキップ，でんぐり返しができる．
3. 生後 2〜3 か月で人見知りをする．
4. 6 歳頃には，左右の区別がわかる．

5 ▶ 成長の評価について，正しいものを 1 つ選び，番号を○で囲みなさい． `10点`

1. 乳幼児の発育指数は，ローレル指数で示される．
2. 学童・思春期の発育指数は，カウプ指数で示される．
3. 肥満度は $\dfrac{(実測体重)-(標準体重)}{(標準体重)} \times 100 (\%)$ の計算式で求められ，幼児期は 15%以上が肥満となる．
4. 年長児の精神発達，特に知能面を評価する指標として DQ が用いられる．

6 離乳食について，正しいものを 1 つ選び，番号を○で囲みなさい. `10点`

1．開始は生後 5～6 か月頃，完了は 12 か月～18 か月頃とする.

2．開始後 1 か月間は 1 日 3 回与える.

3．生後 9～11 か月頃は，なめらかにすりつぶした状態にする.

4．生後 12～18 か月頃になると，自分で食べる楽しみを味わうようにするが，「手づかみ食べ」は避ける.

7 新生児期・乳児期の注意点について，正しいものを 1 つ選び，番号を○で囲みなさい. `10点`

1．玩具を口に入れることも多いため清潔を保ち，また，誤飲予防のために玩具の大きさに留意する.

2．睡眠・覚醒パターンが確立するのは，1 歳頃である.

3．新陳代謝はまだ盛んではないので，毎日入浴する必要はない.

4．衣類の調節は手間がかかるため，外気温や室内温の調節を常に優先して行う.

8 次のうち，正しいものを 1 つ選び，番号を○で囲みなさい. `10点`

1．エリクソンによる乳児期の発達課題は「基本的信頼 対 不信感」ではない.

2．乳児期に受ける予防接種によって，感染症の原因となるウイルスや細菌に対する抵抗力はつかない.

3．幼児期は，食事に対して興味・関心をもつ時期である.

4．学童期には，ままごと，おにごっこなど，ルールを守る集団遊びができるようになる.

9 次のうち，正しいものを 1 つ選び，番号を○で囲みなさい. `10点`

1．学童期は，起床時の洗顔，外出後の手洗いなどの習慣を身につける時期である.

2．1 歳頃から，その発達段階なりに予防接種の必要性を説明すると，理解できるようになる.

3．幼児期の不慮の事故による死因では，交通事故と溺死・溺水が多い.

4．就学頃から，トイレで排尿・排便ができるように誘導する.

10 学童期について，正しいものを 1 つ選び，番号を○で囲みなさい. `10点`

1．生涯にわたる健康増進行動を身につける大切な時期である.

2．1990（平成 2）年，学童が食の重要性と食に対する正しい知識や食習慣を身につけられるよう，食育基本法が施行された.

3．起こりやすい健康問題として，いじめや不登校などの心理的問題があるが，肥満ややせ・近視などの身体的問題はあまりみられない.

4．思春期は学童期に含まれる.

小児の看護
第 3 回

1 次のうち，正しいものを 1 つ選び，番号を〇で囲みなさい.　　15点

1．現在より先の発達段階に合わせた遊びができるように援助する.
2．抱っこは，養護者の愛情を小児にしっかり伝える機会となる.
3．0 歳の不慮の事故による死因では，交通事故が最も多い.
4．4〜6 歳児は言語的理解が乏しいので，事故予防のための安全教育は行わない.

2 先天性疾患について，正しいものを 1 つ選び，番号を〇で囲みなさい.　　10点

1．血友病は，常染色体劣性遺伝病である.
2．脳性麻痺は，21 番染色体の過剰（トリソミー）による代表的な染色体異常である.
3．クラインフェルター症候群は，過剰な X 染色体を有する女性で，性腺機能不全により発見されることが多い.
4．新生児マススクリーニング検査は，2014（平成 26）年 4 月からタンデムマス法という検査方法の導入により，16〜22 種類の病気が見つけられるようになった.

3 次のうち，正しいものを 1 つ選び，番号を〇で囲みなさい.　　10点

1．感冒（かぜ症候群）は，約 90％以上が細菌感染である.
2．感冒（かぜ症候群）の呼吸器症状として，鼻炎症状，咽頭痛，下痢などがある.
3．咽頭結膜熱は，コクサッキーウイルス A 群やエンテロウイルス A71 型の感染によって起こる.
4．慢性扁桃炎の主症状として，いびき，鼻閉，口呼吸が認められる.

4 次のうち，正しいものを 1 つ選び，番号を〇で囲みなさい.　　10点

1．喘息様気管支炎は呼気性の笛声喘鳴を主徴とし，1〜2 歳の小児で多くみられ，反復しやすい.
2．肺炎球菌性肺炎は冬から早春にかけて，10 歳以上の小児で多くみられる.
3．細菌性肺炎の原因菌として，RS ウイルス，インフルエンザウイルス，パラインフルエンザウイルスなどがある.
4．マイコプラズマ肺炎は，4〜5 歳以降の小児では少ない.

5 心不全について，正しいものを 1 つ選び，番号を〇で囲みなさい. 　10点

1．心臓が一定の血液量を拍出できず，全身に十分な二酸化炭素を供給できない状態を指す.
2．先天性心疾患の場合，心血管系の構造的異常が原因で心不全が起こる.
3．体うっ血による左心不全の症状は，多呼吸，喘鳴，陥没呼吸，湿性ラ音などである.
4．肺うっ血による右心不全の症状は，肝腫大，浮腫，頸動脈怒張，嘔吐，下痢などである.

6 先天性心疾患について，正しいものを 1 つ選び，番号を〇で囲みなさい. 　15点

1．心房中隔欠損症では，心房中隔の欠損により，血液が左心房から右心房に流れて，右心系の容量負荷と肺血流量の増加を認める.
2．心室中隔欠損症には不完全型と完全型があり，不完全型と比べて完全型は症状が非常に重い.
3．動脈管開存症では，大動脈と肺動脈との間を連絡する動脈管が，通常どおり生後 1 年ほどで自然に閉鎖せず，開いたままになっている.
4．ファロー四徴症は，心室中隔欠損，肺動脈狭窄，大動脈騎乗，心不全の 4 つの特徴を持つ.

7 川崎病について，誤っているものを 1 つ選び，番号を〇で囲みなさい. 　10点

1．原因不明の熱性・発疹性疾患である.
2．5 歳に発病のピークがあり，ほとんどは 10 歳以下でみられる.
3．治療ではアスピリンを投与するが，重症例に対して，ステロイドやシクロスポリンを用いた治療法が確立している.
4．回復期には，指・趾の先から膜様の落屑がみられる.

8 川崎病の主要症状について，誤っているものを 1 つ選び，番号を〇で囲みなさい. 　10点

1．両側眼球結膜の充血
2．黄疸
3．口唇の紅潮，いちご舌，口腔咽頭粘膜のび漫性発赤
4．発疹（BCG 接種痕の発赤を含む）

9 川崎病の患児の看護について，正しいものを 1 つ選び，番号を〇で囲みなさい. 　10点

1．合併症の可能性はないことを，患児と家族に説明する.
2．喘鳴の，夜間・朝方を含めた日内の症状変化を観察する.
3．口腔内の清潔のため，歯ブラシなどを用いてはならない.
4．発熱，眼球結膜の充血，発疹などの出現の期間を観察する.

小児の看護

第 **4** 回

1 次のうち，正しいものを 1 つ選び，番号を○で囲みなさい．　　10点

1. 起立性調節障害は，循環器・消化器症状を主訴とする自律神経失調症であり，乳児期に多い．
2. 肥厚性幽門狭窄症は，胃幽門の輪状筋が肥厚して通過障害をきたす疾患で，女児に多い．
3. 小児の消化性潰瘍のうち，急性潰瘍は十二指腸潰瘍が多く，慢性潰瘍は胃潰瘍が多い．
4. 細菌性胃腸炎の共通症状として，下痢（時に血性），嘔吐，腹痛，発熱がある．

2 小児の疾患のうち，正しいものを 1 つ選び，番号を○で囲みなさい．　　10点

1. 腸重積症は，回盲部回腸が結腸に陥入するものが最も多く，回盲部腸管の固定が悪い幼児期に多い．
2. 乳児肝炎は，生後 2 か月以内に黄疸で気づかれ，便は黒色となり，ビリルビン尿を認める．
3. 鼠経ヘルニアは自然治癒の可能性は低く，手術適応がある．
4. B 型肝炎の感染経路は，空気感染と考えられている．

3 次のうち，正しいものを 1 つ選び，番号を○で囲みなさい．　　15点

1. 活気低下，顔面蒼白，食欲不振などの症状がみられる思春期の小児では，常に再生不良性貧血を念頭におく．
2. 特発性再生不良性貧血は，原因不明の造血機能障害である．
3. 小児白血病の約 40％が急性白血病である．
4. 先天性甲状腺機能亢進症は，知能発達の遅れが特徴である．新生児期に TSH 高値によってマススクリーニングされており，女児に多い．

4 次のうち，正しいものを 1 つ選び，番号を○で囲みなさい．　　10点

1. 甲状腺機能亢進症（バセドウ病）は幼児期の女子に多く，頻脈，び漫性甲状腺腫，眼球突出を 3 主徴とする．
2. 小児の糖尿病は 2 型糖尿病が多い．
3. 脱水症の原因の一つは，嘔吐や下痢などによる水分の喪失である．
4. 精巣が陰嚢内へ下降せず，途中の鼠経管や腹腔内にあるもの場合を，陰嚢水腫（精索水腫）という．

5 次のうち，正しいものを 1 つ選び，番号を〇で囲みなさい． 10点

1．てんかんでは，脳細胞の異常放電によって生じる意識障害・異常行動・知覚異常などを，発作性・反復性に認める．
2．ネフローゼ症候群の症状として，全身性浮腫や尿量増加がみられる．
3．尿路感染症の大半は，外陰部からの下行性感染である．
4．急性糸球体腎炎（溶血性レンサ球菌感染後急性糸球体腎炎）は，学童〜思春期に多くみられる．

6 小児外来における看護師の対応として，誤っているものを 1 つ選び，番号を〇で囲みなさい． 10点

1．子どもの認知発達段階に合わせた方法で，病気や検査・治療について説明する．
2．身体計測時や待合室における子どもや家族の様子は，把握しなくてよい．
3．感染予防のため，個室対応や物品への注意（消毒・ディスポーザブル製品の使用）に努める．
4．待ち時間を利用して，子どもや親から問診をとったり，在宅療養の指導をしたりする．

7 虐待について，誤っているものを 1 つ選び，番号を〇で囲みなさい． 10点

1．ネグレクトとは，食事を与えないなど保護・養育義務を果たさず，これを放棄・放任することをいう．
2．身体的虐待とは，殴る，蹴る，戸外に締め出すなどの暴行を加えることをいう．
3．性的虐待には，性的行為の強要などがあるが，本人の告白や家族の気づきによって顕在化しやすい．
4．心理的虐待とは，大声や脅しなどで恐怖に陥れるなど，心を傷つける言動をいう．

8 プレパレーションについて，正しいものを 1 つ選び，番号を〇で囲みなさい． 15点

1．処置室や待合室を子ども好みに装飾することは，時間を要するので行わない．
2．小児の混乱防止のため，処置や治療に関して，事前〜最中〜事後を通して説明することは避ける．
3．写真・絵・人形などを活用する場合，言葉による説明はしない．
4．小児の理解力や認知の発達にあわせて，処置や治療について説明することで，心理的準備を促す．

9 身体計測について，誤っているものを 1 つ選び，番号を〇で囲みなさい． 10点

1．乳児用身長計を用いる際は，固定板に頭頂部を当てて，下肢は屈曲させるため膝を支える．
2．頭囲の測定では，後頭結節と前頭結節を通るようにメジャーを当てる．
3．乳児の体重測定で，おむつやシーネをつけたまま測定する際は，その重さを事前に測定しておき差し引く．
4．胸囲の測定では，背部の肩甲骨直下と前胸部の乳頭直上部を通るようにメジャーを当てる．

小児の看護
第 5 回

1 呼吸器系疾患患児の看護について，正しいものを 1 つ選び，番号を〇で囲みなさい． `10点`

1．急性喉頭炎（クループ症候群）では，鼻汁，鼻閉などの症状を観察する．
2．肺炎時の経口摂取は，水分や消化の良い食物から通常の量で始める．
3．啼泣すると呼吸困難が悪化するおそれがあるので，不安にしないよう支援する．
4．症状や倦怠感があるときは，安静のために清潔援助は行わない．

2 感染症患児の看護について，正しいものを 1 つ選び，番号を〇で囲みなさい． `10点`

1．日本脳炎では，発熱，嘔吐，頭痛，大泉門膨隆，項部硬直・ケルニッヒ徴候などの症状を観察する．
2．インフルエンザは，飛沫感染によるものである．
3．麻疹では発疹期の終わり頃から，麻疹特有のコプリック斑が 2 日程度出現する．
4．風疹は接触感染であり，潜伏期間は 2〜3 日である．

3 ネフローゼ症候群の患児の看護について，正しいものを 1 つ選び，番号を〇で囲みなさい． `10点`

1．急性期には，高度の浮腫，倦怠感，機嫌が悪い，体重増加などの症状を観察する．
2．腹囲測定は毎日，機嫌が悪い症状がみられないときに実施する．
3．回復期は，利尿によって浮腫が軽減するので安心してよい．
4．退院支援では，再発を早期発見するための観察事項を，患児ではなく家族に指導する．

4 てんかんについて，正しいものを 1 つ選び，番号を〇で囲みなさい． `10点`

1．発作時は，痙攣の持続時間に限って観察することが重要である．
2．痙攣発作がみられなければ，患児や家族の自己判断で内服を中断してよい．
3．発作の誘因として，精神的ストレスや疲労などがあるので，適正な運動や規則正しい生活について指導する．
4．人前で発作する体験がなければ，患児と家族への心理的支援は不要である．

5 感染症について，正しい組み合わせを 1 つ選び，番号を〇で囲みなさい． `10点`

1．突発性発疹 ——————— ヒトパルボウイルス B19
2．百日咳 ——————— レプリーゼ
3．ポリオ（急性灰白髄炎）——— 生ワクチン
4．ヘルパンギーナ ——————— 発熱，コプリック斑

6 小児の痙攣時の看護について，正しいものを1つ選び，番号を○で囲みなさい．　　10点

1．観察するのは，痙攣の型と持続時間だけでよい．
2．口腔内に舌圧子やタオルなどを入れて，舌をかまないようにする．
3．嘔吐物や分泌物の誤嚥を防ぐため，顔を横向きにし，呼吸抑制があれば気道確保の体位をとる．
4．痙攣中の2次的外傷を防ぐため，毛布などで身体を覆って保護する．

7 脱水について，正しいものを1つ選び，番号を○で囲みなさい．　　10点

1．脱水の兆候は，ツルゴール（皮膚の張り）の低下，皮膚や口唇・口腔粘膜の乾燥，体重の減少，尿量や涙の減少などである．
2．小児は，体重に占める水分の割合が高く，腎機能も未熟なため脱水になりにくい．
3．乳児では，大泉門の膨隆がみられることがある．
4．嘔吐や下痢を伴うときは，水分をいちどに多く摂取させる．

8 予防接種について，誤っている組み合わせを1つ選び，番号を○で囲みなさい．　　10点

1．ロタウイルス ──────────── 任意接種 ─── 生ワクチン
2．流行性耳下腺炎（おたふくかぜ）── 任意接種 ─── 生ワクチン
3．日本脳炎 ──────────── 任意接種 ─── 不活化ワクチン・トキソイド
4．B型肝炎 ──────────── 定期接種 ─── 不活化ワクチン・トキソイド

9 小児の予防接種（定期接種）として，誤っているものを1つ選び，番号を○で囲みなさい．　　10点

1．水痘
2．破傷風トキソイド
3．BCG
4．麻疹・風疹混合（MR）

10 小児の予防接種について，正しいものを1つ選び，番号を○で囲みなさい．　　10点

1．予防接種法で定めているように，定期接種は市町村が実施する．
2．任意接種の接種費用も，定期接種と同じく公費負担である．
3．定期接種のBCG，麻疹・風疹混合（MR），水痘は不活化ワクチンである．
4．予防接種の後，副反応と思われる症状が出た場合，市町村担当課に状況を知らせる必要はない．

1 次のうち，正しいものを 1 つ選び，番号を〇で囲みなさい．　　10点

　1．現在の精神医療は病院中心であり，地域生活中心の医療への移行は難しい．

　2．速やかに社会復帰できるように，急性期から地域移行を視野に入れ介入すべきである．

　3．それぞれの職種が職種独自の強みで各々患者をみていくため，連携は必要ない．

　4．心的外傷（トラウマ），心的外傷ストレス障害（PTSD）は精神看護の対象外である．

2 次のうち，正しいものを 1 つ選び，番号を〇で囲みなさい．　　10点

　1．呉秀三はアイデンティティ（自我同一性）の概念と独自の漸成的発達理論を提唱した．

　2．マーラーは父親の愛情供給の大切さを提唱した．

　3．ピアジェは精神の発達の研究を行った．

　4．防衛機制はフロイトの精神分析理論の考え方の一つである．

3 エリクソンによる発達段階と発達課題について，正しいものを 1 つ選び，番号を〇で囲みなさい．　　10点

　1．乳児期（0 歳～2 歳ごろ）の発達課題はアイデンティティの確立である．

　2．学童期（8 歳～12 歳ごろ）の発達課題は基本的信頼と基本的不信である．

　3．青年期（13 歳～22 歳ごろ）の発達課題はアイデンティティの確立と役割拡散である．

　4．老年期（65 歳ごろ～）の発達課題は統合性と役割の拡散である．

4 精神障害に含まれないものを 1 つ選び，番号を〇で囲みなさい．　　10点

　1．精神遅滞（知的障害）

　2．発達障害

　3．認知症およびせん妄

　4．脳腫瘍

5 自己防衛について，正しい組み合わせを 1 つ選び，番号を〇で囲みなさい．　　10点

　1．抑圧 ─── 幻想的な願望充足を無視してしまうこと．

　2．退行 ─── 困難に直面することで，より低い発達段階に戻ること．

　3．投影 ─── あこがれの人，目標とする人など，自分の好きな人の状況や性質を，自分のことのように思うこと．

　4．身体化 ─── 自身が抱える悩みなどにより，心に葛藤が生まれ，それが問題のある行動に至ること．

6 ストレスについて，誤っているものを 1 つ選び，番号を〇で囲みなさい．　10点

1．突然の事件や災害，事故などを引き金にして起こるストレス障害を心的外傷後ストレス障害（PTSD）という．

2．日常生活で起こる様々なできごとがストレッサーになる．

3．ストレスがあると必ず心身の病気になる．

4．ストレス対処行動には，前向きに対処し状況を変えるように試みることや，気分転換と発散を図るなどが挙げられる．

7 発達障害に含まれないものを 1 つ選び，番号を〇で囲みなさい．　10点

1．双極性障害（躁うつ病）

2．注意欠如・多動性障害（ADHD）

3．自閉症スペクトラム障害（ASD）

4．知的発達障害

8 家族関係について，正しいものを 1 つ選び，番号を〇で囲みなさい．　10点

1．青年期の人格形成には，母親との愛着関係（アタッチメント）が重要である．

2．母親の一貫性のないかかわり方が，幼児期の反応性愛着障害や青年期以降に出現するパーソナリティ障害の絶対的な原因である．

3．家庭に内で父親の存在が希薄な場合，女児はエディプスコンプレックスをもつようになる．

4．母親も子どもを世話することへの依存状態（共依存）に至ることがある．

9 不登校の原因で考えられる問題として，適切でないものを 1 つ選び，番号を〇で囲みなさい．

10点

1．いじめ問題

2．子供自身が抱える低い自己肯定感

3．夜更かし

4．家庭の貧困や弱体体験

10 次のうち，正しいものを 1 つ選び，番号を〇で囲みなさい．　10点

1．全国の中学校を中心に，高校と一部の小学校などにスクールカウンセラーが派遣されている．

2．虐待を見つけたら警察にのみ通報する．

3．近年，生活保護など家庭の経済状況に関する相談は校長が対応する．

4．スクールカウンセラー，スクールソーシャルワーカーは，個人情報漏洩防止のため，教師とは連携をとらず単独でコンサルテーションを行う．

点

1 次のうち，正しいものを 1 つ選び，番号を〇で囲みなさい． 10点

1．2015（平成 27）年，労働安全衛生法の一部改正法により，会社などの事業者は労働者に対し年 3 回のストレスチェックを実施する義務が発生した．

2．ハンディを負う障害者が，地域社会で生活することをバリアフリーという．

3．精神疾患に限らず存在する，ハンセン病患者の隔離収容などの偏見をスティグマとよび，差別的な思想は現在も社会に残っている．

4．災害時には，専門的な研修・訓練を受けた災害派遣精神医療チーム（DPAT）が国からの派遣要請に基づき活動する．

2 幼児期の問題について，正しいものを 1 つ選び，番号を〇で囲みなさい． 10点

1．保育園や幼稚園などの集団生活に入るようになると，ADHD が顕在化してくる．

2．精神運動発達および発達障害群に関する主訴は本人から聞くことが多い．

3．1 歳半検診，3 歳児検診では乳幼児の虐待の有無を調査目的としている．

4．3 歳くらいでは，ASD の症状の固執性，感覚過敏，コミュニケーションの質的障害はまだみられない．

3 学童期について，正しいものを 1 つ選び，番号を〇で囲みなさい． 10点

1．集団社会のなかで様々な社会能力を獲得していく時期である．

2．知的な発達に遅れがある ASD，ADHD はこの時期に発覚することが多い．

3．チック症や抜毛症など自分の意思ではコントロールできない習癖は，外的要因が絶対的な原因である．

4．子どもが周囲の関心を自身に寄せるために，病気を装う代理ミュンヒハウゼン症候群がある．

4 児童虐待について，正しいものを 1 つ選び，番号を〇で囲みなさい． 10点

1．1990（平成 2）年に児童虐待防止法が制定された．

2．第三者が虐待の事実を知っても，警察や児童相談所への通告義務はない．

3．心的外傷の影響は身体的外傷と同じくらい深刻なものとして残り，思春期の自傷行為の原因や，人格形成にも重大な影響を与える．

4．虐待で多いのは身体的虐待である．

5 青年期（思春期）について，正しいものを 1 つ選び，番号を〇で囲みなさい． 10点

1．大人への移行段階であり，様々な危機的状況には陥りにくい．

2．青年期の大きな問題となるのが不登校，引きこもりである．

3．青年期の男性は，神経性無食欲症の好発年齢である．

4．青年期には社交不安障害（社交恐怖）は出現しにくい．

6 成人期について，正しいものを1つ選び，番号を〇で囲みなさい. `10点`

1. 子どもが自立して親としての役割を失い，虚無感，喪失感，無気力に陥ることを燃え尽き症候群という.
2. まじめで責任感が強く，仕事熱心な性格の場合，うつ病発症の危険性が高い.
3. 定年退職を迎える時期には，生きがいの喪失感から自閉症を発症しやすい.
4. がむしゃらにがんばってきた結果，心身の疲労を募らせて突然無気力状態に陥る空の巣症候群になることがある.

7 老年期について，正しいものを1つ選び，番号を〇で囲みなさい. `10点`

1. アルツハイマー病は進行が緩やかで，日常生活には支障がなく人格は保たれている.
2. アルツハイマー病の進行段階の初期は健忘期といわれる.
3. アルツハイマー病の進行段階の末期は失見当識がみられ，自分の物忘れを取りつくろう虚言や作話が多くなる.
4. 認知症は，頭部外傷，中毒性疾患，感染症などで起こることはない.

8 次のうち，正しいものを1つ選び，番号を〇で囲みなさい. `10点`

1. 2017（平成29）年の統計では統合失調症，統合失調症型障害及び妄想性障害が増えてきている.
2. 2017（平成29）年の統計では，外来受診の疾病別でみると神経症性障害，ストレス関連障害および身体表現性疾患が多くなってきている.
3. 日本の精神科病床の平均在院日数は，世界各国の平均在院日数とくらべ格段に短い.
4. 退院困難な理由として，在宅支援サービスの不足が大きな要因である.

9 精神障害について，正しいものを1つ選び，番号を〇で囲みなさい. `10点`

1. 精神障害の内因とは，身体疾患や脳の感染症，外傷などであり，これらが原因となって起こる精神障害を症状精神病という.
2. 精神障害の外因とは，原因のよくわからないもの，患者自身の後天的な要素に由来するものをいう.
3. 精神障害の心因とは，精神的原因のことで環境要因も含まれる. これが原因となって起こるものを外因性精神障害という.
4. どの国のどの精神科医でも同じように診断できるよう，国際的に標準化された診断方法として，操作的診断基準を使用している.

10 精神障害の特徴を観察するポイントについて，誤っているものを1つ選び，番号を〇で囲みなさい. `10点`

1. 身だしなみは整っているか，清潔か.
2. 話しかけに応じるか，話は通じるか. 話し方は早口か遅いか，口数は多いか，少ないか.
3. 表情に活気はあるか，硬く冷たいか.
4. 付き添いの人にだけ話を聞く.

精神看護

第 3 回

1 次のうち，正しい組み合わせを 1 つ選び，番号を〇で囲みなさい． `10点`

1．錯覚 ———————— 実在する対象を知覚する．
2．幻覚 ———————— 実在する対象を知覚する．
3．幻視 ———————— 以前触った感触が継続して残る．
4．思考吹入 ——————— 人の考えが吹き込まれる．

2 思考の障害について，正しいものを 1 つ選び，番号を〇で囲みなさい． `10点`

1．考えの進み方が非常に速く，大声で早口にべらべらしゃべり，話題が横道にそれるものを思考奔逸（観念奔逸）という．
2．人が自分の噂や悪口を言っていると思い込むものを被害妄想という．
3．考えが他人に支配されると思い込むものを連合弛緩という．
4．自らが何者かに操られているように感じるのを二重人格という．

3 気分の障害について，正しいものを 1 つ選び，番号を〇で囲みなさい． `10点`

1．自分に無関心で刺激に対して感情の動きの鈍いものを，感情の平板化や感情鈍麻という．
2．ちょっとした刺激で泣き出したり，大喜びしたりする状態を躁状態という．
3．不安が強まると，イライラして落ち着かず，じっとしていることができなくなることをパニック発作という．
4．いくら手を洗っても汚いと感じることを疾病恐怖という．

4 意欲・行動の障害について，正しい組み合わせを 1 つ選び，番号を〇で囲みなさい． `10点`

1．制止 ————————————— 無精・無気力になってなにもしない．
2．無為 ————————————— 自分だけの世界に閉じこもり外界と接触しない．
3．常同姿勢 ——————————— 同じ運動を繰り返す．
4．カタレプシー（強硬症）————— 一定の姿勢をとらせると，たとえ不自然でもその姿勢を保ち続けること．

5 意識・記憶の障害について，正しいものを 1 つ選び，番号を〇で囲みなさい． `10点`

1．一般内科ではジャパンコーマスケール（JCS）が用いられるが，精神科領域では使用しない．
2．異常な体験・行動を伴う意識障害をやらせ体験という．
3．短期記憶の障害であり，新しい情報を記銘できないものを健忘症という．
4．失見当識，記銘力障害，逆向健忘と作話を伴うものをコルサコフ症候群という．

6 知的能力障害について，正しいものを 1 つ選び，番号を○で囲みなさい． 10点

1．生まれつきみられる知的機能の発達の遅れを精神遅滞（DSM-5 では知的能力障害）という．
2．いったん正常に発達した知能が障害された状態を自閉症という．
3．精神遅滞はその知能指数により，軽度，中等度，重度の 3 段階に分けられる．
4．精神遅滞では，知能の低下とともに物忘れや失見当識，人格水準の低下を伴う．

7 次のうち，正しい組み合わせを 1 つ選び，番号を○で囲みなさい． 10点

1．不安状態 ──────── 具体的な対象・できごとについて，恐れの感情が持続したり，発作的に現れたりする状態．
2．幻覚妄想状態 ──── 意識混濁で，幻覚と妄想を主とする状態．
3．抑うつ状態 ───── 気分が沈み込み，同時に思考・意欲の抑制がみられる状態．
4．興奮状態 ────── 意欲の発動が過度に盛んになり，強い感情の揺らぎとともに運動が増して徘徊がみられるが数分で落ち着く．

8 精神障害の診察について，正しいものを 1 つ選び，番号を○で囲みなさい． 10点

1．患者の過去の人生経験をよく知ることが重要である．
2．身体的既往歴は現在の精神状態に直接は関係ないので，聴取する必要はない．
3．診察室に入室する時点から患者の表情，意識の状態などの観察をするのは失礼なので，見ないようにする．
4．最初に声をかけるときはクローズドクエスチョンにする．

9 次のうち，正しいものを 1 つ選び，番号を○で囲みなさい． 10点

1．てんかんや器質性精神障害（神経認知障害群）では光トポグラフィー検査をする．
2．知能検査は知能指数（IQ）を測定するために考案されたが，高齢者の認知症の程度も測定できる．
3．認知症のスクリーニング検査は，改訂長谷川式簡易知能評価スケールが世界的に用いられている．
4．精神科で用いられている薬物にはしばしば副作用がみられるので，血液検査を定期的に行う．

10 次のうち，誤っている組み合わせを 1 つ選び，番号を○で囲みなさい． 10点

1．ウェクスラー児童用知能検査（WISC） ── 認知検査
2．小児てんかん ──────────── 24 時間脳波測定
3．ロールシャッハ・テスト ─────── 性格診断
4．内田－クレペリン精神作業検査法 ── 記銘力・記憶力

精神看護
第 4 回

点

1 精神障害の主な治療法に含まれないものを 1 つ選び，番号を〇で囲みなさい． `10点`

1．身体療法
2．手術療法
3．精神療法
4．社会復帰療法（リハビリテーション療法）

2 向精神薬の有害作用について，正しい組み合わせを 1 つ選び，番号を〇で囲みなさい． `10点`

1．パーキンソン症候群 ─── 舌，口唇，顔面筋の不随運動
2．悪性症候群 ─────── 38℃以上の発熱，筋硬直，振戦，発汗，高クレアチンホスキナーゼ（CPK）血症
3．アカシジア ─────── 頻脈，頻呼吸，血圧異常，混迷，せん妄など
4．急性ジストニア ───── 高血糖，肥満，月経不順や乳汁分泌

3 次のうち，誤っているものを 1 つ選び，番号を〇で囲みなさい． `10点`

1．断眠療法はうつ病に対する療法である．
2．電気けいれん療法（ECT）の適応疾患は，うつ病，双極性障害，統合失調症である．
3．経頭蓋磁気刺激法（TMS）の対象は，抗うつ薬治療抵抗性うつ病である．
4．画像検査（CT，PET，SPECT，MRI）の対象疾患は拒食症である．

4 精神療法について，正しいものを 1 つ選び，番号を〇で囲みなさい． `10点`

1．集団精神療法には，支持的精神療法や森田療法などがある．
2．集団精神療法では，心理教育と社会生活技能訓練（SST）が主流である．
3．精神分析はマズローにより創設された．
4．理学療法も精神療法に含まれる．

5 社会復帰療法（リハビリテーション療法）に含まれないものを 1 つ選び，番号を〇で囲みなさい． `10点`

1．生活指導
2．職業訓練
3．作業療法
4．理学療法

6 アルツハイマー病について，正しいものを 1 つ選び，番号を〇で囲みなさい. `10点`

1．認知症全体の 20～40％を占めている.
2．脳内で神経細胞の脱落，老人斑（アミロイド斑）の沈着，神経原線維変化などの変化がみられる.
3．礼儀正しく慎みのあった人の場合は，粗野になったり，着衣の乱れを気にしなくなるような人格の変化はみられない.
4．失見当識は見られない.

7 次のうち，正しいものを 1 つ選び，番号を〇で囲みなさい. `10点`

1．レビー小体型認知症（レビー小体病）は認知症状にパーキンソン症状を伴い，特徴的な幻聴を認める.
2．前頭側頭型認知症（ピック病）の好発年齢は 20～30 歳代で，性格変化と社会的行動異常が目立つ.
3．パーキンソン病の主な症状は筋緊張の亢進，全身の筋の強直（筋強剛）と振戦である.
4．進行麻痺とは，梅毒スピロヘータにより脳実質が破壊される病気である. 通常，2～3 年で発病する.

8 てんかんについて，正しいものを 1 つ選び，番号を〇で囲みなさい. `10点`

1．てんかんは，「発作型」「てんかん型」のいずれかに分けられる.
2．発作型には「焦点起始発作」「全般起始発作」の 2 つの種類がある.
3．てんかん病型には「焦点てんかん」「全般てんかん」「全般焦点型てんかん」があり，「病型不明てんかん」は含まれない.
4．てんかん症候群とは，発作型と脳波，画像所見などによって特徴づけられる症候群である.

9 てんかんについて，正しいものを 1 つ選び，番号を〇で囲みなさい. `10点`

1．抗てんかん薬には，様々な有害作用があるので注意する.
2．発作の影響でけがをしないようにすることが大切だが，登山，水泳などは体力づくりのために率先して行う.
3．高熱や疲労，不眠，多飲水などは特に注意する必要はない.
4．社会生活を円滑にするために人間関係に気を配っても，病気のことを周囲の人に理解してもらう必要はない.

10 アルコール関連障害について，誤っているものを 1 つ選び，番号を〇で囲みなさい. `10点`

1．アルコール使用障害は，離脱，耐性，渇望を含んだ一群の行動的・身体的症状として定義される.
2．一般に「酒癖が悪い」「酒乱」と表現されるのは病的酩酊である.
3．アルコール離脱症状とは，長期に大量の飲酒を続けている人が急に断酒すると，数時間から 3 日くらいして起こる症状のことをいう.
4．アルコール離脱せん妄の典型的なものとして，振戦せん妄がある.

精神看護

第 5 回

氏名

点

1 次のうち，正しいものを 1 つ選び，番号を〇で囲みなさい．　　10点

1．覚醒剤は 1 回の使用でも，躁うつ状態や幻覚状態，覚醒剤中毒後遺症など，重い精神障害（覚醒剤精神病）を引き起こす．
2．関連する法律には覚醒剤取締法がある．
3．シンナー吸引は，老年期にある人が軽い気持ちで始める傾向が強い．
4．ハームリダクションとは，ある薬物の使用を中止することが不可能であったり不本意であったりする場合に，即時禁断を強制する政策・プログラムとその実践のことである．

2 統合失調症について，正しいものを 1 つ選び，番号を〇で囲みなさい．　　10点

1．陰性症状には幻覚，妄想，思考障害がある．
2．陰性症状には自発性減退，感情鈍麻や感情の平板化（感情表出の減少），思考の貧困などがある．
3．多くは学童期に発症する．
4．急性期には陰性症状が目立ち，慢性期には陽性症状が目立つ．

3 統合失調症の急性期症状について，誤っているものを 1 つ選び，番号を〇で囲みなさい．　　10点

1．妄想
2．幻覚
3．思考障害
4．自発性の減退

4 うつ病と双極性障害について，正しいものを 1 つ選び，番号を〇で囲みなさい．　　10点

1．健康時に比べて気分の浮き沈みの程度が強いものの，社会生活や職業上の機能に支障を来すことはほとんどない．
2．うつ病は男性に多い疾患である．
3．双極性障害はうつ病よりも自殺の危険性が高い．
4．躁病エピソードの基本症状は，抑うつ気分と興味や喜びの喪失である．

5 不安症群，不安障害群に含まれないものを 1 つ選び，番号を〇で囲みなさい．　　10点

1．適応障害
2．閉所恐怖症
3．パニック症（パニック障害）
4．広場恐怖症

6 次のうち，正しいものを 1 つ選び，番号を〇で囲みなさい． 10点

1．心的外傷後ストレス障害は，災害や戦争，事故，殺人の目撃，虐待などを体験した直後に一過性に現れる障害である．

2．解離性健忘では，記憶力が段階的に低下していく．

3．適応障害は原因となっていたストレスの原因が解消されても消退しない．

4．病気不安症とは身体症状を認めないか，あってもごく軽度の場合でも 6 ヵ月以上，重い病気に罹っていると執拗に信じている．

7 発達障害に含まれないものを 1 つ選び，番号を〇で囲みなさい． 10点

1．コミュニケーション障害

2．うつ病

3．自閉スペクトル症

4．限局性学習障害

8 注意欠如・多動症 / 注意欠如・多動性障害（ADHD）について，正しいものを 1 つ選び，番号を〇で囲みなさい． 10点

1．治療では薬物療法が最優先される．

2．多動，衝動，不注意，多弁の 4 つを主症状とする特徴をもつ．

3．学童期から顕在化し，2 か所以上の場所（家庭内，学校など）でも認める．

4．学童期には女児が多く，成人になると男女の差はなくなる．

9 自閉スペクトラム症（ASD）について，誤っているものを 1 つ選び，番号を〇で囲みなさい． 10点

1．知的能力障害が併存することは少ない．

2．ADHD との併存も多い．

3．1 歳半健診，3 歳児健診で言語の発達の遅れを指摘され，気づく場合がある．

4．集団生活（保育園，幼稚園，小学校）を始めたところで，コミュニケーションの問題で明らかになることがある．

10 次のうち，正しいものを 1 つ選び，番号を〇で囲みなさい． 10点

1．チックは児童期に比較的よく見られ，障害ではない．

2．抜毛症は思春期に好発し，自ら睫毛や眉毛，頭髪を抜く障害である．

3．分離不安症では，愛着をもっている人からの分離に関して強い恐怖や不安を訴えるが，障害ではない．

4．選択制緘黙とは，家族以外の人とはよくしゃべる子供たちの状態をいう．

精神看護

第 6 回

点

1 精神看護について，正しいものを 1 つ選び，番号を〇で囲みなさい． 　10点

1．患者の非言語的メッセージを主観的に把握する．
2．認知機能や価値観，信念，心理社会的背景などはあまり考えず，患者の言動から言語的・非言語的メッセージを理解する．
3．ラポールの関係が大切である．
4．面接するときの距離は，手を伸ばせば触れることができる距離とし，形式的な話をするときには90度に向き合う．

2 精神看護について，正しいものを 1 つ選び，番号を〇で囲みなさい． 　10点

1．患者の気持ちに焦点を当てて話を聞くことが大切である．
2．相手が話をしやすいように環境を整えるが，患者が話をするのみで看護者側からは会話をしないようにする．
3．「言い換え」や「要約」などは考えずに話を聞く．
4．自分の感情も患者と同様にさらけ出すようにする．

3 精神看護について，誤っているものを 1 つ選び，番号を〇で囲みなさい． 　10点

1．対人的援助や日常生活援助，治療的環境の調整が必要である．
2．精神障害者は病識が低下していることも多いため，患者と治療的な人間関係を築き，日常生活支援や再発予防支援を行う．
3．患者の安全を守る環境づくりが重要である．
4．他の専門職との協力支援は，治療に一貫性がなくなるので避ける．

4 次のうち，正しいものを 1 つ選び，番号を〇で囲みなさい． 　10点

1．2006（平成18）年の精神保健福祉法の改革ビジョンでは，入院医療中心から地域生活中心へという方針を推し進めていくことが提示された．
2．2011（平成23）年に，障害者自立支援法が障害者総合支援法に改正された．
3．1995（平成7）年精神保健法は精神保健福祉法に改正．医療だけでなく正式に福祉の対象とした．
4．2004（平成16）年に障害者自立支援法が施行され，地域で安心して自立して暮らせる社会を実現するという理念のもとに，障害者福祉施策が統合された．

5 入院時の対応について，適切でないものを 1 つ選び，番号を〇で囲みなさい. `10点`

　1．医師から本人へ入院の形態に応じた告知が必要であり，同意を取得，所定の手続きをして入院となる.

　2．患者が興奮状態，混迷状態などの意識障害がある場合は，無言で処置を始める.

　3．身体的状態の確認をする.

　4．充分に理解でき，納得，安心できるような説明を家族にする必要がある.

6 入院中の看護について，正しいものを 1 つ選び，番号を〇で囲みなさい. `10点`

　1．早期に社会復帰を目指すことは難しいので，目標にはしない.

　2．患者・家族の備えている力や，使用可能な社会資源などを踏まえ，早期から他職種間で退院調整を行う.

　3．セルフケア能力が低下していることが多いので，看護者側がすべてを援助する.

　4．私物の管理，日用品の購入，家族への連絡等の代理行為は，患者のセルフケア能力に関係なく行う.

7 入院中の看護について，誤っているものを 1 つ選び，番号を〇で囲みなさい. `10点`

　1．安定した良い対人関係は築けないので，必要最低限の観察，看護をする.

　2．症状の改善とともに退院を視野に入れ，外出・外泊が行われる.

　3．病棟は患者の治療の場であり，生活の場でもある.

　4．薬物療法が中心であるが，作業療法やレクリエーションなど幅広い治療と看護活動が行われる.

8 行動制限に含まれないものを 1 つ選び，番号を〇で囲みなさい. `10点`

　1．開放処遇制限

　2．通信・面会制限

　3．買い物に行く

　4．身体拘束

9 身体拘束について，誤っているものを 1 つ選び，番号を〇で囲みなさい. `10点`

　1．自傷・他害の恐れが著しい場合に行う.

　2．幻覚や妄想などにより不穏興奮が激しく暴力に至る危険性が高い場合に行う.

　3．説明しても理解できないため，説明せずに行う.

　4．精神保健指定医の診察と指示により行われる.

10 入院中のリスクマネジメントについて，正しいものを 1 つ選び，番号を〇で囲みなさい. `10点`

　1．身体的障害がないので転倒・転落の危険性は少ない.

　2．攻撃的行動，暴力の前には前駆的な言動があるので，一人で対応せず，周囲に応援を求める.

　3．職員が危険にならないように身体拘束をするので，観察は必要ない.

　4．嚥下に問題がある患者は少ないので，誤飲・窒息が起こる危険性は少ない.

精神看護

第 7 回

氏名

点

1 急性期の看護について，正しいものを 1 つ選び，番号を〇で囲みなさい． 10点

1．この時期は一般に陰性症状が出現する．
2．陰性症状には幻覚妄想・思考の障害などがある．
3．身体管理とセルフケアの援助は必要ない．
4．安全・安楽に治療が受けられるようにする．

2 回復期の看護について，誤っているものを 1 つ選び，番号を〇で囲みなさい． 10点

1．身体症状が改善し，重篤な精神症状が軽減される時期である．
2．作業療法，運動療法，リラクセーションなどを導入し，対人機能や作業能力の向上を図る．
3．行動範囲が拡大した状態のため，精神状態の観察は必要ない．
4．服薬指導を行い，薬の作用や副作用についての理解を促す．

3 退院に向けた看護について，正しいものを 1 つ選び，番号を〇で囲みなさい． 10点

1．精神疾患をもちながら，主体的にその人らしい生活を送ることを目標とする．
2．ストレスのサインを自覚し，自分で対処することは難しい．
3．症状が落ち着けば自然と日常生活行動ができるようになるため，訓練はしない．
4．必要な支援は看護師のみで検討し，精神保健福祉士などの他職種とは協働しなくてもよい．

4 精神症状について，正しいものを 1 つ選び，番号を〇で囲みなさい． 10点

1．幻覚とは外的な刺激がなくても発症する体験のため，本人の意志で制御できる．
2．妄想とは根拠が薄弱であるにもかかわらず，異常に強い確信を持った信念である．
3．うつ状態には観念奔逸，誇大，不眠，攻撃的言動，暴力行為などがある．
4．躁状態には意欲低下，興味関心低下，集中力低下，自傷などがある．

5 精神症状について，正しいものを 1 つ選び，番号を〇で囲みなさい． 15点

1．拒絶にはリストカット，過量服薬，根性焼きや抜毛などがある．
2．不安・焦燥とは意欲や気力が減退し，喜怒哀楽などの感情表出が乏しくなり，会話の量が減って内容が空虚なものになる状態である．
3．強迫行為とは刺激（アルコールや違法薬物などの物質や，食事行動，人の愛情など）に異常にのめり込み，その刺激なしにはいられないという不健康な習慣への強い欲望が生じることをいう．
4．せん妄とは意識障害の 1 つであり，身体疾患や環境の変化，薬剤の影響などにより急激に発症し，1 日のなかで症状に変動がある．

6 薬物療法と看護について，正しいものを 1 つ選び，番号を〇で囲みなさい． `10点`

1．アドヒアランスとは，処方された薬剤を医師の指示に従って服用することをいう．
2．コンプライアンスとは，患者自身が積極的に参加し，その決定に沿って治療を受けることをいう．
3．患者は病識（病気の症状（幻覚，妄想など））を認識することが難しいため，服薬の必要性を理解し，持続していくのが難しい．
4．患者が自分自身の治療に積極的に参加するのは当然であり，周りは関与せず自己決定に任せる．

7 錐体外路症状の説明について，誤っている組み合わせを 1 つ選び，番号を〇で囲みなさい． `10点`

1．パーキンソニズム ─────── 投与開始後早期からみられる．無動や安静時振戦，筋強剛，姿勢反射障害など．
2．アカシジア ───────── 投与開始後早期からみられる．足元がムズムズしたりからだがそわそわしたりして，じっとしていられず動き回る．
3．急性ジストニア ─────── 投与開始後早期からみられる．頭部および頸部の異常な姿勢（頸部後屈．斜頸）．
4．遅発性ジスキネジア ───── 38℃以上の高熱や筋硬直，振戦，発汗，高クレアチンホスホキナーゼ（CPK）血症がみられる．

8 次のうち，正しいものを 1 つ選び，番号を〇で囲みなさい． `15点`

1．電気けいれん療法は，抗うつ薬が無効な重症のうつ病の適応ではない．
2．精神科リハビリテーションでは本人の好きなようにさせ，日常生活や社会生活をスムーズに送れるようにすることを目的とする．
3．心理教育には家族を対象にした「家族心理教育」もあり，病気に対する理解や本人への接し方，サポート方法などを学ぶ．
4．作業療法は作業療法士の判断で患者の症状と活動能力，希望をアセスメントし，個々の対象に適した活動の目的目標内容を設定する．

9 近代精神医学を築いた人々について，正しい組み合わせを 1 つ選び，番号を〇で囲みなさい．

`10点`

1．ピネル ─────── 早発性痴呆の概念を批判．統合失調症の概念を樹立．
2．クレペリン ───── 早発性痴呆の発見．進行麻痺やアルツハイマー病，脳動脈硬化性精神障害（脳血管性認知症）などの疾患概念の確立．
3．フロイト ─────── 精神医学の歴史に近代医学の考えを最初に導入した．
4．ブロイラー ───── 精神分析学の創始者．人間の精神活動の根源には性的エネルギー（リビドー）があるとした．

精神看護

第 8 回

氏名

点

---

1 次のうち，誤っているものを 1 つ選び，番号を〇で囲みなさい. 　15点

1．アメリカでは，1963（昭和 38）年「ケネディ教書」が発表され，精神障害者の処遇改善事業が大幅に進展した.

2．ビアーズは自ら精神病院に 4 回入院し，社会復帰したのち体験した悲惨な処遇を訴えた．アメリカの精神衛生運動の創始者となる.

3．イギリスのマックスウェル・ジョーンズは自由で拘束のない環境，平等で民主的な人間関係，すなわち治療共同社会が極めて有効なことを示した.

4．精神科では，ホスピタリズム（施設症）は問題とはならない.

---

2 精神医学の変遷について，正しいものを 1 つ選び，番号を〇で囲みなさい. 　10点

1．日本で最初の精神病院は，1875（明治 8）年にできた東京府癲狂院である.

2．近代精神医学以前の治療として滝治療がある.

3．1887（明治 20）年には宇都宮事件が社会問題となった.

4．明治以前，大阪に村全体が一種の精神障害者コロニーになっていたところがある.

---

3 呉秀三について，誤っているものを 1 つ選び，番号を〇で囲みなさい. 　10点

1．呉秀三は日本の精神医学の実質的な創立者である.

2．精神患者の処遇の改革をし，患者の拘束具をはずし破棄した.

3．私宅監置の実態調査を行った.

4．ドイツのフロイトのもとで学んだ.

---

4 法制度の変遷について，正しいものを 1 つ選び，番号を〇で囲みなさい. 　10点

1．1900（明治 33）年，精神病者監護法が制定.

2．明治期までは精神障害者は存在しなかった.

3．1919（大正 8 年）年，精神保健法が成立.

4．1995（平成 7）年，精神衛生法が制定.

---

5 次のうち，正しい組み合わせを 1 つ選び，番号を〇で囲みなさい. 　15点

1．障害者基本法 ──────── 1988（昭和 63）年施行．精神障害者もほかの障害をもつ人々と同様にこの法律の対象とされた.

2．精神保健法 ──────── 介護給付や訓練等給付，自立支援医療，補装具費支給，地域生活支援事業

3．精神保健福祉法 ──────── 入院中心の治療体制から地域におけるケアを中心とした体制への移行

4．精神障害者保健福祉手帳 ── 精神障害の発生予防，国民の精神的健康の保持・増進の目的

6 次のうち，正しいものを 1 つ選び，番号を〇で囲みなさい. `15点`

1．2013（平成 25）年，障害者自立支援法により，精神障害・身体障害・知的障害共通の枠組みで支援が行われるようになった.

2．2014（平成 26）年，精神病院任意入院の患者全員に退院後生活環境相談員がかかわることになった.

3．トータルリハビリテーションが重要である.

4．リカバリーとストレングスモデルとは，ラップにより，中国が精神科医療の脱施設化を進める過程で生み出したケアマネジメント方法である.

7 次のうち，正しい組み合わせを 1 つ選び，番号を〇で囲みなさい. `15点`

1．応急入院 ──────── 緊急を要し，その家族の同意を得ることができない場合，指定医の診察の結果，本人の同意がなくても 48 時間に限りその者を応急入院指定病院に入院させることができる.

2．措置入院 ──────── 自傷・他害の恐れはないが，医療および保護のために入院の必要があるものの，患者本人が入院に同意しない場合に行われる.

3．入院患者の処遇 ─── 入院患者の通信・面会は基本的に自由である.

4．指定病院 ──────── 都道府県の病院を指す.

8 精神保健福祉対策に含まれないものを 1 つ選び，番号を〇で囲みなさい. `10点`

1．社会復帰対策

2．アルコール関連問題対策

3．認知症高齢者対策

4．喫煙に関係する健康対策

状況設定問題（成人看護）

第 **1** 回

点

次の事例を読み，下記の **1** ～ **4** の問いに答えなさい.

　60歳代，男性. 1か月前より風邪症状があったので市販薬で対処していた. 1か月経過しても良くならず，農作業を行うと息苦しさを感じるようになったため受診した. 検査の結果，COPD（慢性閉塞性肺疾患）と診断された.

1 患者の COPD の病期として適切なものを 1 つ選び，番号を○で囲みなさい. `10点`

　　1. 0期
　　2. 1期
　　3. 2期
　　4. 3期

2 COPD の症状について，適切なものを 1 つ選び，番号を○で囲みなさい. `10点`

　　1. 呼吸困難
　　2. 徐脈
　　3. 胸痛
　　4. 血痰

3 患者への指導として正しいものを 1 つ選び，○で囲みなさい. `10点`

　　1. 徐々に禁煙できるように説明する.
　　2. 運動はせず，安静とする.
　　3. 薬物療法のみで疾患の進行を抑制できる.
　　4. 患者自身がセルフマネジメントできるように患者教育を行う.

4 COPD の看護について，適切なものを 1 つ選び，○で囲みなさい. `15点`

　　1. 根治が見込めるので，早期に気道の清浄化および薬物投与を行う.
　　2. パニックコントロールの方法を家族にも説明する.
　　3. 食事をとる際に両肘をつけないようにすると息苦しさが改善する.
　　4. ワクチン接種は避ける.

次の事例を読み，下記の **5** 〜 **9** の問いに答えなさい．

　40歳代，女性．血便が出るようになったが，若い頃から便秘気味であったので様子をみていた．しかし，下痢と便秘を繰り返し，体重が5kg減少したため受診したところ，直腸がんと診断された．その後，手術を受け，人工肛門造設となった．

5 大腸がんの検査で適切なものを1つ選び，番号を○で囲みなさい． `10点`

　　1．CEA
　　2．PSA
　　3．PIVKA－Ⅱ
　　4．SCC

6 ストーマの位置を決定する条件として正しいものを1つ選び，○で囲みなさい． `10点`

　　1．ウエストライン
　　2．ベルトライン
　　3．腹直筋を避ける
　　4．本人が見える位置

7 ストーマ造設後の患者の看護として適切なものを1つ選び，○で囲みなさい． `10点`

　　1．ストーマ周囲の清拭を行う場合，乾いたガーゼでよく拭く．
　　2．造設後，入浴は可能である．
　　3．腹臥位になるような仕事は禁忌である．
　　4．術後1週間以降にパウチを交換する．

8 ストーマ造設に伴う合併症のうち晩期合併症を1つ選び，番号を○で囲みなさい． `10点`

　　1．壊死
　　2．狭窄
　　3．膿瘍
　　4．脱落

9 患者から「ガスやにおいが気になるのですが，退院したらどのような食事がよいですか？」と相談された．正しいものを1つ選び，番号を○で囲みなさい． `15点`

　　1．「ヨーグルトなどの乳製品を食べるとよいですよ」
　　2．「豆類やキノコ類はガスが出にくいですよ」
　　3．「ビールや炭酸飲料は大丈夫ですよ」
　　4．「エビやカニはにおいに影響しませんよ」

状況設定問題（成人看護）

第 2 回

次の事例を読み，下記の **1** ～ **5** の問いに答えなさい．

　50 歳代，女性．以前より高血圧を指摘されていたが，放置していた．昼食の支度をしていたとき，突然我慢できない頭痛がした．その後嘔吐し，めまいも出現したため救急車にて受診した．頭を持ち上げると抵抗があり，検査の結果，クモ膜下出血と診断され，脳動脈瘤頸部クリッピング術を受けた．

1 入院時に問診で確認する内容について，正しいものを 1 つ選び，○で囲みなさい． 　10点

　1．家族歴
　2．脱水症状
　3．顔面麻痺
　4．微熱

2 患者の「頭を持ち上げると抵抗があり」という症状について，該当するものを 1 つ選び，番号を○で囲みなさい． 　10点

　1．項部硬直
　2．ケルニッヒ徴候
　3．ブルジンスキー徴候
　4．クッシング現象

3 腰椎穿刺の看護について，正しいものを 1 つ選び，○で囲みなさい． 　10点

　1．検査には 1 時間ほどかかるが，痛みは伴わない．
　2．ベッド中央に仰臥位になり，下肢を挙上する．
　3．血腫により神経圧迫が生じ，麻痺や感覚障害が出現することがある．
　4．検査後は頭部を高くする．

4 クモ膜下出血の三大合併症でないものを 1 つ選び，番号を○で囲みなさい． 　10点

　1．再出血
　2．脳血管攣縮
　3．出血性梗塞
　4．水頭症

5 残存血腫排泄，頭蓋内圧管理のため脳槽ドレーンを挿入している．適切でない看護はどれか．1 つ選び，番号を○で囲みなさい． 　15点

　1．排液量や性状，チューブ内の液面拍動の有無を観察する．
　2．医師が指示したドレナージ圧の設定を確認する．
　3．臥位から体位を変更する際も，ドレナージの設定圧が変わったらすぐに設定しなおす．
　4．ドレーンをテープでしっかり固定する．患者の目に入らないように工夫するなど，自己抜去しないように固定方法を検討する．

次の事例を読み，下記の **6** 〜 **9** の問いに答えなさい．

　40歳代，男性．身長170cm，体重87kg，宅配の仕事をしている．以前から腰痛があったが，忙しいために湿布薬で対処していた．徐々に腰痛が増強し，下肢のしびれが出現したため受診したところ，腰椎椎間板ヘルニアと診断され入院となった．

6　腰椎椎間板ヘルニアの症状を1つ選び，○で囲みなさい． `10点`

　1．上肢の知覚鈍麻
　2．貧血
　3．腓骨神経麻痺
　4．坐骨神経鈍麻

7　コルセット使用時の看護について，適切なものを1つ選び，○で囲みなさい． `10点`

　1．コルセットは座位で装着する．
　2．密着することが重要なので，皮膚に直接装着する．
　3．適切なサイズを着用する．
　4．痛みが軽減した場合はコルセットをはずしてよい．

8　腰椎椎間板ヘルニア患者の看護で適切なものを1つ選び，番号を○で囲みなさい． `10点`

　1．腰椎の後彎を弱めるため安静臥床とする．
　2．マットは柔らかいものを使用する．
　3．シャワー浴などのときは，椅子に座る前にコルセットをはずす．
　4．運動は，医師やPT，OTの指示のもとで行う．

9　患者の退院の生活指導について適切でないものを1つ選び，番号を○で囲みなさい． `15点`

　1．「病気が繰り返すことはないので，今までどおりの生活をしてよいですよ」
　2．「負担がかからないように，減量が必要ですね」
　3．「急に腰をひねることや，無理な体位での作業は行わないでください」
　4．「再発予防のため，腹筋や背筋を鍛え，正しい姿勢を取りましょう」

状況設定問題（成人看護）
第 3 回

次の事例を読み，下記の **1** ～ **3** の問いに答えなさい．

　63 歳の男性，会社役員．朝食後気分が悪くなって左前胸部の絞扼感が出現し，30 分程度安静にしていたが，軽快しないため救急車で来院した．顔面は蒼白で苦悶常様表情あり，呼吸困難を訴え泡沫状の痰を喀出している．脈拍数 110/ 分，呼吸数 32/ 分，血圧 80/60mmHg，心電図検査では V₁～V₄ で ST の上昇を認め，急性心筋梗塞と診断され入院した．

1　入院時のアセスメントとして正しいものを 1 つ選び，番号を○で囲みなさい． [15点]

　　1．心原性ショックである．
　　2．室内歩行は可能である．
　　3．心電図モニター装着は必要ない．
　　4．酸素吸入は必要ではない．

2　急性期の観察事項で重要でないものを 1 つ選び，番号を○で囲みなさい． [10点]

　　1．腹壁静脈の怒張
　　2．前胸部の絞扼感
　　3．血圧値
　　4．時間尿量

3　急性期の看護で誤っているものを 1 つ選び，番号を○で囲みなさい． [10点]

　　1．患者の精神的苦痛を考え，不安を表出できる雰囲気をつくる．
　　2．排便時はポータブルトイレを使用する．
　　3．バイタルサインが安定するまでは禁飲食である．
　　4．病状説明は，患者と家族とが別々に受けられるようにする．

次の事例を読み，下記の **4** ～ **6** の問いに答えなさい．

　45 歳女性．2 か月前から咳嗽と喀痰が出現した．最近倦怠感も強くなったため受診した胸部 X 線写真で左上葉に異常陰影を認め，精査と治療を目的に入院した．

4　経気管支生検が予定された肺生検前の説明で正しいものを 1 つ選び，番号を○で囲みなさい．
[15点]

　　1．検査前日の夜 9 時以降は飲水できません．
　　2．気管支鏡を入れるときには息を止めてください．
　　3．苦しいときは手を挙げて合図してください．
　　4．検査後には積極的に咳をして痰を出してください．

5 検査の結果，左肺上葉の腺がんと診断され，開胸左肺上葉切除術が予定された．術前肺機能検査結果は％肺活量70％，1秒率85％であった．手術前の呼吸練習で正しいものを1つ選び，番号を〇で囲みなさい． 10点

　　1．短速呼吸

　　2．胸式呼吸

　　3．口すぼめ呼吸

　　4．間欠的陽圧呼吸（IPPB）

6 術後2日目，呼吸音が聴取されずバイタルサインも不安定，喀痰喀出を促すが疼痛によりできない状態である．対応で正しいものを1つ選び，番号を〇で囲みなさい．酸素吸入は鼻カニューレ3L/分，胸腔ドレーン10cmH$_2$O低圧持続吸引中． 10点

　　1．酸素投与量を増やす．

　　2．去痰薬の吸入を行う．

　　3．気管支鏡による気管支吸引の準備をする．

　　4．胸腔ドレーン吸引圧を上げる．

次の事例を読み，下記の **7**～**9** の問いに答えなさい．

　80歳女性，長男と2人暮らし．明け方トイレに行こうとして廊下でつまずき転倒．左大腿骨頸部骨折と診断され，内固定術を受けた．術後杖歩行可能で，1週間後自宅退院が決定した．下肢の筋力と認知機能低下はない．

7 再転倒予防のために確認すべき自宅の情報で，優先度の高いものを1つ選び，番号を〇で囲みなさい． 10点

　　1．延べ床面積

　　2．調理台の高さ

　　3．廊下の床の状態

　　4．玄関の間口の広さ

8 患者は再転倒に対する不安が強い状態である．本人への言葉がけで正しいものを1つ選び，番号を〇で囲みなさい． 10点

　　1．絶対に転倒してはいけません．

　　2．転びにくいような歩き方ができています．

　　3．骨折は治ったのだからもう安心して大丈夫です．

　　4．もうお年ですから何でも息子さんに手伝ってもらいましょう．

9 息子は再転倒の不安から，患者が動くのが心配であると話している．息子の対応で正しいものを1つ選び，番号を〇で囲みなさい． 10点

　　1．必要な物をすべて患者の周りに置くように言う．

　　2．介護に慣れている息子がいつも歩行に付き添う．

　　3．安全に歩行できていることを息子に見てもらう．

　　4．夜間はおむつを使用して転倒誘発の機会を減らす．

状況設定問題（成人看護）

第 4 回

点

次の事例を読み，下記の **1** 〜 **3** の問いに答えなさい.

　50 歳女性，右乳がんと診断され手術目的で入院. 経済的問題はなく，趣味はテニスである. 貸しビル業をしていて，夫とは死別している.

1 右乳房温存腫瘍摘出術と腋窩リンパ節郭清後，腋窩部にドレーンが挿入された. 患者は患側上肢のだるさを訴えている. 対応で正しいものを 1 つ選び，番号を○で囲みなさい. 10点

　1．ドレーンは水封式吸引装置に接続する.
　2．積極的な上肢回旋運動でドレーンからの廃液を促す.
　3．ドレーン抜去時まで，刺入部のガーゼ交換は行わない.
　4．ドレーンを抜去した翌日から全身のシャワー浴が可能である.

2 外来で抗がん化学療法を受ける予定で退院した. 患側上肢のだるさ，疲れやすさがあると話す. 患側上肢の浮腫を予防する方法で正しいものを 1 つ選び，番号を○で囲みなさい. 10点

　1．使い捨てカイロを患側の腋窩に当てる.
　2．患側上肢のマッサージを中枢から末梢へ行う.
　3．患側上肢はなるべく動かさないようにする.
　4．患側上肢の静脈では抗がん薬の静脈内注射を行わない.

3 1 年後，転移が疑われ検査目的で入院. もうテニスもできず，夫のところに行きたいと，生きる希望を失っている. 患者が感じている苦痛で正しいものを 1 つ選び，番号を○で囲みなさい. 10点

　1．仕事をすることの苦痛
　2．生きる目的を問うスピリチュアルな苦痛
　3．手術や化学療法を受けたことによる身体的苦痛
　4．社会的な役割が果たせないことによる苦痛

次の事例を読み，下記の **4** 〜 **6** の問いに答えなさい.

　27 歳女性，夫と 3 歳の息子との 3 人暮らし. 2 週間前から全身倦怠感があり，3 日前から 39℃の発熱，歯肉の腫脹，両大腿部の皮下出血があり入院. 体温 38.6℃，脈拍 98/ 分，白血球 51,800/mm^3，赤血球 286 万 /mm^3，Hb8.0g/dL，血小板 14,000/mm^3，フィブリノゲン 450mg/dL，CRP0.5mg/dL，急性骨髄性白血病と診断され，寛解導入療法が開始された.

4 入院時のアセスメントで正しい組み合わせを 1 つ選び，番号を○で囲みなさい. 10点

　a．歯肉部に白血病細胞の浸潤が考えられる.
　b．細菌感染の合併が考えられる.
　c．鉄欠乏性貧血が考えられる.
　d．溶血性尿毒症症候群が考えられる.
　　1．a, b　　　2．a, d　　　3．b, c　　　4．c, d

5 入院中の看護で正しい組み合わせを 1 つ選び，番号を○で囲みなさい. `15点`

    a．下肢のマッサージを行う.

    b．果物を勧める.

    c．排便時には努責しないように説明する.

    d．ポビドンヨード含嗽薬でうがいをするよう説明する.

      1．a, b   2．a, d   3．b, c   4．c, d

6 寛解導入療法中の看護で誤っているものを 1 つ選び，番号を○で囲みなさい. `15点`

    1．子供の面会は制限することを説明する.

    2．月経時はタンポンの使用を勧める.

    3．血圧測定は素早く行う.

    4．排便時は肛門部を洗浄するよう説明する.

次の事例を読み，下記の **7** ～ **9** の問いに答えなさい.

  20 歳男性，73 歳の祖母と 2 人暮らし. 内気で友人も少ない. 1 年前から「心臓がとける」「動くと心臓が変形してしまう」と言い，大学を中退して家に引きこもっている. 昼夜逆転の生活で，精神科病院を受診したところ統合失調症と診断され，任意入院する.

7 出現している症状について正しいものを 1 つ選び，番号を○で囲みなさい. `10点`

    1．解離

    2．体感幻覚

    3．心気妄想

    4．被害妄想

8 入院 2 か月後，症状が改善し将棋やトランプに参加するようになったが，1 か月以内に自宅への退院希望がある. 退院に向け優先されるものについて，正しいものを 1 つ選び，番号を○で囲みなさい. `10点`

    1．洗濯の指導

    2．料理教室の勧め

    3．服薬自己管理に向けた支援

    4．スポーツを中心とした活動療法の勧め

9 退院後は訪問看護を利用することになった. 祖母はそれまですべての家事を行っていたが，変形性膝関節症のため，家事が負担になっている. 適切な社会資源を 1 つ選び，番号を○で囲みなさい. `10点`

    1．就労継続支援

    2．精神科デイケア

    3．グループホーム

    4．社会適応訓練事業

状況設定問題（老年看護）

第 5 回

次の事例を読み，下記の **1** ～ **5** の問いに答えなさい．

　85 歳の女性．玄関で転倒し歩行困難となる．救急車で搬送後，診察の結果左大腿骨頸部骨折と診断され入院となる．体動時，左股関節痛あり．翌日，全身麻酔にて人工骨頭置換術を受け，点滴静脈内注射と膀胱内留置カテーテルを挿入して帰室．術後 2 日目より左足背のしびれ感，足関節・足趾の背屈不良がみられる．「トイレに行きたい」「ベッドから降りたい」「三角枕（外転枕）を取ってほしい」と訴えが多くなり，大声をだすようになった．

1 ▶ 入院時の看護について，正しいものを 1 つ選び，番号を○で囲みなさい． `10点`

　　1．好きな体勢になってもらう．

　　2．頻回に訪室し不安の軽減，全身状態の観察をする．

　　3．疼痛がある場合は体動が少ないため，ベッド柵は必要ない．

　　4．床上排泄は患者の負担になるため，ポータブルトイレをベッドサイドに置く．

2 ▶ 術後の看護について，正しいものを 1 つ選び，番号を○で囲みなさい． `10点`

　　1．患者の訴えや様子を観察し，術後せん妄に注意する．

　　2．疼痛がある場合は鎮痛薬を使用するため，患者の好む体位にしても良い．

　　3．高齢者には術後合併症は起こらない．

　　4．術直後は麻酔が完全に切れていない状態のため，患者の訴えは聞き流しても良い．

3 ▶ 術後看護について，正しいものを 1 つ選び，番号を○で囲みなさい． `10点`

　　1．患部を安静にする必要があるため，体位変換は安静解除が出るまでしない．

　　2．高齢者であり，術後は混乱が強く説明は理解できないため，外転枕の説明は控える．

　　3．足関節の自動・他動運動は脱臼する可能性があるため行わない．

　　4．高齢者は安静臥床や手術の影響により，深部静脈血栓，創部感染，肺炎等の合併症を起こしやすいので注意する．

4 ▶ 術後合併症について，誤っているものを 1 つ選び，番号を○で囲みなさい． `10点`

　　1．仰臥位時に下肢が外旋になると，腓骨頭部が長時間圧迫され，腓骨神経麻痺を起こしやすいので，下肢のしびれ，知覚異常，特に第 1，2 趾部背側の知覚障害の有無の観察をする．

　　2．患肢の痛みや安静により同一体位をとりがちになり，褥瘡が発生しやすいので注意する．

　　3．人工骨頭置換術を行った場合は，関節の屈曲・内転・内旋により足関節脱臼を起こしやすい．

　　4．術直後よりリハビリテーションを行い，退院に向け早期離床への支援をする．

5 ▶ 患者の訴える「足背のしびれ感，足関節・足趾の背屈不良」について，正しいものを 1 つ選び，番号を○で囲みなさい． `10点`

　　1．下肢の浮腫の可能性がある．

　　2．腓骨神経麻痺の可能性がある．

　　3．術後感染の可能性がある．

　　4．関節脱臼の可能性がある．

次の事例を読み，下記の **6** ～ **10** の問いに答えなさい．

　88 歳の女性．胸腰椎圧迫骨折にて入院．ベッド臥床を続けていたが，食事中むせ込むようになり，ほとんど食べない状態が続いた．体温 38.8℃，脈拍 98 回 / 分，呼吸数 24 回 / 分，SpO₂（動脈血酸素飽和度）85%．胸部 X 線検査の結果，誤嚥性肺炎と診断される．意識は呼びかけに対し開眼する状態．点滴と抗菌薬の治療が始まって状態が改善し，嚥下訓練にて経口摂取が開始されたが，むせ込みが多く，喀痰も多くなったため経管栄養が開始された．

6　入院時の看護について，誤っているものを 1 つ選び，番号を〇で囲みなさい．　　10点

　　1．安静臥床が長期間になるため，褥瘡予防が必要である．
　　2．疼痛が強い場合は鎮痛薬を使用し，安静が保持できるようにする．
　　3．臥床が続くと排泄習慣が崩れるため，安静よりもトイレ排泄を積極的に進める．
　　4．入院が長引くと認知症が出現する可能性があるので注意する．

7　経管栄養について，正しいものを 1 つ選び，番号を〇で囲みなさい．　　10点

　　1．体位は仰臥位で行う．
　　2．栄養チューブが胃内に入っているか，そのつど確認する．
　　3．注入栄養剤の温度は 42℃程度がよい．
　　4．注入速度は 200mL/ 分である．

8　継続して行う看護について，正しいものを 1 つ選び，番号を〇で囲みなさい．　　10点

　　1．安静のため，体位変換は行わない．
　　2．胸腰椎圧迫骨折の看護より，誤嚥性肺炎の看護を優先する．
　　3．褥瘡予防のためエアマットを使用する．
　　4．自主的な飲水が少ないので，水分出納は観察しなくても良い．

9　継続看護について，誤っているものを 1 つ選び，番号を〇で囲みなさい．　　10点

　　1．定期的に口腔ケアを行う．
　　2．自動・他動運動は患部の安静のため行わない．
　　3．唾液などの誤嚥を防ぐため，セミファーラー位を保つようにする．
　　4．患者からの訴えがなくても頻回に訪室し，コミュニケーションをとるようにする．

10　誤嚥性肺炎の予防について，適切でないものを 1 つ選び，番号を〇で囲みなさい．　　10点

　　1．食事の時は座位を保つ．
　　2．食後に唾液腺を刺激する体操をする．
　　3．飲食物にとろみをつける．
　　4．口腔ケアを徹底する．

状況設定問題（老年看護）

第 **6** 回

次の事例を読み，下記の **1** ～ **5** の問いに答えなさい．

　77 歳の女性．息子夫婦と 3 人暮らしである．朝玄関に新聞を取りに行こうとしたが，起き上がれず，言語も不明瞭となり救急車で搬送され，緊急入院となる．入院時は意識レベルⅡ-10（3-3-9 度方式），血圧174/88mmHg，尿失禁あり．頭痛・嘔吐はなく，瞳孔の不動も認められなかった．検査の結果，脳梗塞と診断された．5 日目より意識レベルが回復し，言語も明瞭になる．右片麻痺はあるが座位可能となり，便秘傾向は持続しているものの，リハビリテーションも開始され闘病意欲は旺盛である．

1 　入院時の看護について，誤っているものを 1 つ選び，番号を○で囲みなさい． `10点`

　1．バイタルサインの確認を頻回に行う．

　2．対光反射，瞳孔の大きさを観察する．

　3．入院時オリエンテーションは息子夫婦に行う．

　4．早期リハビリテーションを行う．

2 　意識レベルⅡ-10（3-3-9 度方式）について，正しいものを 1 つ選び，番号を○で囲みなさい． `10点`

　1．普通の呼びかけで容易に開眼する．

　2．見当識障害がある．

　3．痛み刺激に対し払いのけるような動作をする．

　4．大きな声で呼びかけるかまたはからだを揺さぶることによって開眼する．

3 　看護について，正しいものを 1 つ選び，番号を○で囲みなさい． `10点`

　1．リハビリテーションが開始されて疲れているので，病棟ではすべて介助する．

　2．深部静脈血栓予防のため，下肢の自動・他動運動や間欠的空気圧法を行う．

　3．ADL 拡大のため，自分でできることは無理をしてでも自分でしてもらう．

　4．リハビリテーションが開始されたので，バイタルサイン測定はしない．

4 　看護について，誤っているものを 1 つ選び，番号を○で囲みなさい． `10点`

　1．寝衣を着せるときは，右側から着せる．

　2．寝衣を脱がせるときは，右側から脱がせる．

　3．発汗が多いので全身清拭をする．

　4．座位がとれるので，背中の清拭は上半身を起こして行う．

5 　生活指導について，正しいものを 1 つ選び，番号を○で囲みなさい． `10点`

　1．リハビリ室に行くときはスリッパをはくように話をする．

　2．水分はなるべく多くとるように説明する．

　3．病院食は味が薄いと話すので，家族に協力してもらい佃煮を持ってきてもらう．

　4．自然排便が望ましいので，しっかり力むように説明した．

次の事例を読み，下記の **6** ～ **10** の問いに答えなさい．

　75 歳の女性．娘と 2 人暮らしである．5 年前よりパーキンソン病の治療を受けている．娘が会社勤めをしながら介護をしていたが，病状の悪化で上肢の振戦が増強し，嚥下困難が出現した．娘に向かって「あなたは誰？」「家に男の人がいる」と話すなど認知症の症状もみられるようになったため入院となった．入院時は尿意があるものの歩行が難しいため，おむつ着用となった．便秘のため腹部に不快感あり．口臭が強い．身長155cm，体重 52kg，Hb12.5g/dL，総たんぱく 7.0g/dL である．

6 　パーキンソン病について，正しいものを 1 つ選び，番号を〇で囲みなさい．　　`10点`

　　1．転倒の危険があるので履物はスリッパにする．
　　2．消化器症状はない．
　　3．ステージは国際疾病分類により把握する．
　　4．振戦，筋強剛，無動，姿勢反射障害は 4 大徴候といわれる．

7 　次のうち，パーキンソン病の症状に含まれないものを 1 つ選び，番号を〇で囲みなさい．　　`10点`

　　1．不随意運動
　　2．オン・オフ現象
　　3．蕁麻疹
　　4．ウェアリング・オフ現象

8 　日常生活の援助について，正しいものを 1 つ選び，番号を〇で囲みなさい．　　`10点`

　　1．特に行動の制限はないため，トイレも自分で行くように説明する．
　　2．着衣はマジックテープにし，着脱し易いものにする．
　　3．嚥下障害があるため，口腔ケアは行わない．
　　4．運動機能が低下してくるため，無理にでも運動を取り入れていく．

9 　嚥下障害の原因に関係のうすいものを 1 つ選び，番号を〇で囲みなさい．　　`10点`

　　1．運動不足
　　2．咀嚼力の低下
　　3．唾液分泌物の減少
　　4．嚥下反射の低下

10 　認知症の援助について，誤っているものを 1 つ選び，番号を〇で囲みなさい．　　`10点`

　　1．昔話に耳を傾ける．
　　2．幻覚・妄想については否定も肯定もせず，受容的な態度で受け止める．
　　3．不潔行為があった場合にはきつく注意する．
　　4．食事のときは付き添い，なるべく自分で食べられるように見守る．

状況設定問題（母性看護）

第 7 回

点

次の事例を読み，下記の **1** ～ **5** の問いに答えなさい.

　37 歳の初産婦．現在妊娠 39 週 5 日．妊娠経過は順調，午前 5 時から 10 分間欠の陣痛が発来し，午前 10 時に入院．入院時の産婦健康診査の結果，陣痛間欠は 5 分，発作 20 秒．子宮底は 32cm，腹囲 90cm．レオポルド触診法で産婦の左側腹部に胎児の小部分を触れ，下腹部に硬いものを触れた．胎児心音 150 回／分．子宮口 4cm 開大．血性分泌物もみられた．無色透明な液体の流出が多量にあり，BTB 試験紙にて青変．午後 5 時 15 分に児娩出，15 分後に胎盤の娩出．

1 入院時の産婦の観察について，正しいものを 1 つ選び，番号を○で囲みなさい．　　10点

　1．バイタルサインを測定した．

　2．胎児心音の聴取を左臍棘線上で行った．

　3．血性分泌物の観察時は，産婦の訴えを具体的に聴収する．

　4．陣痛の発作と間欠との状態は，助産師から聞く．

2 レオポルド触診法を用いて得られる情報の組み合わせを 1 つ選び，番号を○で囲みなさい．　　10点

　a．胎向

　b．胎児心音

　c．胎児の性別

　d．胎位

　　1．a，b　　　　2．a，d　　　3．b，d　　　4．c，d

3 次のうち，誤っているものを 1 つ選び，番号を○で囲みなさい．　　10点

　1．胎児の胎向は，第 2 頭位である．

　2．分娩所要時間は，12 時間 15 分である．

　3．入院時は，分娩第一期の活動期である．

　4．血性分泌物は産徴である．

4 産婦に対する看護について，適切なものを 1 つ選び，番号を○で囲みなさい．　　10点

　1．入院直後は安静臥床を勧める．

　2．分娩時に嘔吐する可能性があるので，食事は勧めなかった．

　3．排尿の有無を聞き，定期的に促した．

　4．安楽に過ごせるよう，できるだけ 1 人にさせる．

5 破水について，正しいものを 1 つ選び，番号を○で囲みなさい．　　10点

　1．早期破水である．

　2．前期破水である．

　3．適時（正規）破水である．

　4．高位破水である．

次の事例を読み，下記の **6**〜**10** の問いに答えなさい.

　25歳の初産婦. 妊娠42週0日, 18時30分に陣痛発来し入院. 妊娠期は順調に経過, 入院時所見は陣痛発作35秒, 間欠7分, 胎児心拍数144回/分, 子宮口は2.5cm開大. 翌朝9時25分に破水し, 右会陰切開にて体重3340gの男児を分娩した. 9時50分胎盤娩出, 胎盤重量は600g. 子宮収縮良好, 分娩時の出血量は620mL. 産婦は疲労感と空腹感, 口渇を訴えている.

6 分娩第1期の看護について，正しいものを1つ選び，番号を○で囲みなさい.　　10点

　1. 経産婦と違い分娩所要時間が長いので, 体力維持のため臥床して過ごすよう説明する.
　2. 眠気がある場合は声をかけ元気づけた.
　3. 分娩の進行につれ, 胃部圧迫感があるので飲食をできるだけ控えるよう説明する.
　4. 産婦は発汗が多いため, 清潔ケアをこまめにした.

7 分娩第2期の看護について，正しいものを1つ選び，番号を○で囲みなさい.　　10点

　1. 初産婦のため, 分娩室に移動するタイミングでは慌てる必要はない.
　2. 陣痛間欠時に, 短息呼吸をさせた.
　3. 児頭が発露している場合, 羊水の確認は必要ない.
　4. 口渇を訴えているので冷たい水を与えた.

8 分娩第3期の看護について，誤っているものを1つ選び，番号を○で囲みなさい.　　10点

　1. ただちに下腹部のマッサージと温罨法を行った.
　2. 空腹を訴えているので, 軽食を勧めた.
　3. 保温に努めた.
　4. 子宮収縮状態および出血の状態を観察した.

9 分娩後の看護について，正しい組み合わせを1つ選び，番号を○で囲みなさい.　　10点

　a. 会陰縫合部の消毒, 悪露交換について説明した.
　b. 初回歩行時, ふらつきがなかったので1人でトイレに行かせた.
　c. 産婦の労をねぎらい, 新生児との対面を図った.
　d. 後陣痛は, 分娩後24時間以内に軽減すると説明した.
　　1. a, b　　2. a, c　　3. b, c　　4. c, d

10 本事例の分娩経過で，正常から逸脱している状態の組み合わせを1つ選び，番号を○で囲みなさい.
　　10点

　a. 妊娠期間
　b. 児体重
　c. 出血量
　d. 分娩所要時間
　　1. a, b　　2. a, c　　3. b, c　　4. c, d

次の事例を読み，下記の **1** ～ **5** の問いに答えなさい.

　29 歳の経産婦. 妊娠後期の受診状況は，30 週頃より 4 週間に 1 回，36 週から 2 週間に 1 回の妊婦健康診査を受診. 体重増加は 8kgである. 妊娠 40 週 6 日に体重 2555g，身長 49cm の女児を分娩した. 産褥 1 日目から授乳開始，産褥 2 日目から母子同室開始，児の吸啜力は良好. 産褥 3 日目の今朝，顔色不良，夜間 2 時間おきの授乳に疲れたとの訴えがあり，食欲がない.

　体温 36.5℃，脈拍数 66 回 / 分，血圧 112/66mmHg，乳房は軽く緊張し，乳管は 5 本程度開通，乳汁は黄色で 30mL/ 日. 子宮底の高さは臍下 3 横指，子宮体部は硬く触れ，赤色悪露は中等量みられ，分娩後排便がない.

---

1 次のうち，正しいものを 1 つ選び，番号を○で囲みなさい. 　10点

　1. 妊婦健康診査は，理想的な時期に受けている.
　2. 児の出生体重は正常を逸脱している.
　3. 子宮復古状態は，正常を逸脱している.
　4. 乳汁は初乳である.

2 褥婦の乳房の観察について，最も優先度の低いものを 1 つ選び，番号を○で囲みなさい. 　10点

　1. 乳頭・乳輪部の状態
　2. 乳房の緊満状態
　3. 副乳の有無
　4. 疲労の程度

3 授乳について，誤っているものを 1 つ選び，番号を○で囲みなさい. 　10点

　1. 吸啜状態を確認する.
　2. 初回授乳より，哺乳量測定を行う.
　3. 哺乳量が不足しているときは，人工乳を与えることもある.
　4. 新生児の覚醒状態を確認する.

4 産褥 3 日目の看護について，適切でないものを 1 つ選び，番号を○で囲みなさい. 　10点

　1. 夜間は新生児を預かる.
　2. 睡眠時間を観察する.
　3. 家族に好物を持参するよう勧め，摂取量を観察する.
　4. 排便がないが，食事も進まないようなので，もう 1～2 日様子をみることにした.

5 産褥体操の開始について，適切なものを 1 つ選び，番号を○で囲みなさい. 　10点

　1. 体操の開始時期は，疲労が回復する 2 日目から徐々に始めるよう説明する.
　2. 子宮復古を良好にし，食欲を増進させることは期待できるが，乳汁分泌の促進は期待できない.
　3. 骨盤底筋体操は，腹圧性尿失禁の予防効果があることを説明する.
　4. 体操開始後には悪露の量が増え，腹痛もあるが，子宮収縮や後陣痛であることを話し体操は続けるよう説明する.

次の事例を読み，下記の **6** 〜 **10** の問いに答えなさい．

27 歳の経産婦．妊娠 38 週 1 日にアプガースコア 9 点で 2800g の女児を自然分娩．妊娠中に体重増加と高血圧で栄養指導を受けている．産褥 5 日目，血圧は 156/96mmHg，下肢に軽い浮腫がみられ朝から疲労感あり，乳汁分泌は 1 回の授乳で 40〜50mL がみられている．

新生児は，出生時に右後頭部に触れていた腫瘤は現在消失しており，生後 5 日の体重は 2460g，呼吸数 44 回 / 分，血清ビリルビン値 10mg/dL，便の色は黄色く，白い顆粒が混じっている．新生児の頭部を持ち上げ，急に支えをとると抱きつくような動作をする．

6 ▶ **産褥 5 日目の看護について，正しいものを 1 つ選び，番号を○で囲みなさい．** `10点`

　　1．血圧は正常であると判断した．

　　2．高エネルギー食を勧めた．

　　3．搾乳の介助をした．

　　4．母子同室とした．

7 ▶ **次のうち，誤っているものを 1 つ選び，番号を○で囲みなさい．** `10点`

　　1．初乳には，成乳にないラクトアルブミンが含まれている．

　　2．産褥 3〜4 日頃から乳房は緊満し，結節状の腺実質を触れるようになる．

　　3．乳管の開通法は，乳汁分泌が多くなってから開始する．

　　4．乳汁分泌は，下垂体前葉からのプロラクチンの作用による．

8 ▶ **生後 5 日目の児について，正常を逸脱している状態を 1 つ選び，番号を○で囲みなさい．** `10点`

　　1．呼吸数

　　2．血清ビリルビン

　　3．体重

　　4．抱きつくような動作

9 ▶ **新生児について，正しいものを 1 つ選び，番号を○で囲みなさい．** `10点`

　　1．アプガースコア 9 点は正常である．

　　2．出生後に触れた右後頭部の腫瘤は，頭血腫である．

　　3．初回排便は，生後 10 時間以内になければ異常を考える．

　　4．便は，黄色で白い顆粒が混じっている場合，異常便の可能性がある．

10 ▶ **新生児の抱きつく動作について，正しいものを 1 つ選び，番号を○で囲みなさい．** `10点`

　　1．探索反射

　　2．モロー反射

　　3．把握反射

　　4．対光反射

状況設定問題（小児看護）

第 9 回

次の事例を読み，下記の **1** ～ **5** の問いに答えなさい.

　1歳の男児．入院5日前から高熱が続き，近医に通院していたが39℃前後の高熱が持続し，入院となった．入院2日前から眼球結膜の充血と口唇の発赤，亀裂を認めるようになり，入院時には体幹の発赤と手足の硬性浮腫も認められた．また BCG 接種部位にも腫れがみられた．

1 　最も考えられる疾患を 1 つ選び，番号を〇で囲みなさい. 　　　10点

　1．咽頭結膜炎
　2．若年性特発性関節炎
　3．スティーヴンス・ジョンソン症候群
　4．川崎病

2 　上記の疾患について，誤っているものを 1 つ選び，番号を〇で囲みなさい. 　　　10点

　1．原因不明の熱性・発疹性疾患である.
　2．1歳に発病のピークがあり，ほとんどは10歳以下にみられる.
　3．全身の血管炎を主体とする疾患である.
　4．急性期はアスピリン，免疫グロブリンが用いられる.

3 　合併症について特に注意の必要なものを 1 つ選び，番号を〇で囲みなさい. 　　　10点

　1．冠動脈病変（拡張，動脈瘤）
　2．肺炎
　3．急性腎炎
　4．関節炎

4 　入院時の看護について，正しい組み合わせを 1 つ選び，番号を〇で囲みなさい. 　　　10点

　a．安静が必要である.
　b．皮膚の落屑は胸部から始まる.
　c．短期間の入院で回復する.
　d．脱水を起こしやすい.
　　1．a, b　　　　2．a, d　　　　3．b, c　　　　4．c, d

5 　看護として，適切でないものを 1 つ選び，番号を〇で囲みなさい. 　　　10点

　1．水分・食事摂取量が減少している場合は，患児の好む食べ物を勧める.
　2．落屑部分を掻きむしることによる皮膚の損傷に注意し，からだの清潔を保持する.
　3．入院中は減塩食と運動制限をする.
　4．腹満，黄疸の有無，便の症状，脈拍の状態などの合併症の症状を注意深く観察する.

次の事例を読み，下記の **6** ～ **10** の問いに答えなさい.

　生後 7 か月の男児. 夜間に突然泣き出し，うとうとしてはまた泣き出すことが続き，腹痛を訴えるようになった. 腹部は隆起し，嘔吐を繰り返し，顔色は蒼白で少量の粘液便を排泄したので，救急外来を受診した. 診察の結果，腸重積と診断され緊急入院となった. 入院時，体温 36.6℃で脈拍緊張は低下している.

6 　腸重積について，正しいものを 1 つ選び，番号を〇で囲みなさい.　　　　　　10点

　　1．回盲部腸管の固定が悪い 1～3 歳の乳幼児に多い.
　　2．腹痛は持続的に続く.
　　3．重積した腸管は，阻血，出血，浮腫さらには壊死，穿孔に至る.
　　4．乳幼児の急性腹症の原因としてはまれな疾患である.

7 　腸重積の症状について，誤っているものを 1 つ選び，番号を〇で囲みなさい.　　10点

　　1．疝痛性の腹痛
　　2．新鮮血が混じるゼリー様便
　　3．嘔吐
　　4．頭痛

8 　入院時の看護について，正しいものを 1 つ選び，番号を〇で囲みなさい.　　　10点

　　1．バイタルサイン測定は患児の負担になるので行わない.
　　2．高圧浣腸の準備をした.
　　3．啼泣しているときはそのまま見守る.
　　4．体動が激しいので抑制をした.

9 　入院時の看護について，正しいものを 1 つ選び，番号を〇で囲みなさい.　　　10点

　　1．吐乳による窒息に注意する.
　　2．腹痛が激しいため，母親には外で待機してもらう.
　　3．緊急性は高くないため家族には家で待つように伝える.
　　4．嘔吐・腹痛により脱水をきたしやすいが自分から欲しなければ水分補給はしない.

10 　非観血的整復術について，適切でないものを 1 つ選び，番号を〇で囲みなさい.　10点

　　1．X 線透視化で行われる.
　　2．バリウムまたは空気による高圧浣腸が用いられる.
　　3．イリゲーターの高さはなるべく高くする.
　　4．安全のために抑制帯を用いる.

状況設定問題（小児看護）

第 ⑩ 回

次の事例を読み，下記の **1** ～ **5** の問いに答えなさい.

　8歳男児．両親と3人家族である．小学校に元気に通学し友達も多かった．3日前から発熱と鼻出血，食欲不振が続き両親と外来受診し入院となった.

　入院時は体温37.0℃，軽度の腹痛と頭痛を訴えた．骨髄穿刺などの検査の結果Hb7.5g/dL，白血球5000/μL，血小板4万/μLで急性リンパ性白血病と診断された．担当医から病状の説明を受け治療が始まった.

1 検査の結果について，正しいものを1つ選び，番号を○で囲みなさい. `10点`

　1．Hb7.5g/dLは正常値である.

　2．急性リンパ性白血病の診断は本人には知らせないほうが良い.

　3．白血球の値は，正常値の約半分で感染を起こしやすい状態である.

　4．血小板の値が低いと出血傾向は低くなる.

2 入院時の看護について，適切なものを1つ選び，番号を○で囲みなさい. `10点`

　1．病室は患児が寂しがるので4人部屋にした.

　2．採血後は，採血部位の止血を確認する.

　3．臥床安静をするように説明する.

　4．担当医の説明は父親だけに伝える.

3 白血病の看護について，正しいものを1つ選び，番号を○で囲みなさい. `10点`

　1．出血傾向があるので歯磨きは中止させる.

　2．白血病細胞の浸潤による骨・関節痛などの頻度が高い.

　3．易感染状態にあるので強めに清拭を行う.

　4．入院中は身体的・心理的苦痛が伴うので，自由に過ごしてよいと説明する.

4 白血病の看護について，誤っているものを1つ選び，番号を○で囲みなさい. `10点`

　1．爪は短く切り，鼻をいじったりしないように話をする.

　2．腹痛や頭痛に対して，消化管出血や脳出血の可能性に注意する.

　3．同級生との面会は制限する.

　4．抗腫瘍薬やステロイド薬などが使用されるので，感染への抵抗力は増す.

5 骨髄穿刺時の看護について，正しいものを1つ選び，番号を○で囲みなさい. `10点`

　1．骨髄穿刺の体位は腹臥位にする.

　2．骨髄穿刺は病室で行う.

　3．穿刺直後，穿刺部はガーゼを当て絆創膏でとめておく.

　4．実施前に排尿を済ませる必要はない.

次の事例を読み，下記の **6** 〜 **10** の問いに答えなさい.

　6歳の男児. 1週間前より微熱が続き，近医で咽頭炎と診断され治療していたが，昨日より家の中でゴロゴロしてあまり遊ばない. 食欲がなく，眼瞼に浮腫がみられるほか，茶褐色の尿が少量しか出ないということで来院した. 外来での診察の結果，体温36.7℃，血圧140/80mmHg，たんぱく尿・血尿がみられ急性糸球体腎炎と診断され入院となる.

6 　急性糸球体腎炎について，正しいものを1つ選び，番号を〇で囲みなさい.　10点

　　1. たんぱく尿，血尿以外にも乏尿，高血圧がみられるが，浮腫はみられない.
　　2. 学童期から青年期に多い.
　　3. B群溶血性レンサ球菌によるものが多い.
　　4. 対症療法が主である.

7 　急性糸球体腎炎について，誤っているものを1つ選び，番号を〇で囲みなさい.　10点

　　1. 溶連菌感染後1〜3週間後に発症する.
　　2. 血液検査では，血清ASO値が上昇する.
　　3. 頭痛を訴えるときは高血圧脳症による痙攣に注意する.
　　4. 3大症状は多尿，浮腫，高血圧である.

8 　入院時の看護について，正しいものを1つ選び，番号を〇で囲みなさい.　10点

　　1. 急性期だが床上安静は必要ない.
　　2. ほかの小児との遊びは禁止する.
　　3. 安静と保温が必要であるのは，腎血流量を保つためである.
　　4. 悪心・嘔吐，意識障害などを観察する.

9 　入院時の対処に対する看護について，適切なものを1つ選び，番号を〇で囲みなさい.　10点

　　1. 水分出納を観察する.
　　2. 不定期に血圧測定，体重測定を行う.
　　3. 毎日尿糖検査を行う.
　　4. 尿量と比重は確認しないが，蓄尿は行う.

10 　急性糸球体腎炎の看護について，誤っているものを1つ選び，番号を〇で囲みなさい.　10点

　　1. 食後の口腔ケアが重要である.
　　2. 日常生活への制限があるので，精神的な援助が必要である.
　　3. 急性期の食事は塩分，たんぱく質，水分の制限を行う.
　　4. 全身清拭時は強めに拭き，感染予防に努める.

状況設定問題（精神看護）

第 11 回

次の事例を読み，下記の **1** 〜 **5** の問いに答えなさい．

　50 歳の男性．出版社に勤務している．家族は妻と息子，娘の 4 人家族である．若い頃よりお酒が好きで毎日 1 升（約 1800mL）酒を飲んでいた．今まで夜しか飲まなかったのが，近頃は朝から飲むようになり，仕事もだんだん休みがちになった．アルコールが切れると，手指の振戦がみられるようになったため受診し，アルコール依存症と診断され医療保護入院となった．

1 アルコール依存症の症状について，正しいものを 1 つ選び，番号を〇で囲みなさい． 10点

　1．無動

　2．運動失調

　3．粘着性

　4．消極的

2 医療保護入院の説明について，正しいものを 1 つ選び，番号を〇で囲みなさい． 10点

　1．医療および保護の依頼があった者について，緊急を要し，その家族などの同意を得ることができない場合に行われる．

　2．本人の同意のもとに入院が行われる．

　3．医療および保護のために入院の必要がある場合，本人の同意がなくてもその家族の同意により入院させることができる．

　4．医療および保護を図るうえで著しく支障があると認められたとき，本人の同意がなくても 72 時間に限り指定病院に入院させることができる．

3 患者の看護について，正しいものを 1 つ選び，番号を〇で囲みなさい． 10点

　1．不安のある患者には，「少し落ち着きなさい」と注意を促す．

　2．作業療法では，生産性を無視した援助を行う．

　3．患者の心を開かせるため，患者の訴えや要求はすべて受け入れる．

　4．患者との信頼関係を保つために，約束は守るようにし，できない約束はしない．

4 次のうち，誤っているものを 1 つ選び，番号を〇で囲みなさい． 10点

　1．アルコール使用障害には集団療法が有用ではない．

　2．抗酒薬を服用しているときに酒を飲むと強い苦しみを味わい，ときには生命の危険に陥ることもある．

　3．アルコール離脱症状には発汗や頻脈などの自律神経症状がある．

　4．身体治療としては，脱水の管理，肝臓の庇護ビタミン（ビタミン B₁）の注射などを行う．

5 患者から「落ち着いてきていますが，家に帰るとまた飲酒をするのではないかと心配です」と相談を受けた．適切な対応について，正しいものを 1 つ選び，番号を〇で囲みなさい． 10点

　1．少しぐらいの飲酒は問題ないと説明する．

　2．家や会社では，静かに一人で過ごすように説明する．

　3．自助グループへの参加を進める．

　4．家族へ，家にあるアルコールすべて処分するように説明する．

次の事例を読み，下記の **6** 〜 **10** の問いに答えなさい．

　50 歳女性．会話をしていても，そのとき話していたことをすぐ忘れる，炊事をしていてもガスをつけっぱなしでその場を離れたり，買い物に行くとき鍵をかけ忘れたり，帰り道がわからなくなり，時々保護されるなどの行動がみられる．しばらく様子をみていたが，だんだん問題行動が目立つようになったため受診し，アルツハイマー病と診断された．医師より入院の必要性を説明されるも，本人が嫌がったため家族の同意を得て入院となった．

6 　患者の疾患について，正しいものを 1 つ選び，番号を〇で囲みなさい．　　　　10点

　　1．父母やきょうだいにアルツハイマー病，および若年性アルツハイマー病患者のいる人は罹患率が低い．
　　2．社交的で，社会的関心が高い人がなりやすいといわれている．
　　3．脳には神経細胞の脱落，老人斑（アミロイド斑）の沈着，神経原線維変化などがみられる．
　　4．高齢になるにしたがい女性よりも男性の出現率が高くなる．

7 　患者の疾患の症状について，正しいものを 1 つ選び，番号を〇で囲みなさい．　　　　10点

　　1．失見当識
　　2．させられ体験
　　3．チック症
　　4．病識はある

8 　患者の問題行動について，最も可能性が低いと考えられるものはどれか．正しいものを 1 つ選び，番号を〇で囲みなさい．　　　　10点

　　1．徘徊
　　2．自殺行為
　　3．不潔行為
　　4．衝動行為

9 　患者の看護について，誤っているものを 1 つ選び，番号を〇で囲みなさい．　　　　10点

　　1．排泄が自立していても，トイレの場所に目印をつけわかりやすくする．
　　2．誤りを正したり，失敗を叱ったりすることは，ますます混乱させることになるので避ける．
　　3．清潔に関する行為が 1 人でできる場合でも，時々忘れることがあるので，その場合も自尊心を傷つけないような言葉がけをする．
　　4．転室や転床を行い，定期的に環境を変化させることが大切である．

10 　患者の入院形態について，正しいものを 1 つ選び，番号を〇で囲みなさい．　　　　10点

　　1．任意入院
　　2．措置入院
　　3．医療保護入院
　　4．応急入院

状況設定問題（精神看護）
第 **12** 回

氏名

点

次の事例を読み，下記の **1** 〜 **5** の問いに答えなさい．

23 歳の男性．両親と 3 人暮らしである．学生時代は成績優秀であった．現在は大学病院の検査技師をしている．約 1 か月前より「職場の人が自分の悪口を言っている」「いつも視線を感じる」などと口走るようになり，仕事を休みがちになる．自室でボーっとしている日が多くなり，もう一人の自分が「殺せ」と命令していると言うようになる．精神科を受診し，統合失調症と診断され，本人も同意して入院となる．診察時は，興奮して大声で叫んだり，診察室を飛び出したりしている．入院後は，感情の平板化と意欲低下が進行し，妄想や幻覚は一時的・断片的である．行動は予測しがたく，わざとらしさがみられる．夜間不眠である．

1 患者の入院形態について，正しいものを 1 つ選び，番号を〇で囲みなさい． 10点

　　1．措置入院
　　2．任意入院
　　3．応急入院
　　4．医療保護入院

2 症状について，正しいものを 1 つ選び，番号を〇で囲みなさい． 10点

　　1．慢性期は陽性症状が目立ち，急性期は陰性症状が目立つことが多い．
　　2．対人関係の障害があり，他人が自分をどう思うかということに敏感である．
　　3．慢性期には気分妄想が起こり，不安緊張感が強くなる．
　　4．急性期の陰性症状は特に自発性減退が目立つ．

3 統合失調症について，正しいものを 1 つ選び，番号を〇で囲みなさい． 10点

　　1．完全寛解しやすい．
　　2．周囲への関心が強く，周りのことが気になる．
　　3．治療には，薬物療法，精神療法，生活療法のいずれも大切である．
　　4．日中も寝ているので夜間の睡眠援助は必要ない．

4 患者の入院時の看護について，誤っているものを 1 つ選び，番号を〇で囲みなさい． 10点

　　1．幻聴は気のせいであり，そのようなことは実際にはないことを説明し，現実の世界に戻す．
　　2．夜間の睡眠は十分とれるよう援助する．
　　3．服薬についての説明をする．
　　4．不用意に相手の内面に踏み込まない．

5 統合失調症の慢性期の症状について，正しいものを 1 つ選び，番号を〇で囲みなさい． 10点

　　1．感情鈍麻は目立たない．
　　2．誇大妄想が少なくなる．
　　3．身なりが乱れ，動作や姿勢が不自然となり奇妙にみえることも少なくない．
　　4．自分が精神の病気の病気であることを認めないことが多い．

次の事例を読み，下記の **6** 〜 **10** の問いに答えなさい.

　40 歳の男性. 妻と娘の 3 人暮らし. 性格は真面目で几帳面である. 高校の教師で，生活指導を担当している. 毎日帰りが遅く，睡眠時間は 1 日 3〜4 時間程度で，だんだんと口数が少なくなり，家族や教師仲間とも会話をしなくなった. 時々休むようになり，動きが少なく，自室に閉じこもりがちで，食欲減退がみられるようになった. 精神科を受診し，うつ病と診断され，入院となる. 入院時は混迷状態で，発語はほとんどなく，自力で歩行が困難なほど脱力が強かった. 入院後三環系抗うつ薬による治療が開始された.

6 ▶ 患者の入院当日の看護として，正しいものを 1 つ選び，番号を〇で囲みなさい.　　`10点`

　　1．発語を促す.
　　2．入浴を促す.
　　3．レクリエーションへの参加を勧める.
　　4．食事形態を工夫する.

7 ▶ うつ病になりにくい性格について，正しいものを 1 つ選び，番号を〇で囲みなさい.　　`10点`

　　1．メランコリー性格
　　2．執着性格
　　3．遊びをうまく取り入れる
　　4．循環気質

8 ▶ 患者の経過観察で最も注意すべき症状はどれか. 正しいものを 1 つ選び，番号を〇で囲みなさい.　　`10点`

　　1．錯乱
　　2．気分高揚
　　3．脅迫行為
　　4．失見当識

9 ▶ 患者の看護について，誤っているものを 1 つ選び，番号を〇で囲みなさい.　　`10点`

　　1．患者に対して「がんばれ」などと激励することは，病気の回復を早める効果があるため大切な援助である.
　　2．発病初期や回復期に自殺を図ることが多いため，十分な観察が必要である.
　　3．入院や家族面会時などの持ち込み品において，自殺に利用される可能性のある品物は家族へ返却. または看護師が預かることも必要である.
　　4．睡眠障害，排泄障害，食欲不振，性欲減退などの身体症状を訴えることも考えられるので，十分に観察を行う.

10 ▶ 次のうち，三環系抗うつ薬に含まれるものを 1 つ選び，番号を〇で囲みなさい.　　`10点`

　　1．炭酸リチウム
　　2．ミアンセリン
　　3．セルトラリン
　　4．イミプラミン

准看護師試験のための

精選実力テスト集

第7版

別冊解答

メヂカルフレンド社

人体のしくみと働き

第 1 回

1 3 1： 頭を含む4部からなる.
2： 3→4.
4： 水平線ではなく垂直線をいう.

2 3 1： 前後→左右（相称）.
2： 垂直の面ではなく平行する面をいう.
4： 左右→前後.

3 4 4： 心筋組織を加えた3つに分けられる.

4 3 1： 44 本→46 本.
2： 無糸分裂→有糸分裂.
4： たんぱく質→脂質, 厚い→薄い.

5 4 4： 外周の緻密質と内層の海綿質からなる.

6 2

7 1 2： 股関節→腕尺関節, 膝関節など.
3： 仙腸関節→上・下橈尺関節など.
4： 橈尺関節→仙腸関節など.

8 1 ②仙骨, ③腸骨窩, ④上前腸骨棘.

9 4 1： 20→32.
2： 自由上肢骨→上肢帯骨.
3： 尺骨は内側, 橈骨は外側.

10 4 4： 内側の太いほうが脛骨, 外側の細いほうが腓骨.

第 2 回

1 3 1： 胸椎は 12 個.
2： 小さく→大きく.
4： 冠状縫合→矢状縫合.

2 3 3： 前腕内側→前腕外側.

3 1 2： 尺骨→大腿骨.
3： 大腿骨→尺骨.
4： 前頭骨は前頭部にある貝殻状の骨で, 額をつくる. 乳様突起（乳突部）は側頭骨にある.

4 3

5 2 1： 篩骨→トルコ鞍.
2： トルコ鞍→篩骨
4： 大泉門は生後1年半～2年で触れなくなる.

6 4 4： 造血機能はない.

7 1 ②尺骨, ③脛骨, ④腓骨.

8 4

9 4 1： 側頭骨→頭頂骨.
2： 後頭骨→前頭骨.
3： 前頭骨→後頭骨.

10 2 1： 頭蓋腔と脊柱管は大後頭孔で連続し, 脳と脊髄はつながっている.
3： 側頭骨→頭頂骨.
4： 1枚→1対.

第 3 回

1 2 d： 頭部, 頸部, 胸部, 腹部, 背部, 上肢, 下肢の7群に分けられる.

2 4 a： 胸鎖乳突筋は頸部の筋.
b： 横隔膜は胸部の筋.

3 3 3： 正中神経の支配も受ける.

4 1 2： 随意筋→不随意筋.
3： 2つ→3つ.
4： 不随意筋→随意筋.

5 4

6 1 ②僧帽筋, ③三角筋, ④広背筋.

7 2 4： 最大→最小.

8 4 1： 骨は血管に富む.
2： 無機質の恒常性を保つ.
3： 軟骨は血管や神経に乏しい.

9 4 1： 副神経→顔面神経.
2： 胸腔の内容積は増加, 腹圧も増大する.
3： 前方→後方.

10 1 1： 開く→閉じる.

第 4 回

1 3 1： 約 1/5～1/6→1/12～1/13.
4： 60 日→120 日.

2 3 a： Rh 試験→交差試験.
c： 血小板は 15 万～40 万/μL.

3 4

4 2 4： 子どもは A 型か B 型である.

5 4 4： アルカローシス→アシドーシス.

6 1 3： 溶解作用→凝固作用.

7 3 3： ホルモンの分泌→運搬.

8 3 1： 弱酸性→弱アルカリ性.
2： 男性のほうが多い（男性 45%, 女性 40%）.
4： アルカローシス→アシドーシス.

9 2

10 2 3： 血漿たんぱく質などの高分子物質は出

ていかない．

4：物質を運ぶ役割→血液凝固機能．

第5回

■1　3　3：冠状静脈→冠状動脈．
■2　3　①肺動脈弁，②僧帽弁（左房室弁），④大動脈弁．
■3　1
■4　4　1：肺静脈→肺動脈．
　　　　2：肺動脈→肺静脈．
　　　　3：左から順→右から順．
■5　3
■6　2　b：副交感神経は心臓抑制神経ともいう．
　　　　c：右心房→左心房．
■7　2　1：右房室弁は三尖弁である．
　　　　3：臍動脈は2本，臍静脈は1本．
■8　3　1：大動脈は左心室，肺動脈は右心室から出る．
　　　　2：三尖弁→二尖弁．
　　　　4：肝動脈→肝静脈．
■9　2
■10　4　4：Tは心室の興奮の消退である．

第6回

■1　1
■2　4　a：腹式呼吸→胸式呼吸．女性に多い．
　　　　c：右気管支は2〜3cmで左気管支より太く短い．
■3　2　①気管，③右肺（右下葉），④左肺（左下葉）．
■4　2
■5　4
■6　1　2：肺活量＝予備吸気量＋1回換気量＋予備呼気量．
　　　　4：最大努力で運動や作業をしたときで，体持久力や作業能力の指標とされている．
■7　1
■8　1　2：腹式呼吸→胸式呼吸．腹式呼吸は主に横隔膜が働く．
　　　　3：周期的に変動する．
　　　　4：蝶形骨洞を加えた4つ．
■9　3
■10　3

第7回

■1　4　1：気管分岐部も加えた3か所．
　　　　2：内斜層を加えた3層．
　　　　3：盲腸→十二指腸．
■2　4　1：舌下腺を加えた3種．
　　　　2：約40cm→約25cm．
■3　3　①食道，②噴門，④十二指腸．
■4　3　3：膵臓から分泌される．
■5　3
■6　2
■7　2　4：肝臓から分泌され胆嚢で濃縮される．
■8　2　b：肝臓の重さは約1.2kgである．
　　　　c：小腸で約85%，大腸で15%弱が吸収される．
■9　3　1：受ける→受けない．
■10　1

第8回

■1　3　1：右腎は肝臓に押されて，左腎よりやや低い．
　　　　2：ボウマン嚢→ネフロン．
　　　　4：尿道→尿管．
■2　3　2：膜性→筋性．
　　　　4：女性では子宮および腟．
■3　3　3：成長ホルモンは下垂体前葉から分泌される．
■4　4　①腎錐体，②腎乳頭，③腎杯．
■5　4　a：副腎皮質→副腎髄質．
　　　　b：甲状腺機能亢進による．
■6　1　2：交感神経→副交感神経．
　　　　3：150〜300mL．
　　　　4：外尿道口→内尿道口．
■7　3
■8　3
■9　1　1：腹腔内→陰嚢内．
■10　1　4：随意→不随意．

第9回

■1　2
■2　1　4：副神経は第XI神経．
■3　3　1：腹部の内臓にまで分布する．
　　　　2：舌下神経は舌の運動を司る．
　　　　4：知覚も司る．
■4　4
■5　2

6 ▶ 3　①角膜，②虹彩，④硝子体.

7 ▶ 4

8 ▶ 3　3：聴覚細胞でなくコルチ器の有毛細胞である.

9 ▶ 1　②象牙質，③歯根膜，④セメント質.

10 ▶ 1

栄養

第 1 回

1 ▶ 1　2：食生活指針の内容に「食塩は控えめに」「脂肪は質と量を考えて」がある.
　3：一般国民→専門家.
　4：疾病別ではない.

2 ▶ 2

3 ▶ 4　4：単糖類の吸収は小腸である.

4 ▶ 4　4：トリプシン，キモトリプシンは膵液中の酵素．ペプチドはアミノ酸が結合した化合物.

5 ▶ 2

6 ▶ 4　1：消化できない.
　2：9種類.
　3：ビタミンBは補酵素として重要.

7 ▶ 1　2：身長はmで計算.
　3：20→22.
　4：基礎代謝量(kcal/日)×身体活動レベル.

8 ▶ 3

9 ▶ 1　2：熱量素である.
　3：わずかな摂取量の差でも生体に影響を及ぼす.
　4：体内で合成されないので，食物中から摂取しなければならない.

10 ▶ 3

第 2 回

1 ▶ 4　2：レベルⅡ→レベルⅢ.
　3：食事摂取基準の対象は，主に健康な個人や集団である.

2 ▶ 1　b：調理は調理師がする.
　d：栄養士と医師の協議のうえで作成され，設定された食事摂取基準をもとに患者の症状を考慮して栄養士に指示が出される.

3 ▶ 2

4 ▶ 1　2：個別に，年齢，体位，病態，嗜好などを考慮する.
　3：一般→特殊.
　4：疾患別分類から栄養素別分類にする病院が増えている.

5 ▶ 4　3：多いほど→少ないほど.

6 ▶ 3

7 ▶ 1

8 ▶ 1　1：小麦→鶏卵.

9 ▶ 3　1：十二指腸→小腸.
　2：十二指腸→小腸.
　4：小腸→十二指腸.

10 ▶ 4　2：大豆油，オリーブ油，ゴマ油は，不飽和脂肪酸で，コレステロールを下げる.

第 3 回

1 ▶ 2　3：糖質→たんぱく質.

2 ▶ 2

3 ▶ 4　4：副作用として，感染による敗血症，ビタミンや微量元素の欠乏などに注意する必要がある.

4 ▶ 2

5 ▶ 3　3：本症の食事療法では食塩制限とともに摂取エネルギーを適正化する.

6 ▶ 1　b：たんぱく質は十分に与える.
　d：1日5～6回以上に分ける.

7 ▶ 3

8 ▶ 2

9 ▶ 1

10 ▶ 1

薬理

第 1 回

1 ▶ 1　3：努力義務→義務づけられている.
　4：看護師は麻薬管理者はできない．薬剤師，看護師は，麻薬施用者の免許は受けられない.

2 ▶ 2　3：相加→拮抗.
　4：増やす→減らす.

3 ▶ 1

4▶ 3　1：適している→不適である.
　　　2：吸入は速やかに吸収される.

5▶ 4　4：処方箋の記載内容は，法令で定められ
　　　ている.

6▶ 1

7▶ 3

8▶ 4　2：眠りが浅い場合は，就眠薬ではなく熟
　　　眠薬を使う.

9▶ 4

10▶ 4

第 2 回

1▶ 2　3：イソフルランは吸入麻酔薬.

2▶ 1　2：ジアゼパムは抗不安薬（ホリゾン®,
　　　セルシン®など）.
　　　3：テオフィリンは気管支拡張薬.
　　　4：クロルプロマジンは抗精神病薬.

3▶ 3　3：硬膜外腔に局所麻酔薬を注入する.

4▶ 1　2：局所麻酔，エステル型.
　　　3：副交感神経遮断.
　　　4：降圧薬，アンジオテンシンⅡ受容体拮
　　　抗薬.

5▶ 2

6▶ 4　4：コデインは，モルヒネの約1/6の鎮
　　　痛作用がある.

7▶ 1　2：デキストロメトルファンは鎮咳薬.
　　　3：ウロキナーゼは血栓溶解薬.
　　　4：ブロムヘキシン（ビソルボン®）は去
　　　痰薬.

8▶ 1　2：頻脈→徐脈.
　　　4：カルバゾクロムは血管強化薬. ヘパリ
　　　ンは抗凝固薬.

9▶ 4　2：ニトログリセリンの持続時間は約30
　　　分である.

10▶ 3

第 3 回

1▶ 4

2▶ 2　4：モルヒネの副作用には，呼吸抑制，便
　　　秘などがある.

3▶ 3

4▶ 2　3：パントテン酸はビタミンB群に属するビ
　　　タミン. ビタミンCはアスコルビン酸.

5▶ 4　1：テトラサイクリン系抗菌薬は耐性菌が
　　　多い.

　　　2：クレゾールはフェノール系である.
　　　3：抗菌スペクトルは最小発育阻止濃度
　　　（MIC）で表す. ED₅₀は50%有効量
　　　のことである.

6▶ 1

7▶ 4

8▶ 3　1：主に抗結核薬として用いられる.

9▶ 3　3：テトラサイクリン系薬物の作用は，病
　　　原菌の増殖を抑え静菌作用がある.

10▶ 2　3：グラム陰性桿菌には無効である.

第 4 回

1▶ 3

2▶ 3

3▶ 1

4▶ 4

5▶ 1　2：低下→上昇.
　　　3：内服薬の場合，消化管で分解されて無
　　　効となる.
　　　4：インスリン→ブドウ糖.

6▶ 4　1：LDLはコレステロールを，HDLはリ
　　　ン脂質を多く含む.
　　　2：高める→阻害する.
　　　3：便秘や下痢を含む様々な副作用がある.

7▶ 4　4：骨粗鬆治療薬.

8▶ 3　1：抗甲状腺薬もある.
　　　2：声がれや徐脈は機能低下症.
　　　4：放射性ヨウ化物→無機ヨウ素.

9▶ 3　1：悪性腫瘍の治療薬にも使用される.
　　　2：促進→抑制.
　　　4：卵胞ホルモン（エストロゲン）→黄体
　　　ホルモン（プロゲステロン）.

10▶ 3　3：低血糖→高血糖.

第 5 回

1▶ 2　2：間接作用→選択的作用.

2▶ 2　1：脾臓と膵臓→肝臓.
　　　3：代謝され体外に排泄される.
　　　4：ない→ある.

3▶ 3　2：毒薬のほうが強力.

4▶ 4　3：覚醒剤取締法→大麻取締法.

5▶ 3　3：腎性高血圧→本態性高血圧.

6▶ 4

7▶ 2　2：効果がない→有効である.

8▶ 3

9 1 2：高める→低下させる．
3：1％以下のコデインは麻薬から除外されている．
4：有効→禁忌．
10 3 1：副作用として，下痢・軟便・味覚異常などがある．
2：抑制できない→抑制する．
4：下剤は，急性腹症，腸閉塞，消化管閉塞やその疑い，重症硬結便には禁忌である．

疾病の成り立ち

第**1**回

1 1 2：変性→壊死．
3：退行性病変→進行性病変．
4：粘液変性→混濁腫脹．
2 2
3 4 1：されない→される．
2：被包→器質化．
3：萎縮はない→萎縮を伴う．
4 1 2：溶血性黄疸→閉塞性黄疸．
3：閉塞性黄疸→肝細胞性黄疸．
4：肝細胞性黄疸→閉塞性黄疸．
5 2
6 2 1：一定の規則で→一定の規則に従わずに．
3：2通りがある→ほかに播種性転移などもある．
4：悪性腫瘍→良性腫瘍．
7 1 2：左冠状動脈回旋枝で側壁梗塞→左冠状動脈前下行枝で前壁中隔閉塞（次いで右冠状動脈で後壁中隔梗塞，左冠状動脈回旋枝で側壁梗塞の順）．
3：発赤し→蒼白となり．
4：1か月以降→1週間以内．
8 3 1：血栓→梗塞．
2：動脈→静脈．
4：塞栓→血栓．
9 1 c：動脈血→静脈血．
d：左心不全→右心不全．
10 3 1：前者→後者．
2：喀血→吐血．

4：血液浸潤→血腫．

第**2**回

1 3 1：作業性肥大→代償性肥大．
2：弱い→強い．
4：脳神経細胞は再生しない．
2 3
3 2 1：漏出性出血→破綻性出血．
3：脳出血→クモ膜下出血．
4：血性浸潤→血尿．
4 3 1：働かない→働く．
2：鉄欠乏性貧血が起こることは少ない→鉄欠乏性貧血をきたす．
4：2/3以上→1/3以上．
5 3
6 3
7 4
8 3 1：静脈閉塞により，静脈血排泄減少によっても起こる．
9 4 1：線維化→器質化．
3：側副循環→終動脈．
10 2

第**3**回

1 3
2 2 1：赤色血栓→白色血栓．
3：溶解して消失する．
4：遊離して塞栓を起こす→カルシウムが沈着（石灰化）し，静脈石を形成する．
3 1
4 2
5 1 b：初期変化群→第2次結核症．
d：増殖性病変→滲出性病変．
6 3 1：良性腫瘍は膨張性，肉腫とがんは浸潤性に発育する．
2：悪性上皮性腫瘍→良性上皮性腫瘍．
4：食道がんの大部分は扁平上皮がんである．
7 1
8 4
9 1 2，3：扁平上皮がんができやすい．
4：移行上皮がんができやすい．
10 2

第 4 回

1 4

2 1　2：炭水化物や脂肪の多量摂取も原因とな
　　　　る．
　　　3：コレステロール→糖たんぱく物質．
　　　4：痙攣→黄疸．

3 2　b：境界は明瞭である．
　　　d：大腸，甲状腺などに多い．

4 4

5 1

6 1　2，3，4：悪性腫瘍の特徴である．

7 1　2：組織学的には明細胞がんが多く，40
　　　　歳以上の男性に多い．
　　　3：胃がんが卵巣に転移したものをいう．
　　　4：高齢の男性に多い．

8 3

9 2

10 3　3：非上皮性良性腫瘍である．

第 5 回

1 3

2 4　1：細胞診ではパパニコロウ染色やギムザ
　　　　染色を行う．
　　　2：中枢型肺がんは喀痰細胞診で発見され
　　　　ることがある．
　　　3：病変部を切り取って診断するのは組織
　　　　診断の方法である．

3 1

4 3　1：迅速診断→細胞診．
　　　2：組織診断→細胞診．
　　　4：臨床検査技師→医師．

5 1

6 2　2：採取したものをスライドガラスに塗抹
　　　　し，アルコールで固定した後，パパニ
　　　　コロウ染色やギムザ染色などを行って
　　　　顕微鏡で診断する．

7 1

8 4

9 4

10 2　1：多尿→乏尿や無尿．
　　　3：両側性→片側性．
　　　4：成人に多い→腎臓の胎生期組織に由来
　　　　し，小児に多い．

第 6 回

1 1　2：小川培地→サブロー培地．
　　　3：通性嫌気性菌→偏性嫌気性菌．
　　　4：弱い→強い．

2 1　2：コレラ菌は，菌体の一端に1本の鞭毛
　　　　を有する．
　　　3：ボツリヌス菌は芽胞を形成し鞭毛をも
　　　　つ．

3 2　d：知らない間に菌をばらまいて流行のも
　　　　とになるおそれがある．

4 3

5 1　c：血圧低下や意識障害が伴う．
　　　d：年齢による差がある．

6 3　3：「伝染病予防法」「性病予防法」「後天性
　　　　免疫不全症候群の予防に関する法律」
　　　　が同時に廃止された．さらに2007
　　　　（平成19）年，「結核予防法」と統合
　　　　し，改正された．

7 3　1：2類感染症．
　　　2：1類感染症．
　　　4：3類感染症．

8 4　1：グラム陽性桿菌→グラム陽性球菌．
　　　2：グラム陽性桿菌→グラム陰性球菌．
　　　3：グラム陽性球菌→グラム陽性桿菌．

9 4　4：外毒素→内毒素．

10 3

第 7 回

1 4　4：ロタウイルス→コクサッキーウイル
　　　　ス．

2 1　2：鵞口瘡は真菌（カンジダ属）感染．
　　　3：トラコーマはクラミジア感染による結
　　　　膜炎．
　　　4：流行性角結膜炎の原因はアデノウイル
　　　　ス．

3 3　1：先天性→後天性．
　　　2：妊娠25週→妊娠10週．

4 4　4：テトラサイクリン系抗菌薬→アゾール
　　　　系抗真菌薬，キャンディン系抗真菌薬
　　　　など．

5 2　1：原虫→真菌．
　　　4：飛沫感染→経口感染．

6 4　4：肺炎マイコプラズマは細菌である．

7 2　1：オウム病の原因はクラミジア．
　　　3：コレラの原因は細菌．

8 1 3：芽胞は煮沸消毒では死滅しない．高圧蒸気滅菌，ガス滅菌，ガンマ線滅菌が有効である．

9 1 c：0.01％→0.5％．

10 4

第**8**回

1 3 1：小細胞肺がん→腺がん．
2：増加→低下．
4：肺静脈→肺動脈．

2 2 1：回旋枝→前下行枝．
3：拡張型心筋症→肥大型心筋症．
4：仮性動脈瘤→大動脈解離．

3 4 1：固有筋層→粘膜下層．
3：飛び石状→連続性．

4 4 1：溶血性貧血→巨赤芽球性貧血．
2：慢性骨髄性白血病．
3：ホジキンリンパ腫→非ホジキンリンパ腫．

5 1 4：増加→減少．

6 1 3：腎がん→膀胱がん．

7 3 1：心室細動→心房細動．
2：肥大→萎縮．
4：悪性腫瘍→良性腫瘍．

8 2 1：子宮体がん→子宮頸がん．
3：悪性腫瘍→良性腫瘍．

9 3 1：プロゲステロン→エストロゲン．
2：重症筋無力症→多発性筋炎．
4：腱→関節滑膜．

10 2 1：低下→上昇．

保健医療福祉のしくみ

第**1**回

1 3 3：開発途上地域における高い人口増加率→先進地域における急速な高齢化．

2 3 1・4：イタイイタイ病の原因はカドミウム，水俣病の原因は有機水銀．

3 1 2：地域保健法→環境基本法．
3：二酸化炭素→一酸化炭素．
4：15g 未満→男性 7.5g 未満，女性 6.5g 未満（日本人の食事摂取基準 2020 年版より）．

4 4 2：リビングウィルは「患者の病前の意思表示」だが，「患者の権利章典」（1973 年）では提起されていない．

5 1 2：ボツリヌス菌→サルモネラ属菌．
3：サルモネラ属菌→ボツリヌス菌．
4：肉類→魚介類．

6 2 1：ウイルスや寄生虫によるものもある．
3：毒素型→感染型．

7 3 2：3年→5年．

8 4 1：「要支援児童」は，養育において特に保護者を支援する必要のある児童．
2：産後サポート事業，産後ケア事業は「母子保健事業」．

9 4 1：2016（平成 28）年，成人後見制度利用促進法が成立した．

10 2 1：都道府県知事→学校の設置者．
3：1年→6か月．
4：労働基準法→労働安全衛生法．

第**2**回

1 4 1：都道府県→市町村．
2：母子保健法→児童福祉法．

2 1 3：出生後1時間以内→生後4〜6日．
4：2015（平成 27）年以降3％台で，緩やかな減少傾向にある．

3 3

4 4

5 1 c：胎盤も含まれる．
d：低下→上昇．

6 3

7 2 4：「学校環境衛生基準」（文部科学省）に準拠する．

8 2 1：100 人→50 人．
3：少子化対策→高齢者の保健福祉対策．
4：医療→休養．

9 1 2：医療費の自己負担は1割（現役並み所得者は3割）．なお，自己負担の割合は 2022 年（令和4）年 10 月から，所得に応じて1割，2割，3割の3区分となる．

10 4 1：30 歳以上→20 歳以上．
2：児童手当→児童扶養手当．
3：教育扶助，出産扶助がある．

看護と法律

1 2 1：法律→憲法（日本国憲法）.
3：法→省令.
4：省令→法.

2 2 2：医師法は「保健医療提供の人材面に関連する法規」. 医療法は「保健医療提供の施設面に関連する法規」.

3 3 1：市町村→都道府県.
2：都道府県知事→厚生労働大臣.
4：96 → 72.

4 2 1：厚生労働大臣→都道府県知事.
4：60 → 30.

5 1 2：1981（昭和 56）→ 2001（平成 13）年.
4：10 年間→ 5 年間（医師法による）.

6 3 1：栄養士→管理栄養士.
2：毎年→ 2 年ごとに.
4：都道府県知事→厚生労働大臣.

7 4

8 2 3：保健所→警察署.
4：一定の制限があるが，患者の選択に資するよう配慮されている.

9 4 4：雇用保険→労働者災害補償保険（労災保険）.

10 1 2：健康保険と異なり，世帯主も家族も被保険者である.
3：市町村から都道府県に変わった.

1 4 2：3名→2名.
3：停止直前→停止.

2 2 1：「19 人以下の患者を入院させるための施設を有するもの」も含む.
3：100 → 200，厚生労働大臣→都道府県知事.
4：200 → 400，8→ 16.

3 1 1：診療所と助産所に関することも医療法で定められている.

4 3 1：児童福祉法→母子保健法.
2：健康保険法→労働基準法.
4：社会福祉法→生活保護法.

5 1 1：1 か月→ 1 年.

6 4 1：都道府県→市町村.
2：40 歳以上 65 歳未満→ 65 歳以上.
3：65 歳以上→ 40 歳以上 65 歳未満.

7 2 1：自己診断で→医師の指示のもとに.
3：厚生労働大臣→都道府県知事.
4：24 → 72.

8 1 3：金銭給付→現物給付.

9 1 2：養護老人ホーム→特別養護老人ホーム（特養）.
3：老人福祉センター→老人介護支援センター.

10 2 1：「65 歳以上 75 歳未満で一定の障害の状態にある者」も含む.

看護概論

1 4 1：「基本的看護」の概念を示し，看護独自の機能と役割を明らかにしたのは V．ヘンダーソン.
2：「患者－看護師関係」を追究したのは H.E. ペプロウ.
3：「熟慮した看護過程」の概念を定義し，看護のプロセスに注目したのは I.J. オーランド.

2 4 4：成熟期→成人期.

3 1

4 3 1：医師→患者.
2：J．トラベルビー→V．ヘンダーソン.

5 2

6 1 キュブラー＝ロスの死の受容過程は第 1 段階：否認（と孤立），第 2 段階：怒り，第 3 段階：取り引き，第 4 段階：抑うつ，第 5 段階：受容である.

7 1 2：看護活動の場は様々に広がっている.
3：特定→多くの.

8 1 2：機能別看護→受持ち看護.
3：プライマリーナーシング→チームナーシング.
4：受持ち看護→モジュールナーシング.

9 1 3：国際看護に必要な能力には，コミュニケーション能力，看護実践能力，異文

化適応能力，自己管理能力，高い倫理観などがある．

4：資金の協力も国際看護活動に含まれる．

10 2 2：看護師は看護部に所属する．

第 2 回

1 2 1：健康とは，肉体的，精神的および社会的に完全に良好な状態であり，単に疾病または病弱の存在しないことではない．

2 2 1・3・4はヘルスプロモーションの説明．

3 3 1：急性期→回復期．
2：差が大きいとき→共に高いとき．
4：健康の連続性とは，高次元の健康状態から人間の統合的な機能を喪失した死までを示している．

4 1 1：保健所は保健施設．

5 3 1：生命維持に深くかかわるのは，経済活動よりも生活行動である．
4：指示的カウンセリング→非指示的カウンセリング．

6 4 3：ケアの過不足もチーム医療のデメリットの一つ．

7 2 3：健康観は，時代とともに変化していく．
4：健康から不健康への変化は連続的に起こる．

8 1 2：児童厚生施設は児童福祉施設．
3：授産施設は保護施設．
4：助産施設は児童福祉施設．

9 1 3：針刺し→感染経路の遮断．
4：3次予防→2次予防．

10 3 3：国際赤十字はジャン・アンリ・デュナンが設立した．

第 3 回

1 1 2：アメリカにも強い影響を与えた．
3：ゴールドマークレポート→ブラウンレポート．
4：ブラウンレポート→ゴールドマークレポート．

2 4 1：職場→個人．

3 4 1：「保健師助産師看護師法」→「日本国憲法」．
3：厚生労働大臣→都道府県知事．

4 4 1：患者確認は原則として患者自身にフルネームを名乗ってもらう．患者自身が氏名を名乗れない場合は，氏名が記載されているリストバンドやバーコードなどを利用して患者確認を行う．

5 4

6 2 1：ほかに特殊災害がある．
4：慢性期→復興期．災害サイクルの慢性期の看護は心のケア，リハビリテーション看護，自立支援を中心に行う．

7 1

8 3 2：「保健師助産師看護師法」第37条の臨時応急の手当の規定には，准看護師も含まれている．

9 2 2：『患者中心の看護』を著したのはF.G. アブデラ．ブラウンの著書は『これからの看護（ブラウンレポート）』．

10 1 2：電子カルテを使用した後その場を離れる際は，必ずその都度ログアウトする．
3：看護記録には，看護過程に沿った「看護に必要な個人情報」「看護計画」「経過記録」「看護サマリー」の4種類が含まれる．

第 4 回

1 2

2 4 1：ガレノス→ヒポクラテス．ガレノスは「実験生理学の祖」とよばれる．
2：クララ・バートン→ジャン・アンリ・デュナン．クララ・バートンはアメリカ赤十字社を設立した．
3：アグネス・ヴェッチ→フェンウィック夫人．アグネス・ヴェッチは，宣教師ツルーが開設した櫻井女学校看護婦養成所で，看護教育を開始した．

3 3 3：有志共立東京病院看護婦養成所を設立したのは高木兼寛．新島襄が創立したのは京都看病婦学校．

4 1 2：看護の発達はキリスト教の発展と大きなつながりがある．
3：アメリカの南北戦争→イタリアの統一戦争．
4：15世紀→17世紀．

5 1 2：平野重誠（元良）→良忠．平野重誠

（元良）が著したのは，江戸時代の看護書『病家須知』.

4：博愛社を創設したのは佐野常民，大給恒ら.

6 3　3：イタリアの統一戦争→クリミア戦争.

7 3　1：昭和32（1957）年→昭和26（1951）年.

2：昭和20（1945）年→昭和23（1948）年.

3：昭和26（1951）年→昭和32（1957）年.

8 3　1：アンリ・デュナンはジュネーブ条約（赤十字条約）の締結に尽力した.

4：カイザースヴェルト学園（ナイチンゲールも通った看護師学校）を開設したのはテオドール・フリードナー.エリザベス・フライは女囚刑務所の改善を図り，イギリス初の世俗の看護学校をつくったことで知られる.

9 1　2：良忠は鎌倉時代の僧であり，『看病用心抄』を著した.

3：保良せきは公衆衛生訪問婦協会を設立した.

4：大関和は派出看護婦会を設立した.

10 4

第 5 回

1 1　3：被験者の自発的な同意が絶対に欠かせない.

2 2　2：病院側がケアや治療の人体実験を企てる意図がある場合は，患者はそれを通報される権利と参加を拒否する権利がある.

3 4　3：顕在化を避ける→顕在化させる.

4 4　1：終末期は，キュア（治療）よりもケア（care）中心となる.

5 3　1：「正義」「忠誠」「誠実」の3原則→「善行と無害」「正義」「自律」「忠誠」「誠実」の5原則.

2：正義→誠実.

4：正義→忠誠.

6 2　1：倫理の原則→当事者たちの見解.

3：エンパワメント→アドボカシー.エンパワメントとは，他者が自らの生活を自らの力でコントロールし自立する力

を得るよう援助することである.

4：看護の本質は，人々がより幸福な健康生活を営めるように援助し，社会全体の幸福度を高めることに貢献することである.

7 4

8 4　1：患者と看護師は，対等な信頼関係を築くことが必要である.

9 2

10 3　1：「ICN看護師の倫理綱領」における看護師の基本的責任は，健康の増進，疾病の予防，健康の回復，苦痛の緩和の4つである.

基礎看護技術

第 1 回

1 4　1：やり取りは情報だけでなく意味や感情も共有する.

2 4

3 3　3：必ずしも量に比例するわけではない.

4 1　2：言語的→非言語的.

5 2

6 2

7 3

8 2　1：200cm → 45〜120cm.

9 4　4：マスコミュニケーション→パーソナルコミュニケーション.

10 2　3：「はい」「いいえ」で答えられる質問は閉じられた質問.開かれた質問は対象が自由に回答できる質問をいう.

4：沈黙は，患者の返答を促し，感情や気持ちを確認する機会になる.言葉を交わさなくても，看護師が対象と共にいることを伝えることができるため，沈黙があっても気にする必要はない.

第 2 回

1 4

2 2　2：社会的側面も必要である.

3 3

4 1

5 2　2：観察時には，視覚，聴覚，触覚，味覚，

嗅覚の五感を働かせて観察を行う.

6 1 2：常にプライバシーの保護に配慮する.

7 2

8 1

9 1 1：医療法施行規則では，病院（特定機能病院を含む）における看護記録の保存期間は2年間である.

10 1 4：正確に事実を記録するため，時間をおかず速やかに記録する.

第 **3** 回

1 4

2 2 1：心不全や恐怖・興奮時にみられる.
3：頭蓋内圧亢進時にみられる.
4：糖尿病性昏睡などでみられる.

3 3 2：呼吸数は60秒間測定する.

4 2 2：不整脈では，脈拍の規則的なリズムが乱れる.

5 1 1：動脈の走行に沿って測定する.

6 2 2：口腔温は腋窩温よりも0.3～0.4℃高い.

7 2 1：測定前は10分以上安静にしてから行う.
3：前下方から後上方に向かって挿入する.

8 4 3：成人は肛門から5～6㎝挿入する.

9 2

10 1 2：初めに患者の耳元で名前を呼ぶ.
3：グラスゴー・コーマ・スケール（GCS）の合計点数は最高で15点である.

第 **4** 回

1 4 3：飲酒は血圧を一時的に低下させる.

2 2

3 1 2：1/3→2/3.

4 2 4：4mmHg→2mmHg.

5 1

6 3

7 4 1：28℃以上→22℃以上.

8 4 2：90㎝→85㎝.

9 3 3：女性の場合，乳頭の位置に関係なく，乳房上部に対して水平に当てる.

10 1 2：内側→外側.
3：2000mL→3500mL.
4：測定器には，湿式肺活量計とデジタル

式スパイロメーターがある.

第 **5** 回

1 3 1：看護記録は，患者の全体像や看護実践にまつわる一連の過程を記録する.
4：診療録は医師が記入する.

2 3 1・2：Sが主観的データ，Oが客観的データ.

3 2

4 3

5 4 2：主観的データ→客観的データ.

6 3 1：構成要素は，アセスメント，（看護診断，）計画立案，実施，評価の4（5）段階である.

7 2

8 3 3：疾患に合わせた→個々の患者に合わせた.

9 1

10 1 2：看護で解決を目指すべき問題点を抽出する.

第 **6** 回

1 4 2：人間と環境には相互作用があり流動的である.

2 2

3 4 1：屋内気候は，室内の温度・湿度・気流の3要素で構成される.

4 2 2：300ルクス→100ルクス.

5 4 3：ベッドの間隔は1.2～1.8mが望ましい.

6 1 2：洗濯に耐える素材で，かつ汚れが目立つ白色であることも重要である.
3：ベッドスプレッドはシーツと同じ大きさである.
4：枕は素材や放熱性にも考慮する必要がある.

7 4 4：足元から枕元→枕元から足元.

8 2

9 4

10 2 3：一酸化炭素→二酸化炭素.

第 **7** 回

1 1 3：日常生活援助においても起こる.

2 1

3 2

11

4▶ 4

5▶ 1　3：汗以外の体液，分泌物および排泄物に触れる可能性がある場合着用する．

6▶ 4　4：消毒缶から取り出したら戻してはいけない．

7▶ 3

8▶ 4

9▶ 2　2：感染症が疑われる症状がみられた場合は，ただちに医師に報告し，その原因の究明と感染予防対策を講じなければならない．

10▶ 4

11▶ 2

第8回

1▶ 4　1：支持基底面積を広くする．

2▶ 2　4：腹臥位→膝胸位．

3▶ 2　2：重心を低くする．

4▶ 4

5▶ 3　4：20～30°．

6▶ 4

7▶ 2

8▶ 4　4：ステージIVは，黒色または黄色の壊死組織がみられ，しばしば感染を伴う．

9▶ 3

10▶ 2　1：体位変換は2時間ごとに行う．

第9回

1▶ 1　3：汗など皮膚から分泌された排泄物を吸い取り，体表面を清潔に保つ．

2▶ 4　4：できるだけ患者の好みも考慮する．

3▶ 3　2：厚く→薄く．

4▶ 2　1：原則として，健側から脱がせ，患側から着せる．

5▶ 1

6▶ 3　3：食事と疾病の関係は大きく，治療方針によっては一部栄養の摂取制限なども行う．

7▶ 3

8▶ 3

9▶ 3

10▶ 4　2：仰臥位→ファーラー位や起座位．

第10回

1▶ 1　2：交感神経→副交感神経．

3：左肺→右肺．

2▶ 4

3▶ 4

4▶ 2

5▶ 2

6▶ 4　2：400～500g → 100～200g．
　　　3：淡黄色から淡黄褐色で透明．

7▶ 3

8▶ 2

9▶ 2

10▶ 2

第11回

1▶ 2　2：100～200mL → 400mL．

2▶ 4　3：有形硬便→有形軟便．

3▶ 4

4▶ 3　1：冷罨法→温罨法．

5▶ 1

6▶ 3　3：羞恥心に配慮する．

7▶ 2　2：カバーをつけて運ぶ．

8▶ 4

9▶ 2

10▶ 4

第12回

1▶ 4　3：ゆっくり時間をかけて→素早くていねいに．

2▶ 1

3▶ 3

4▶ 1

5▶ 4　2：26～28℃ → 22～26℃．

6▶ 2　1：40℃程度→50～52℃に保つ．
　　　3：中枢から末梢→末梢から中枢．

7▶ 1

8▶ 1

9▶ 2　3：毛先から生え際に向かって→生え際から毛先に向かって．
　　　4：頭皮を傷つけないよう適度な圧でマッサージをしながら洗髪する．

10▶ 4　1：枕をはずして処置シーツの上にバスタオルを重ねて敷く．
　　　2：準備段階で十分に空気を入れ，実施前に微調整する．
　　　3：頭髪をバスタオル上に広げ，ドライヤーの風を当てる．

第13回

1 4

2 3

3 3 1：5時間→7～8時間.

4 2 3：代謝は低下するが，発汗は増加する.

5 3 3：昼間はなるべく覚醒させることで夜間
の睡眠を促す.

6 3

7 3 1：空腹感が強い場合，許される範囲で温
かい飲み物や軽食などを勧める.

8 1

9 2 20～22℃→15～20℃.

10 4

第14回

1 3

2 1 1：18±2℃→23±3℃, 50～60%
→45～65%.

3 4 3：仰臥位→半座位.

4 3

5 1 1：看護師→医師.

6 4

7 4

8 3

9 4

10 3

第15回

1 1

2 2 2：食事との関係は深い.

3 4 1：早朝起床時に採取する.

4 4 2：先に採血管を外す.
3：1～2分→5分程.

5 1

6 3 3：実施前から把握する.

7 4

8 1 2：食間薬は食後2～3時間後に服用す
る.

9 2 2：2回→3回.

10 1

第16回

1 2 2：看護師だけでなく医師の説明が必要で
ある.

2 4 2：21～23G→23～25G.

3 3 1：大殿筋→中殿筋.

4 4 4：45～60°→10～30°.

5 2

6 4 1：複数で確認する.
3：2分間→5分程度.

7 3 1：約30cm→約55～60cm.
2：仰臥位→半座位から座位.

8 4 4：大腿静脈→鎖骨下静脈または内頸静
脈.

9 3

10 1 1：看護師ではなく医師が行う.

第17回

1 2 4：温罨法→冷罨法.

2 3

3 3 4：10cm程度離す.

4 3

5 3 1：1/3→2/3.
4：肩を冷やさないようにする.

6 3

7 2

8 3 1：50℃→40℃.
2：下向き→上向き.

9 3

10 2 3：10分→3～5分.
4：右側臥位→左側臥位

第18回

1 1

2 2 3：10cm→4～6cm.

3 3 3：露出は最小限にする.

4 4

5 3 1：下腿部→下腹部.
2：側腹部→大腿内側.
3：尿量を増やす.

6 3 3：濃縮→除去.

7 2 c：35～37℃→37～38℃.

8 4 1：右側臥位→左側臥位.
3：600～800mL→200～300mL.

9 1

第19回

1 4 3：側臥位→仰臥位.

2 4

3 1

4 ▶ 1　2：仰臥位→ファーラー位.
5 ▶ 4　4：24時間→1～2時間.
6 ▶ 1
7 ▶ 3　1：酸素は常温では比重1.10であり，空気より重い.
8 ▶ 4
9 ▶ 2
10 ▶ 3　3：左右の鼻腔にしっかり入れる.

第20回

1 ▶ 1　1：滅菌済みのカテーテルを使用する.
2 ▶ 2　2：30～35秒→10秒.
3 ▶ 1
4 ▶ 1　1：$-20～-25cmH_2O$ →$-15～-10cmH_2O$.
5 ▶ 2　2：30秒～1分→3～5分.
6 ▶ 4
7 ▶ 2　2：中枢→末梢.
8 ▶ 3
9 ▶ 4
10 ▶ 3　1：螺旋帯→環行帯.

第21回

1 ▶ 2
2 ▶ 2　1：「抑圧」の説明である.
　　　3：「昇華」の説明である.
　　　4：「同一化」の説明である.
3 ▶ 1
4 ▶ 2
5 ▶ 4　1：壮年期→老年期.
　　　2：青年期→成人初期.
　　　3：学童期→青年期.
6 ▶ 3　1：急性期→慢性期.
7 ▶ 3　1：生活機能→心理状態.
8 ▶ 2　1：エリクソン→マズロー.
　　　3：マズロー→エリクソン.
　　　4：必ずしも一方向ではなく，行ったり来たりする場合などもあるとされる.
9 ▶ 2　1：看護を計画・実践することに役立つ.
　　　3：治療方針の選択など重い責任を伴う判断も求められる.
　　　4：不要→必要.
10 ▶ 1　3：これら3つは性格検査であり，新版東大式エゴグラム-Ⅱは質問紙法，ロールシャッハ・テストは投影法，内田-

クレペリン検査は作業検査法である.

第22回

1 ▶ 1
2 ▶ 3
3 ▶ 4
4 ▶ 4
5 ▶ 4　1：身体的苦痛，精神的苦痛，社会的苦痛，スピリチュアルペインを含めた全人的苦痛（トータルペイン）という考え方が提唱されている.
　　　2：少なくなっている→増えている.
　　　3：否認，怒り，取り引き，抑うつ，受容の5段階を想定している.
6 ▶ 3　1：乳児期→児童中期（学童期）.
　　　2：児童期→成人初期.
　　　4：成人初期→児童中期（学童期）.
7 ▶ 2
8 ▶ 3
9 ▶ 2　1：入院当初より面会が減り，孤独感をもつことが多い.
　　　3：現実を受け入れるようになる.
　　　4：無気力になる.
10 ▶ 2

臨床看護概論

第1回

1 ▶ 2
2 ▶ 3　2：生命に直結している.
3 ▶ 3　1：状況に応じて生活習慣を整えることが重要である.
4 ▶ 2
5 ▶ 1　2：セルフコントロールが最も重要な時期である.
6 ▶ 4
7 ▶ 3
8 ▶ 2
9 ▶ 3　3：なるべく話しかけて反応をみる.
10 ▶ 2

第2回

1 ▶ 2

2 4
3 1　3：便秘となり怒責しないよう水分摂取を
　　　　　促す.
4 4　1：運動量を増やす→運動量を減らす.
5 3
6 2
7 4
8 1

第3回

1 4　2：下痢症状が落ち着くまで様子をみる.
2 3　1：減少→増加.
3 4　3：患者にとって楽な体位で安静にする.
4 1
5 1　1：30〜60°→30°，頸部後屈位→頸部
　　　　　前屈位.
6 4　3：冷罨法→温罨法.
7 3
8 4　1：見る→見ない.
9 3
10 4　1：毎日決まった時間に排便を試みさせ
　　　　　る.

第4回

1 3　3：痛みのある部位を正確に把握するた
　　　　　め，場合によって触れる必要がある.
2 4　2：高め→低め.
3 3
4 3
5 4
6 2　2：共感→同情.
7 1　3：増加→減少.
8 1
9 1

第5回

1 1
2 3　3：精神的支援は重要であり，場合によっ
　　　　　て家族の協力も必要となる.
3 4
4 1
5 1　1：輸液量や排泄量も含めて確認する.
6 1
7 1　1：放射線療法の有害事象には，急性有害
　　　　　事象と晩期有害事象がある.

8 1
9 4　4：同じ部位に照射する必要があるため，
　　　　　印は消さない.

第6回

1 4
2 2
3 3　2：術前訪問は術後の不安除去のためにも
　　　　　必要である.
4 4
5 4　4：義歯は取りはずす.
6 1
7 3
8 4　1：30分ごと→15分ごと.
9 2
10 2　4：がまんしないように伝える.

第7回

1 2
2 2　2：消化器機能→循環器機能.
3 4　1：5分→3分.
4 4
5 4
6 2
7 2　2：体位変換は必ず行う.
8 1　1：国際看護師協会（ICN）では「その人
　　　　　にとって必要なケアを，必要なときに，
　　　　　必要なところで，適切な人によって受
　　　　　けるシステムである」と定義している.
9 4　1：患者の自宅の状況を可能な限り情報収
　　　　　集のうえ，退院指導を行う.
　　　　　2：常に患者を中心として決定する.
10 4　3：ケアプランはケアマネジャーが作成す
　　　　　る.

成人看護概論

第1回

1 4　1：6段階→8段階.
　　　　　2：罪悪感と自発性→恥と疑惑と自立性.
　　　　　3：劣等感と勤勉性→同一性混乱と同一性
　　　　　確立
2 2　1：成人前期の発達課題.

3：中年期の発達課題.

4：成人前期の発達課題.

3 3 4

4 4 4：青年期の特徴.

5 2 1：肺炎→老衰.

3：学校問題が最も多い.

4：経済・生活問題→健康問題.

6 1 2：約8割→約5割.

3：1次予防→2次予防.

4：老年期死亡の減少→壮年期死亡の減少.

7 3 2：家族→患者自身.

8 4

9 1 1：急性期患者の特徴.

10 2 2：できる限り自分で行うことができるよう援助する.

呼吸器疾患患者の看護

第**1**回

1 1 2：間質性肺炎→気管支炎・気管支拡張症などの気道系疾患.

4：上半身の筋肉→全身の筋肉.

2 3

3 1 2：必ず低酸素血症となるわけではない.

3：仰臥位→起座位もしくは半座位.

4 4 3：周囲の臓器へ直接浸潤する傾向が強い.

5 2 2：20cmH2O以上→20cmH2O以下.

6 1

7 2 1：気管支鏡検査→スパイロメトリー.

3：安定期にあるCOPD患者のうち呼吸不全が認められる場合に行われる.

8 2 2：拘束性換気障害→閉塞性換気障害.

9 4 2：高い→低い.

3：中年男性→長身でやせ型の若年男性.

10 4 1：小細胞がんは，胸水貯留による呼吸困難が出現しにくい.

2：肺野型の腺がんは，症状が出現しにくい.

3：肺門型の扁平上皮がんは，早期に早期症状が出現することが多い.

11 1 1：手術日が決まったら，手術に耐えられ

る呼吸機能の維持と体力の維持に努め，術後合併症予防のための呼吸訓練を開始する.

第**2**回

1 2 1：24時間以降→48時間以降.

3：肺炎の主症状は発熱，咳嗽，膿性痰.

4：ステロイド薬の内服や注射→抗菌薬の投与や安静.

2 4 4：下にして→上にして.

3 2 1：高齢者→50歳以上の男性喫煙者.

3：慢性期→急性増悪期.

4：間質性肺炎では労作性呼吸困難と乾性咳嗽がみられる．夜間や早朝の発作性呼吸困難は気管支喘息の特徴的な症状.

4 4 4：I型呼吸不全（低酸素血症性呼吸不全）→II型呼吸不全（低換気性呼吸不全）.

5 4 1：60Torr以上→60Torr以下.

3：生理食塩水→滅菌蒸留水.

6 1 2：吸入終了後も必ず含嗽を行い口腔内の細菌繁殖を予防する.

3：仰臥位→座位または半座位.

4：高圧持続吸引器→低圧持続吸引器.

7 2 2：体位ドレナージは，痰が貯留している肺区域を上にした体位をとり，重力で痰を移動させる方法である.

8 4 4：気胸は，肺に穴が開いて空気が胸膜腔に流出し，肺が虚脱した状態をいう.

9 2 3：吃逆時は一時的に呼吸を止める，あるいは冷水を飲む.

4：抗がん剤の血管外漏出時は，医師に報告する.

10 4 1：可逆性→不可逆性.

2：突然起こる息切れ→慢性的な息切れ.

3：CO2ナルコーシスにも注意が必要である.

循環器疾患患者の看護

第**1**回

1 4 1：30分以上→数分〜15分.

2：ST の下降 → ST の上昇.

3：狭心症は，冠状動脈の狭窄により一時的に心筋虚血が起きた状態である.

2 1 1：心拍出量が増加 → 心拍出量が低下.

3 4 4：心原性ショックの診断基準には，収縮期血圧 90mmHg 未満，1 時間尿量 20mL 未満，意識障害などがある.

4 4 1：30%以上 → 20%以上.

2：胸痛時は，服薬し安静とする.

5 1 2：減少 → 増加.

3：右冠動脈 → 左冠動脈.

4：10～12 倍 → 5～8 倍.

6 3 4：3つ → 4つ.

7 3 3：左心不全 → 右心不全.

8 3

9 2 1：適度に水分をとり，運動を行う.

3：男性 → 女性.

10 4

第 2 回

1 1 2：6時間以上 → 6時間以内.

4：冠動脈が閉塞し，心筋壊死に至った状態.

2 3 3：低酸素血症や心不全徴候がある場合には酸素投与を行う.

3 2 2：心房細動 → 心室細動.

4 4 1：WPW 症候群は，PQ 時間の短縮とデルタ波の存在により診断する.

2：電気的除細動は，心室細動の唯一の治療法である.

3：アダムス - ストークス症候群は，不整脈により一過性の脳の虚血状態に陥り失神発作をきたしたものをいう.

5 4

6 4 1：左心不全 → 右心不全.

2：左心不全 → 右心不全.

3：右心不全 → 左心不全.

7 4 1：急性心筋炎は心原性ショック.

2：多量出血は血液減少性ショック.

3：敗血症は血液分布異常性ショック.

8 3 1：動脈硬化 → リウマチ熱.

2：リウマチ → 動脈硬化.

9 3

10 4 高血圧，脂質異常症，糖尿病，喫煙が4大冠危険因子である.

第 3 回

1 2 1：条件を変えて何度か測定し評価する.

4：肝臓 → 腎臓.

2 2 1：7g → 6g.

3：下降させる → 上昇させる.

3 3 1：頻脈 → 徐脈.

2：体液量は増加 → 体液量は減少.

4：モルヒネ → ニトログリセリン.

4 4 1：1日1回自己検脈を行うよう指導する.

2：X 線検査 → MRI 検査.

3：できない → できる．ただし一定の距離を離して使用する.

5 3 3：胸式呼吸 → 腹式呼吸.

6 4 4：定期的にドレーンのミルキングを行い，閉塞予防に務める.

7 3 2：飲水量の制限，尿量の測定を行い，確実に水分バランスの管理を行う.

8 1 2：高齢者 → 若年者.

3：動脈硬化 → リウマチ熱.

4：原因不明の心筋症を特発性心筋症という.

9 2

10 4

消化器疾患患者の看護

第 1 回

1 4 1：腺がん → 扁平上皮がん.

2 1 2：手術療法のほか内視鏡的切除がある.

3：女性 → 男性.

4：高齢 → 若い.

3 4 2：3日間 → 24 時間.

3：食事は1回量を減らして，1日5～6回の分割食とする.

4 2

5 2 1：温罨法 → 冷罨法.

4：嘔吐が激しい場合は，禁食が望ましい

6 3 1：十分な栄養摂取を心がける．肝性脳症が認められる場合は低たんぱく食とする.

2：石けんは使用せず，重曹水やメントールを用いる.

7 4　4：企図振戦→羽ばたき振戦．

8 4

9 4　1：屈曲する→屈曲しない．
　　　2：右側臥位→左側臥位．
　　　3：黒色便→白色便．

10 1

第2回

1 3　2：炭水化物→たんぱく質．
　　　4：ケトン臭→アンモニア臭．

2 2　1：胃潰瘍では食後の痛み，十二指腸では空腹時や夜間に痛みが特徴である．
　　　3：右肩→左肩．
　　　4：たんぱく質→脂肪．

3 1　2：総肝管は図の①．
　　　3：総胆管は図の④．
　　　4：厚くて大きい右葉と小さい左葉に分けられる．

4 2　1：仰臥位→ファーラー位など上半身を少し挙上した体位．
　　　3：高たんぱく食で塩分制限．
　　　4：体重や腹囲の測定は，時間・部位を同じにして行う．

5 4　1：2時間→6時間．
　　　3：進行胃がんの分類である．

6 2

7 4　1：下腹部痛→上腹部痛．
　　　2：胃ポリープは自覚症状がほとんどない．
　　　3：急性虫垂炎は臍上部の広い範囲の痛みで発症し，数時間後に右下腹部に移動することが多い．

8 1　2：下腹部痛→上腹部痛．
　　　3：胃粘膜を刺激するコーヒーやアルコール，炭酸飲料などはできる限り避ける．
　　　3：食後すぐの運動は，消化作業を遅らせるため避ける．

9 2　1：高齢→若年層．
　　　3：現在のところ根治的治療がない．
　　　4：低エネルギー食→高エネルギー，高たんぱく，高ビタミンかつ低脂肪食．

10 4　4：検査終了後1時間ほどは，咽頭麻酔が効いて誤嚥しやすいため飲食は避け

る．

第3回

1 4　1：食後→空腹時．
　　　2：ウィルヒョウ転移→クルッケンベルグ転移．
　　　3：1～5→1～4．

2 1　2：可能な限り患者の条件に合わせるため，患者とともに行う．
　　　3：毎日→2～3日に1回．

3 3　1：経口で→血液を介して．
　　　2：発症時→ALT上昇のピークを過ぎた頃．
　　　4：B型→A型．

4 3　3：カミソリや歯ブラシは個人専用にする．

5 2

6 1　2：ビルロードⅠ法→ビルロードⅡ法．
　　　3：胆石があっても多くの場合は無症状である．

7 2　2：絞扼性腸閉塞は緊急の治療が必要である

8 3　1：高たんぱく食→たんぱく制限．
　　　4：制限する→摂取を禁止する．

9 3

10 3　1：絶飲食→絶食．
　　　2：検査前日→検査日．
　　　4：口呼吸をしてもらい，リラックスするように促す．

血液・造血器疾患患者の看護

第1回

1 1

2 4

3 4　1：造血を促すためたんぱく質も十分とる．

4 3　1：再生不良性貧血→溶血性貧血．
　　　2：溶血性貧血→再生不良性貧血．
　　　4：巨赤芽球性貧血→再生不良性貧血．

5 2　1：増加→減少．
　　　4：フィラデルフィア染色体がみられるのは慢性骨髄性白血病である．

6 4　4：感染予防のため生花，鉢植えなどの持

ち込みを制限する.

7 1

8 3 　3：輸注時→移植後.

9 4 　1：排便時の努責により出血の可能性があ
るので，薬などを使って便秘を予防す
る.
　2：温罨法→冷罨法.
　3：5万/μL→1万/μL以下.

10 1

第 **2** 回

1 4 　1：フォン・ヴィレブラント病は，止血に
必要なフォン・ヴィレブランド因子の
量的減少あるいは質的異常のために起
こる.

2 3 　1：翌日→1～2週間.
　2：体調に合わせた体力づくりができるよ
う，適した運動メニューを提示する.
　4：出血予防のためシャワーの水圧は弱め
にする.

3 1 　1：ビタミンK→ビタミンB₁₂.

4 1 　2：成人T細胞白血病リンパ腫は，ヒトT
細胞白血病ウイルスⅠ型の感染によっ
て起こる.
　3：血小板無力症は，先天性の血小板機能
異常症である.
　4：血友病は，血液凝固第Ⅷ因子あるいは
第Ⅸ因子が先天的に欠乏しているため
に起こる.

5 2 　2：口内炎には抗炎症作用のある含嗽液な
どを使用し，悪化を防ぐ.

6 2 　2：約30%→10%未満.

7 3 　3：そのほか，血液凝固因子やフィブリノ
ゲンの減少，赤血球沈降速度の低下が
みられる.

8 3 　1：男性→女性.
　2：常染色体性潜性遺伝→常染色体性顕性
遺伝.
　4：血小板数と止血時間は正常である.

内分泌・代謝疾患患者の看護

第 **1** 回

1 4 　1：分泌不足→分泌過剰.
　2：副甲状腺機能低下症により低Ca血症
となった場合にみられる.
　3：副腎皮質機能亢進症→副腎皮質機能低
下症.

2 1

3 4 　1：低下→亢進.
　2：神経過敏となり，多食傾向となる.
　3：検査1～2週間前からヨード含有食
（海藻類，特にコンブ）を禁止する.

4 1

5 2 　2：頻脈ではなく徐脈がみられる.

6 1 　2：典型的な症状は高血圧，頭痛，発汗過
多，代謝亢進，高血糖に代謝亢進を加
えた5Hである.
　3：薬物療法→副腎摘出術.

7 3 　1：副腎→膵臓.
　2：目標体重をもとに性，年齢，活動量を
考慮して計算する.
　4：2型糖尿病→1型糖尿病.

8 1

9 4 　4：日本の糖尿病患者の大多数は2型糖尿
病である.

10 4 　4：口渇は高血糖症状である.

第 **2** 回

1 3 　2：運動療法を禁止あるいは制限したほう
がいい場合があるので，医師の指示に
従う.
　4：知覚神経障害により熱さに鈍くなるの
で，湯をかける前に必ず手で温加減を
確かめるよう指導する.

2 1

3 3 　1：いらいらしたり落ち着かないなど情緒
不安定になることが多いため，静かな
環境をつくる.

4 2 　3：甲状腺機能低下症→甲状腺機能亢進症.

5 4 　1：分泌過剰→分泌不足.
　2：男性→女性.
　3：末梢性肥満→中心性肥満.

6 ▶ 4　1：初産年齢が遅く，出産回数が少ない人
　　　　　はリスクが高い．
　　　　2：20〜40歳代→40〜60歳代．
　　　　3：内側上部→外側上部．
7 ▶ 1　2：手術後も再発防止のため定期検診が必
　　　　　要である．
　　　　3：重い荷物は持たないなど，患肢を保護
　　　　　する．
　　　　4：下げて→挙上して．
8 ▶ 1　2：血管内→関節内．
　　　　4：まず消炎鎮痛薬で痛風発作を改善させ
　　　　　てから血中尿酸値を下げる薬物を投与
　　　　　する．
9 ▶ 3　3：慢性かつ潜在性に進行する．
10 ▶ 3

腎・泌尿器疾患患者の看護

第 **1** 回

1 ▶ 3　1：1.5〜1.8L → 140〜170L．
　　　　2：180mmHg以上→60mmHg以下．
　　　　4：1/2→1/4．
2 ▶ 2　2：排尿の始めと終わりの尿を捨て，中間
　　　　　の尿を採取することである．
3 ▶ 1　2：数か月から数年かけて→2週間以内に
　　　　　急速に．
　　　　4：約10%→50%．
4 ▶ 4
5 ▶ 3　1：溶血性尿毒症症候群，横紋筋融解症で
　　　　　は急性腎不全を呈する．
　　　　4：糖質→たんぱく質．
6 ▶ 3　1：1歳以下の乳児→3〜10歳の小児．
　　　　2：合併症→先行感染．
　　　　4：低エネルギー食→高エネルギー食
7 ▶ 1　2：二次性ネフローゼ症候群→一次性ネフ
　　　　　ローゼ症候群．
　　　　3：1.5g → 3.5g．
8 ▶ 2　3：腹部X線検査→CT検査や超音波検
　　　　　査．
　　　　4：5mm以上→10mm以上．
9 ▶ 4
10 ▶ 3　3：排尿時間の延長，最大尿流量率の低下
　　　　　がみられる．

第 **2** 回

1 ▶ 4　1：無尿→尿閉．
　　　　2：外腺部→内腺部．
2 ▶ 2
3 ▶ 4　1：起因菌の大部分は大腸菌などのグラム
　　　　　陰性桿菌．
　　　　2：男性→女性．
　　　　3：30〜40歳代→50歳以降．
4 ▶ 4　2：初期の腎細胞がんの手術後5年生存率
　　　　　は，80%以上である．
5 ▶ 3　1：透析日の朝→1日1回．
　　　　2：血液透析による合併症の可能性がある
　　　　　ため注意し，必要時は透析時間を短く
　　　　　するなどの対処を行う．
　　　　4：シャントの圧迫や長期屈曲は避ける．
6 ▶ 2　1：1日数回（1回30分）行うため，週
　　　　　当たりの透析回数は血液透析より多
　　　　　い．
7 ▶ 4　尿失禁のほか，出血（血尿）やTUR症候
　　　　群，前立腺被膜穿孔，前立腺炎や精巣上体
　　　　炎などの尿路感染症や逆行性射精，尿道狭
　　　　窄などがある．
8 ▶ 4　1：15kcal/kg/日→35kcal/kg/日．
　　　　2：水分は，前日尿量＋不感蒸泄量とす
　　　　　る．
　　　　3：安静の保持と保温が大切である．
9 ▶ 4　4：再発防止のため食事指導や生活指導を
　　　　　行う．
10 ▶ 3　3：蓄尿開始時の尿は捨て，以降の尿をす
　　　　　べてためる．

脳神経疾患患者の看護

第 **1** 回

1 ▶ 2　1：Ⅲ-200．
　　　　3：Ⅱ-20．
　　　　4：Ⅰ-2．
2 ▶ 4　1：嗜眠→傾眠．
　　　　2：傾眠→嗜眠．
　　　　3：半昏睡→無動性無言．
3 ▶ 3　3：意識障害により痰の喀出ができないた
　　　　　め，必要時には吸引を行う．
4 ▶ 3　1：脳腫瘍や血腫など，体積が増大して周

囲組織を圧迫する病変いう.
　2：低下→亢進.

5 3　1：脳梗塞→髄膜炎やクモ膜下出血.
　2：光を感じにくくなる→光をまぶしく感じる.
　4：バビンスキー反射→ケルニッヒ徴候.

6 2　1：ギラン・バレー症候群は，感染後に起こる急性脱髄性の多発神経根炎である.
　3：ハンチントン病は，常染色体顕性遺伝による神経変性疾患である.
　4：筋萎縮性側索硬化症は，原因不明の神経変性疾患である.

7 1　2：アテローム血栓性脳梗塞→ラクナ梗塞.
　3：頭蓋脳圧が低下→頭蓋内圧が亢進.
　4：症状が出てから脳梗塞が完成するまでは時間的に余裕があるため，治療開始までの時間をできるだけ短くすることが重要である.

8 4　3：出血巣は高吸収域として白く描出され，梗塞・壊死巣は低吸収域として黒く描出される.

9 2　1：40歳後半から50歳代の女性に好発する.
　3：髄液に血液が混ざり（血性髄液），時間経過とともに黄色くなる（キサントクロミー）.
　4：開頭しない血管内治療

第2回

1 4　1：60歳以降に好発する.
　2：主に頭部への軽い外傷の1〜3か月後に発症する.
　3：脳を圧迫している血腫を手術により取り除くと認知症症状はおさまる.

2 2　3：欠神発作→ミオクローヌス性発作.
　4：難治例では外科的手術も考慮する.

3 4　1：失語症→構音障害.
　3：前屈→後屈.

4 1　2：レビー小体型認知症→アルツハイマー型認知症.
　3：アルツハイマー型認知症→前頭側頭葉変性症.

　4：認知機能の低下と尿失禁，歩行障害が特徴である.

5 1　3：びまん性軸索損傷自体に対する治療法はない.

6 4　4：痙攣発作は持続することがある.

7 3　1：頭蓋内圧亢進時，脳脊髄検査は禁忌である.
　2：仰臥位→側臥位.
　4：挙上する→低くする.

8 3　3：症状が落ち着いている場合は，早期からリハビリテーションを開始する.

9 1

10 3　1：起立性高血圧→起立性低血圧.
　2：歩行時は，号令をかけリズムをとることでスムーズな歩行が可能になる.
　4：介護保険制度における特定疾病となっているため，介護保険制度の第2号被保険者であっても，介護保険サービスを利用できる.

アレルギー疾患・膠原病患者の看護

第1回

1 4　1：10〜20歳→40〜60歳.
　2：非対称性→対称性.
　3：ヘリオトロープ疹が現れるのは皮膚筋炎.

2 3　1：男性→女性.
　2：慢性疾患で寛解と再燃を繰り返す.
　4：ゴットロン徴候は皮膚筋炎でみられる.

3 3

4 2　1：関節リウマチ→シェーグレン症候群.
　3：シェーグレン症候群→多発性筋炎.

5 2　3：膠原病は，免疫反応の破綻によって全身に炎症や臓器障害が起こる疾患の総称である.

6 1　2：Ⅱ型アレルギー→Ⅲ型アレルギー.
　3：Ⅲ型アレルギー→Ⅰ型アレルギー.
　4：Ⅳ型アレルギー→Ⅱ型アレルギー.

7 4　1：スキンテストは皮内反応.
　2：プリックテストは短刺反応.
　3：パッチテストは貼付反応.

8 1 1：胸式呼吸→腹式呼吸.

9 4

感染症・結核患者の看護

第 1 回

1 4 1：細菌性赤痢は赤痢菌によって起こる. カンピロバクターは感染型食中毒を引き起こす.

2：ブドウ球菌による食中毒は，毒素型食中毒である.

3：腸炎ビブリオによる食中毒は，感染型食中毒である.

2 4 2：アニサキス症→トキソプラズマ症.

3：トキソプラズマ症→アニサキス症.

3 4 2：排菌している場合は，専門病院での隔離入院が必要である.

3：サージカルマスク→N95 マスク.

4 4 2：コレラは経口感染である.

3：エイズの感染経路は，性交，血液，母子感染の3つである.

5 1 2：猩紅熱ではディック反応がみられる.

3：細菌性赤痢ではテネスムス（しぶり腹）が特徴的である.

4：麻疹ではコプリック斑が特徴的である.

6 1 2：1〜5年程度→数年〜十数年.

3：口腔カンジダ，帯状疱疹→インフルエンザ様の症状.

4：500/μL 以下→ 200/μL 以下.

7 2

8 2 1：石けんと水で洗う.

3：70℃の温水で 20 分間→ 80℃の温水で 10 分間.

4：N95 マスク→サージカルマスク.

9 1 2：ヘルパンギーナ→咽頭結膜熱.

3：咽頭結膜熱→ヘルパンギーナ.

4：ロタウイルス感染症→ノロウイルス感染症.

10 1 2：黄色→赤色.

3：赤色→だいだい色.

4：だいだい色→黄色.

女性生殖器疾患患者の看護

第 1 回

1 3 1：腟は内性器である.

4：アルカリ性→酸性.

2 2 3：卵胞期は低温，黄体期は高温となる.

4：卵巣では黄体期，子宮内膜では分泌期.

3 3 a：1年以上→3か月以上.

d：月経開始とともに減退または消失する.

4 1 2：シムス位→砕石位.

5 1 2：子宮頸部→子宮体部.

6 3 2：子宮頸がんの治療には手術療法，放射線療法，化学療法がある.

4：子宮肉腫は悪性腫瘍で，手術で完全摘出できない場合，予後は悪い.

7 1 2：経腟超音波検査や尿中 LH 測定キットなどの導入により，以前ほど多くは行われなくなった.

3：ダグラス窩穿刺は血液や膿の存在を確認するための検査で，異所性妊娠の診断以外に，卵巣出血や骨盤腹膜炎などの疑いがある症例に行われる.

4：診断のみに用いることは少なく，治療のための手術も同時に行われる.

8 1 2：エストロゲンは急減する.

3：更年期に現れる症状のうち，器質的変化に起因しないものを更年期症状という.

9 2 2：血管性転移→リンパ行性転移.

10 4 1：性器に強い痛みを伴う水疱を生じる.

3：梅毒→淋病.

骨・関節・筋疾患患者の看護

第 1 回

1 3 1：女児→男児.

2：男児→女児.

2 3 1：猿手→下垂手.

2：下垂手→猿手.

22
22

4： 内旋位→外旋位.

3 ▶ 4

4 ▶ 4　1： きちんと床についているか→床についていないか.

2： 疼痛が生じたときに→1日1回.

3： 絆創膏を横に貼るときは一周させず, 必ず皮膚の一部を残す.

5 ▶ 2　2： 病的骨折→粉砕骨折.

6 ▶ 1　3： 尺骨神経麻痺→橈骨神経麻痺.

4： 椎間板→関節軟骨.

7 ▶ 3

8 ▶ 4　1： 骨の化学成分変化→骨の強度（骨密度と骨質）の低下.

2： エストロゲン→成長ホルモン.

3： ビタミンK→ビタミンD.

9 ▶ 1　1： 小児→高齢者.

10 ▶ 1　2： 腰椎椎間板ヘルニアの疼痛緩和のため, 硬膜外ブロックが行われることもある.

3： 脊柱管狭窄症では, 拡大開窓術などの手術により圧迫された神経の除圧を行う.

4： 脊髄損傷では, 早期離床のため金属固定材を用いた脊椎固定術が行われることが多い.

1 ▶ 2

2 ▶ 3　1： 正中神経麻痺では猿手になる.

2： 橈骨神経麻痺では下垂手になる.

4： 尺骨神経麻痺ではわし手になる.

3 ▶ 1　2： 清浄化後すぐに→感染していないか確認してから.

3： 5段階→6段階.

4： MRIは軟部組織の描写はCTより優れている.

4 ▶ 4　1： 骨の化学成分の変化→骨の強度（骨密度と骨質）の低下.

2： テストステロン→エストロゲン

5 ▶ 1　1： 圧迫骨折は胸椎や腰椎に多い.

6 ▶ 3　2： 内転・内旋位→外転・外旋位.

7 ▶ 2　4： 関節萎縮予防のため術後早期に, 下肢切断では術前から開始する.

8 ▶ 2

9 ▶ 3　2： 脊椎カリエスは結核菌の血行性転移.

4： デニス‐ブラウン副子は先天性内反足の治療に用いられる装具. 先天性股関節脱臼の治療では, 新生児期はフォン・ローゼン型副子, 3か月〜1歳未満はひも製装具を使用する.

10 ▶ 1

皮膚疾患患者の看護

1 ▶ 2　1： 痂皮→亀裂.

3： 鶏眼→痂皮.

4： 鱗屑→鶏眼.

2 ▶ 4　1： エクリン腺→アポクリン腺.

2： 感知性発汗→精神性発汗.

3： 核をもった→核を失った.

3 ▶ 3　1： ブロッカーの法則→ウォーレスの法則.

2： ウォーレスの法則→ブロッカーの法則.

4： 約30分→2〜3時間.

4 ▶ 2　1： 凍瘡→凍傷.

3： 高齢者→小児.

4： 下肢→脂漏部位（頭部, 顔面, 腋窩, 背正中部など）.

5 ▶ 3　2： 3〜4週間→約2週間.

6 ▶ 2　1： Ⅰ型アレルギー反応→Ⅳ型アレルギー反応.

4： 剥がして→剥がさずに.

7 ▶ 1

8 ▶ 4　1： 抗アレルギー薬は副作用として眠気が生じるため, 服用中は車の運転を行わないようにすることを説明する.

2： 温罨法→冷罨法. しかし, 冷却が強すぎても瘙痒感を引き起こすことがあるため, 直接肌にふれないようにするなど注意が必要である.

3： 化学繊維→木綿.

9 ▶ 3　1： 食物, 薬物→免疫学的異常, 皮膚のバリア機能低下.

2： 左右非対称性→左右対称性.

4： 乾燥剤→保湿薬.

10 ▶ 2　2： 洗浄剤をよく泡立て, 汚れを包みこむように洗浄する.

眼疾患患者の看護

第 1 回

1 4 1：すぐ病院に連絡する.
2：洗顔は術後1週間程度行わない.
3：術後1週間程度→医師の許可が出るまで.

2 3 2：羞明や飛蚊症→視野障害や視力低下.
4：自己判断で内服を中止する→自己判断せず医師に相談する.

3 3 3：虹彩→角膜.

4 3 3：患者の腕を引いて→患者には看護者の腕につかまるか，肩に手をかけてもらい.

5 4 1：麦粒腫→霰粒腫.
2：霰粒腫→麦粒腫.
3：流行性角結膜炎→咽頭結膜炎.

6 1 2：屈折測定はオートレフラクトメーターで行う.
3：色覚検査は，石原色覚検査表を用いて行う.
4：眼圧検査は，細隙灯顕微鏡に付属している圧平眼圧計で行う.

7 3 3：霰粒腫→角膜潰瘍，白内障，虹彩欠損など.

8 1 2：水溶性点眼薬，懸濁性点眼薬，油性点眼薬の順に点眼する.
3：1分間以上→5分間以上.
4：5分間程度→1分間程度.

9 2 1：3m→5m.
3：目を細めて→目を細めずに.
4：コンタクトレンズは診察まではずしておく.

耳鼻咽喉疾患患者の看護

第 1 回

1 4 1：鼻腔は含まれない.
3：中耳→内耳.

2 4 1：副鼻腔は上顎洞，篩骨洞，前頭洞，蝶形骨洞の4つに分けられる.

2：随意運動→不随意運動.
3：舌咽神経→迷走神経.

3 1 2：中耳性→内耳性.
3：突発性難聴→後迷路性難聴.
4：聴覚→平衡覚.

4 1 1：咽頭痛→顔面痛.

5 1 2：悪心や転倒の可能性があるので，検査前に十分説明する.
3：純音聴力検査は，オージオメータによる検査と音叉による検査がある.

6 4 4：出血したときはすぐに→なかなか止血できない場合は.

7 2 1：自発痛→嚥下痛.
3：咽頭扁桃は3～5歳，口蓋扁桃は7～8歳に増大.
4：若年者→高齢者.

8 3 2：騒音はめまいや耳鳴を増強させるため，静かな環境を整える.
4：脂質の異常摂取→ストレス.

9 4 1：水溶性鼻漏→膿性.
3：抗菌薬を中心とした保存療法と，症状を軽快してQOL向上を図るための手術療法が主な治療法である.

10 2 3：喉頭がんでは言語障害はみられない.
4：失われない→失われる.

歯・口腔疾患患者の看護

第 1 回

1 1 2：上顎乳中切歯→下顎乳中切歯.
3：35本→28～32本.
4：う歯→智歯.

2 3 1：杵歯→前歯.
2：乳歯はアルファベットの大文字，永久歯を算用数字で表す.
4：口腔内に露出している部分を歯冠，歯槽骨内に埋まっている部分を歯根，歯冠と歯根の境界部を歯頸部という.

3 2 b：歯→顎.
c：抑制→促進.

4 2 1：う蝕症のほか歯髄炎，歯根膜炎，根尖性歯周組織炎などがある.

5 1 1：象牙質→エナメル質.

6 2 1：伝達麻酔→表面麻酔．
3：表面麻酔のほか浸潤麻酔，伝達麻酔がある．
4：全身麻酔は，重度の心身障害者，恐怖心の強い子どもなどに用いる．

7 4 1：90%以上→70～80%．
2：ウイルス→細菌．
3：歯髄腔→象牙質の大部分．

8 3 3：歯肉炎→歯周炎．

9 2 1：免疫力の低下→口腔清掃不足による口腔内細菌の増加．
4：歯根部→歯頸部．

10 4 4：仰臥位→セミファーラー位あるいは側臥位．

老年看護

第 **1** 回

1 3 3：可逆的→不可逆的．

2 3 3：突発性→進行性．

3 2 1：地域社会からの孤立→社会的役割からの引退．
3：子どもからの自立→子どもの自立．

4 4 4：老年期→成人初期．

5 3 3：強固な阻止→柔軟な受け入れ．

6 1 2：後屈→前屈（前傾）．
3：持続→低下．
4：小刻み歩行→すり足歩行．

7 2 3：向上→低下．
4：手→膝．

8 1 1：伝音性難聴→感音性難聴．

9 4 1：小脳→大脳．
2：上昇→低下．
3：収縮期血圧が上昇する．

10 2 2：下痢も起こしやすくなる．

第 **2** 回

1 3 2：長期→短期．

2 4 1：減少に転じている．
2：10%→7%．
3：20%→14%．

3 3 1：横ばいである→増加している．
2：施設入居者老人→寝たきり老人．

4：平均寿命→健康寿命．

4 4 1：停止→開始．
2：国→市町村．
3：介護制度→看護制度．

5 4 3：介護療養型医療施設は2024（令和6）年3月末に廃止予定．

6 3 1：高齢者らしい→その人らしい．
2：要介護状態になることをできる限り防ぐ（遅らせる）ことを指す．
4：平均寿命→健康寿命．

7 4 1：「訪問看護」→「訪問介護」．
2：「訪問看護・リハビリ」「通い」「泊まり」「訪問介護」を行う．
3：要支援3→要支援2および要介護1．

8 2 1：老衰→悪性新生物（腫瘍）．
3：悪性新生物（腫瘍）→老衰．
4：肺炎→脳血管疾患．

9 4 1：小さい→大きい．
3：治癒可能な疾患でも，治癒に時間がかかりやすい．

10 3 4：向上→低下．

第 **3** 回

1 1 2：全身症状→局所症状．
3：局所症状→全身症状．
4：うつ傾向，自律神経の不安定，せん妄，見当識障害も出現する．

2 1 1：各段階を行き来しながら，適応に至るとされる．

3 3 3：顕在化→潜在化．

4 4 1：高齢者の立場になって考え，自己決定を支える．
2：第25条→第11条．
3：日本国憲法→高齢者のための国連原則．

5 3 1：短期的→長期的．
2：医療→介護．

6 2 1：年ごと→月ごと．
3：これら4つのサービスを一体化して提供する．

7 1

8 3 1：定型的→非定型的．
2：罹患しにくい→罹患しやすい．
4：体温調節機能の低下により，外的環境の影響を受けやすいため，熱中症を発

症しやすい.

9 2　2：日常生活動作（ADL）→手段的日常生活動作（IADL）.

10 4　4：便秘→誤嚥.

第 4 回

1 3　1：左右非対称性→左右対称性.
　　2：低音域から徐々に高音域へ広がる→高音域から徐々に低音域へ広がる.
　　4：認知症→物忘れ.

2 2　1：ゆっくりと穏やかに聴く姿勢で会話する.
　　3：普通の声量で単語ごとに区切りながら，ゆっくりと明瞭に話す.

3 3　1：最初から音量を上げすぎない.
　　2：装着時間は，使い始めは短時間とし，徐々に延ばしていく.
　　4：故障の原因になるため，耳垢は定期的に拭き取る.

4 2　1：優しく穏やかに話しかけて，安心して落ち着けるようにする.
　　3：話を打ち切らず，根気強く傾聴する.
　　4：「認知症高齢者のいる世界」を受け止め寄り添う.

5 1　2：頻尿→褥瘡.
　　3：歩行が不安定になり，転倒の危険性が増す.

6 4　1：体位変換も行う.
　　2：長くする→短くする.
　　3：疼痛のない程度に愛護的に行う.

7 1　1：活発な活動→活動不足.

8 4　1：舌苔を除去して口腔内の清潔を図る.
　　2：具を多くして汁を少なくする.
　　3：濃い味→薄味.

9 2　1：ファーラー位のとき→垂直に座ったとき.
　　3：一口量は多すぎても少なすぎても嚥下しにくい.
　　4：食事を中止にする→いったん摂食を中断し，空嚥下を促す.

10 4　3：なくなる→弱くなる.

第 5 回

1 2　1：活発化→低下.

2 1　2：機能性尿失禁の症状.

　　3：反射性尿失禁の症状.
　　4：腹圧性尿失禁の症状.

3 2　1：排尿訓練→骨盤底筋体操.
　　3：骨盤底筋体操→膀胱訓練.
　　4：膀胱訓練→排尿訓練.

4 3　1：27～29℃→23～25℃.
　　2：43～46℃→38～41℃.
　　4：瘙痒感や皮膚トラブルの原因になるので，十分に洗い流す.

5 2　1：装着時は上顎から，はずすときは下顎から行う.
　　3：義歯床と人工歯は柔らかいブラシ，クラスプの金属部分は硬いブラシで磨く.
　　4：義歯用洗浄剤液に浸して保管する.

6 4　1：陰部洗浄や清拭を行い，皮膚の清潔を保持する.
　　2：90度→30度.
　　3：褥瘡サポートチーム→栄養サポートチーム.

7 3　3：入所施設，通所施設，居宅など多岐にわたる場所で行われる.

8 4　1：座った状態→片脚立ち.
　　2：下る→上る.
　　3：1時間→15分.

9 2　1：視覚に訴える方法なども用いて，高齢者が理解しやすいように説明する.
　　3：検査前処置は問題を誘発し得るので，実施前に全身状態の観察を十分に行う.
　　4：不安の軽減に努める.

10 3　1：先天的→後天的.
　　2：原因疾患は，神経細胞の変性による変性疾患，脳血管障害，感染症や脳腫瘍といった機能障害を引き起こす身体疾患など.
　　4：今後は減少→今後も増加.

第 6 回

1 4　1：男性→女性.
　　2：初期のうちに→進行とともに.
　　3：長期→短期.

2 2　2：女性より男性に多い.

3 3　1：小脳→大脳皮質.
　　2：頭部X線撮影→CT・MRI.

4 1　3：自発性の低下から，生活行動が取りに

くくなる.
4：認知症と間違えられることが多いため，発見が遅れやすい傾向にある.

5 3 1：30%→70%.
2：若年性→老人性.
4：原疾患がなく→原疾患があり.

6 4 1：男性→女性.
2：下肢の筋力低下もみられる.
3：薬物療法（非ステロイド性抗炎症薬）と運動療法を行う.

7 2 1：上腕骨近位端部骨折 —— 肩.
3：橈骨遠位端部骨折 —— 手首.
4：大腿骨頸部骨折 —— 股.

8 3 1：骨粗鬆症を有する女性に多い.
2：内側骨折（頸部骨折）と外側骨折（転子部骨折）に分けられる.
4：保存療法→手術療法.

9 1 2：腓骨神経麻痺の予防をする.
3：褥瘡予防をする.
4：脱臼予防をする.

10 4

第**7**回

1 1 2：クモ膜下出血の説明.
3：アテローム血栓性脳梗塞の説明.
4：心原性脳塞栓症の説明.

2 2 1：副作用で生じる，様々な病態やジスキネジアなどに注意する.
3：下痢→便秘.
4：薬物療法を中心として行い，並行して運動療法を行う.

3 2 2：前屈姿勢（前かがみ）になりやすい，転びやすい.

4 3 2：酸素吸入を行って呼吸困難の緩和を図る.
4：急性心不全→慢性心不全.

5 2 2：中断しないように服薬の必要性を指導する.

6 4 1：1型→2型.
2：食事療法と運動療法を両方行うのが基本であり，薬物療法も併用される.
3：高血糖→低血糖.

7 3 1：高齢者に多い.
2：変動しにくい→変動しやすい.
4：生活指導や食事療法の効果が不十分な

場合，降圧薬による薬物療法を行う.

8 4 1：急性→慢性.
2：安静時→労作時.
3：影響しない→影響する.

9 3 1：低くなる→高くなる.
2：症状軽減のために禁煙を勧める.
4：胸式→腹式.

10 2 1：吸って→吐いて.
3：吐く→吸う.
4：禁止→必要性.

第**8**回

1 1 2：単独で→併用して.
3：化学療法→手術療法.
4：晩発性→急性.

2 2 1：治療法の選択に患者の意思が尊重されるよう支援する.
3：一般状態と副作用症状を共に観察する.
4：1日の食事回数を増やす→栄養価の高い食事摂取の援助をする.

3 3 1：少ない→多い.
2：マイコプラズマ肺炎→誤嚥性肺炎.
4：顕性肺炎→不顕性肺炎.

4 3 3：咳や喀痰も主な症状に含まれる.

5 1 2：点滴による補液も行う.
3：仰臥位→セミファーラー位.
4：自力の痰の喀出を促す.

6 1 2：緑膿菌→黄色ブドウ球菌.
3：咽頭や喀痰からも検出される.
4：80%次亜塩素酸ナトリウム→80%エタノール.

7 4 1：夏季→冬季.
2：感染力が強いため集団感染を起こしやすい.
3：便秘→下痢.

8 2 1：皮下組織→角質層.
3：10円玉大→半米粒大.
4：昼間→夜間.

9 1 2：予防給付→介護給付.
3：介護給付→予防給付.
4：壮年期→初老期.

10 4 4：定期的に水分補給を促す.

母性の看護

第 1 回

1 1 2: 女性→男性.
　　3: 胎児期→胎芽期.
　　4: ターナー症候群→ダウン症.

2 2 3: 妊娠22週以後→妊娠12週以後.
　　4: 死産を含まない出産数→死産を含む出産数.

3 2 2: 1歳未満の乳児→生後4か月までの乳児.

4 1 2: 転落防止柵で囲っていても，ベッドから離れない.
　　4: 災害時，新生児は避難用抱っこ紐で母親が抱っこする，あるいは職員が新生児避難帯で搬送する.

5 3

6 2 1: 1937（昭和12）年に制定された「保健所法」は，1947（昭和22）年に全面改正され，さらに1994（平成6）年に改正されて「地域保健法」となった．母子保健に関する業務が定められており，この法によって母子保健対策が地域において総合的に推進される.

7 4 1: 増加→低下.
　　2: 12週→22週.
　　3: 歯周病→糖尿病.

8 1 2: 18歳→12歳.

9 2

10 3 1: 「母子保健法」→「母体保護法」.
　　2: 子ども・子育て支援関連3法により，認定こども園，幼稚園，保育所を通じた共通の給付および小規模保育などへの給付が創設された.
　　4: 虐待を受けた児童の自立支援のための措置は「児童虐待の防止等に関する法律」に規定されている.

第 2 回

1 4 2: 12週→22週.
　　3: 低く→高く.

2 4 1: 24か月→12か月.
　　2: 分泌増加→分泌減少.

　　3: 更年期症状は，一般に自律神経失調症状が精神神経症状より先行する.

3 4 1: 受胎→受精.
　　3: 40歳→35歳.

4 3 1: プロゲステロン→エストロゲン.
　　2: 低温相→高温相.
　　4: 後葉→前葉.

5 2 1: 高温相→低温相.
　　3: 性周期には月経周期以外に，哺乳類の発情周期がある.
　　4: 男性では周期的変化はない.

6 4 4: 妊娠35週（第9か月末）.

7 3 1: 胎児は胎児付属物に含まれない.
　　2: 脱落膜，絨毛膜，羊膜の3層.
　　4: 2本の臍静脈と1本の臍動脈→2本の臍動脈と1本の臍静脈.

8 3 1: 妊娠線は疼痛や瘙痒感を伴うこともある.
　　2: 成乳→初乳.
　　4: 呼吸数はやや増加するが，肺活量に変化はない.

9 4

10 3 3: ターナー症候群は染色体異常である.

第 3 回

1 3 1: 排卵前→排卵後.
　　2: 妊娠反応は月経の予定日頃に陽性所見が得られる.
　　4: 9～10週以後→12週以後.

2 2 1: 手拳大→小児頭大．手拳大は11週末.
　　3: 第1胎向→第2胎向.
　　4: 伸展胎勢→屈曲胎勢.

3 3 1: 妊娠23週未満→妊娠22週未満.
　　2: 妊娠23週→妊娠22週.
　　4: 超過産→過期産.

4 4 3: 第3回旋は胎勢の回転ではあるが，後頭・前頭・額・顔面・顎の順で反屈しながら児頭全体が娩出されるもので肩甲の回転を伴わない.

5 3 3: 15分→10分.

6 3 1: 分娩直後の子宮底は臍と恥骨のほぼ中間（臍下3横指）.
　　2: 褐色悪露→黄色悪露.

7 1 2: 20cm→10cm.
　　3: 発露→排臨.

4： 排臨→発露.

8 ▶ 3　3： 38 週→ 36 週.

9 ▶ 4　1： 子宮復古不全では，分娩後比較的早い
時期に弛緩出血をきたす.

2： 産褥2～3日までの悪露は血性で赤色
悪露という. その後1週間程度は量お
よび血液成分が減少し，赤色調が薄く
なるため褐色悪露という.

10 ▶ 4　1： 出生直後の心拍数は不安定で，啼泣や
体動により変動する.

第 **4** 回

1 ▶ 2　1： 少ない→多い.

3： 低い→高い.

4： IgA に代表される免疫グロブリンの含
有量が多く，児の腸管性感染を防御す
ると考えられる.

2 ▶ 3　1： 胸式呼吸→横隔膜呼吸（腹式呼吸）.

2： 20～30 回→ 40～60 回.

4： 生後 36 時間以内→生後4～6日頃.

3 ▶ 4　1： 10 日頃→2～3日頃.

2： 12 時間→ 24 時間.

3： 異常である→異常ではない. 奇乳とい
い，胎児期に胎盤から流入した女性ホ
ルモンの影響によるもので，新生児の
1/3にみられる.

4 ▶ 3　1： 指示的な指導→自ら考えた行動ができ
るようにする.

2： 乳汁を絞り出すと子宮収縮を誘発する
ため，絞り出さない.

4： 37 週→ 32 週.

5 ▶ 1　2： 浣腸は必要時に実施する.

3： 低い→高い.

4： 破水している場合，入浴やシャワーは
禁止である.

6 ▶ 2　1： 1時間→ 30 分, 30 分→ 15 分.

3・4： 産婦に水分補給や休息の希望があ
れば，充足できる環境を整える.

7 ▶ 2

8 ▶ 1

9 ▶ 1　2： 臍帯切断後→臍帯切断前.

3： 臍高→臍下2～3横指.

10 ▶ 2

第 **5** 回

1 ▶ 1　2： 新生児は腎機能が未熟であり，水分や
電解質の調節能力は低い.

3： 生後1週間頃→生後2～3日頃.

4： 出生後→在胎 32～34 週頃.

2 ▶ 4　1： リスクは低い→リスクは高い.

3： 異所性妊娠（子宮外妊娠）は無症状の
ことが多く，流産や卵管破裂により痛
みが現れる.

3 ▶ 4　1： 子癇は妊娠高血圧症候群でみられる.

2： 胎児の腎奇形では羊水過少がみられ
る.

3： 急激な子宮内出血は常位胎盤早期剥離
でみられる.

4 ▶ 2

5 ▶ 4　1： 必ず吸引する→必要がある場合は吸引
する.

2： 1時間以内→ 30 分以内.

3： 新生児のからだに付着した羊水は，低
体温予防のため拭き取る.

6 ▶ 4　4： 低たんぱく食→高たんぱく食.

7 ▶ 4　1： 子宮上部→子宮下部.

2： 経腟超音波断層法により確認する.

3： 痛みのある→痛みのない.

8 ▶ 2　b： 波動がない→波動がある.

c： 頭縫合部を超えず限局している.

9 ▶ 1　c： 10mg/dL → 15mg/dL.

d： 輸液療法→光線療法.

10 ▶ 1

小児の看護

第 **1** 回

1 ▶ 3　1： 緩やかな→急激な.

2： 青年期は小児期に含まれない.

4： 小児期の体験は，小児の将来に大きく
影響する.

2 ▶ 4　1： 1週間→4週間（27 日まで）.

2： 時期としては早過ぎる→大切な時期で
ある.

3： 3歳→1歳.

3 ▶ 4　1： 3歳→1歳.

2： 身長は2倍以上，体重は6倍程度まで

成長する.
3：未熟である→めざましい.

【4】 2　1：中学校卒業→小学校卒業.
4：学童期は，勤勉性や自尊感情をはぐくむ時期である.

【5】 3　1：第1次→第2次.
2：急激には増加しない→急激に増加する.
4：アイデンティティの確立へと向かう時期である.

【6】 1　2：小児が，その子なりに成長・発達できるよう援助する.
3：小児期に限定した→生涯にわたる.
4：患児と家族が援助対象となる.

【7】 2　1：収まってきた→多様化している.
3：減少した→増加した.
4：小児にふさわしい入院環境の整備が課題となっている.

【8】 2　1：第2次→第1次.

【9】 4　4：納税する権利→参加する権利.

【10】 1　2：6か月前→4か月前.
4：臨時検診も必要時に行われる.

第 2 回

【1】 2　1：身長は約1.5倍，体重は約3倍となる.
3：陥没→膨隆.
4：32本→28本.

【2】 3　1：低い→高い.
2：産生されない→多量に産生される.
3：水痘は新生児でも罹患する.
4：成長するにつれて胸式呼吸に変わる.

【3】 2　1：6か月頃→1～2歳.
3：1～2か月→3～4か月.
4：24か月→12か月.

【4】 3　3：2～3か月→6～9か月.

【5】 3　1：ローレル指数→カウプ指数.
2：カウプ指数→ローレル指数.
4：DQ→IQ.

【6】 1　2：3回→1回.
3：歯ぐきでつぶせる固さにする.
4：「手づかみ食べ」から始める.

【7】 1　2：1歳頃である→生後6か月頃までといわれている.
3：新陳代謝が盛んなので，毎日入浴する必要がある.

4：外気温や室内温に合わせて，衣類の調節をする.

【8】 3　4：学童期→幼児後期.

【9】 3　1：学童期→幼児期.
2：1歳頃→3歳頃.
4：就学頃→2歳半頃.

【10】 1　2：1990（平成2）年→2005（平成17）年.
3：身体的問題もみられる.
4：学童期は小学校の入学から卒業まで. 思春期は第2次性徴の発来とともに始まるので，学童期の後半と一部重なる場合もある.

第 3 回

【1】 2　3：交通事故→窒息.
4：言語的理解ができるので，事故予防のための具体例による安全教育を行う.

【2】 4　1：常染色体→X連鎖.
2：脳性麻痺→ダウン症候群.
3：女性→男性.

【3】 4　1：細菌→ウイルス.
2：下痢は消化器症状.
3：咽頭結膜熱→ヘルパンギーナ.

【4】 1　2：10歳以上→4歳以下.
3：細菌性→ウイルス性.
4：4～5歳以降の小児に多い.

【5】 2　1：二酸化炭素→酸素.
3：体うっ血→肺うっ血.
4：肺うっ血→体うっ血.

【6】 1　2：心室中隔欠損症→房室中隔欠損症（心内膜床欠損症）.
3：1年ほど→2～3日ほど.
4：心不全→右心肥大.

【7】 2　2：1歳に発病のピークがあり，ほとんどは4歳以下でみられる.

【8】 2

【9】 4　1：冠動脈病変（拡張や動脈瘤）などを伴うことがある.
2：喘鳴の症状は通常みられない.
3：口腔内の粘膜の状態に応じて，柔らかい歯ブラシなどで清潔を保つ.

第 4 回

【1】 4　1：乳児期→小・中学生.

2：女児→男児.

3：急性潰瘍は胃潰瘍が多く，慢性潰瘍は十二指腸潰瘍が多い.

2 3 1：幼児期→生後3～12か月の乳児.

2：黒色→灰白色.

4：空気感染→産道感染.

3 2 1：再生不良性貧血→鉄欠乏性貧血.

3：40%→95%以上.

4：亢進→低下.

4 3 1：幼児期→思春期以降.

2：2型→1型.

4：陰嚢水腫（精索水腫）→停留精巣（停留睾丸）.

5 1 2：増加→減少.

3：下行性→上行性.

4：学童～思春期→幼児～学童期.

6 2 2

7 3 3：本人の告白や家族の気づきがあるまで顕在化しにくい.

8 4 3：平易な言葉も併用し，恐怖感の軽減に努める.

9 1 1：屈曲→伸展.

第 5 回

1 3 1：鼻汁，鼻閉→犬吠様咳嗽，嗄声，吸気時喘鳴.

2：通常の量で→少量ずつ.

2 2 1：日本脳炎→化膿性髄膜炎.

3：発疹期→カタル期.

4：接触→飛沫，2～3日→2～3週間.

3 1 2：毎日，同じ時間に実施する.

3：浮腫の軽減によって尿量が急増し，脱水になりやすいので留意する.

4：患児と家族の両方に指導する.

4 3 1：強直性か間代性か，全身性か部分発作か，左右対称かなども観察する.

5 2 1：突発性発疹は，ヒトヘルペスウイルス6（HHV-6）もしくはHHV-7の感染により発症する.

3：ポリオ予防の定期接種では，2012（平成24）年9月に生ワクチンから不活化ワクチンとなり，同年11月に4種混合ワクチン（DPT-IPV）が導入された.

4：コプリック斑は麻疹で特有にみられる.

6 3 1：左右の対称性，呼吸抑制の有無なども観察する.

2：窒息のおそれがあるので，口腔内に異物は入れない.

4：転落などの危険がない場所に移動し，衣服を緩めて安楽にする.

7 1 3：膨隆→陥没.

4：少量ずつ摂取させる.

8 3 3：任意→定期.

9 2 2：破傷風トキソイドは任意接種.

10 1 2：任意接種の接種費用は自己負担である.

3：不活化ワクチン→生ワクチン.

精神看護

1 2 3：職種独自の強みを生かし専門性を越え連携することが必要である.

2 4 1：呉秀三→エリクソン.

3 3 1：アイデンティティの確立→基本的信頼と基本的不信.

2：基本的信頼と基本的不信→勤勉性と劣等感.

4：役割の拡散→絶望.

4 4

5 2 1：抑圧では，都合の悪い欲求など意識すると自我に危険がある場合，無意識にそれを意識から除外する.

3：投影では，自分にとって不快な感情を，他人が自分に対して持っていると思い込む.

6 3

7 1

8 4 2：絶対的な原因である→発症に関与する場合がある.

3：女児の場合，エレクトラコンプレックス.

9 3

10 1 2：警察にのみ→警察，児童相談所.

3：校長→スクールソーシャルワーカー.

31

1 ▶ 3　2：バリアフリー→ノーマライゼーション.
　　　　4：国→被災都道府県.

2 ▶ 1

3 ▶ 1　4：母親が熱心に看病する母として周囲の
　　　　関心を集めるために，子どもの病気を
　　　　装ったり，子どもの健康を害する.

4 ▶ 3　1：1990(平成2)年→2000(平成12)年.
　　　　4：身体的虐待→心理的虐待.

5 ▶ 2

6 ▶ 2　1：燃え尽き症候群→空の巣症候群.

7 ▶ 2　3：末期では，自分の年齢やいる場所がわ
　　　　からなくなり，家族などの親しい人で
　　　　も人物誤認が生じ，会話の疎通性がな
　　　　くなる.

8 ▶ 2　1：認知症（アルツハイマー病）の入院患
　　　　者が増えてきている.

9 ▶ 4

10 ▶ 4

第 **3** 回

1 ▶ 4

2 ▶ 1　2：被害妄想→関係妄想.
　　　　3：連合弛緩→作為思考.

3 ▶ 3　1：自分に→周囲に.
　　　　2：躁状態→感情失禁.

4 ▶ 4　1：制止→無為.

5 ▶ 4　3：健忘症→記銘力障害.

6 ▶ 1　3：重度の3段階→重度，最重度の4段階.

7 ▶ 3　2：意識混濁→意識清明.

8 ▶ 1

9 ▶ 4　1：光トポグラフィー検査→脳波検査.
　　　　3：わが国でよく用いられる. 欧米は
　　　　MMSE.

10 ▶ 4　4：記銘力・記憶力はベントン視覚記名検
　　　　査で測定する.

第 **4** 回

1 ▶ 2

2 ▶ 2　1：パーキンソン症候群では，筋強剛，前
　　　　屈姿勢，手の震え，仮面様顔貌，流涎
　　　　などがみられる.
　　　　3：アカシジアでは，治療の初期に下肢の
　　　　むずむず感が生じ，じっとしていられ
　　　　ず落ち着きがない状態がみられる.

　　　　4：急性ジストニアは短期服用で出現する
　　　　筋の不随収縮で，眼球の上転，舌が口
　　　　から飛び出したまま戻らなくなる，首
　　　　が横を向いたままになるなどがみられ
　　　　る.

3 ▶ 4

4 ▶ 2　1：集団→個人.
　　　　3：マズロー→フロイト.

5 ▶ 4

6 ▶ 2　1：20～40%→60～80%.

7 ▶ 3　1：幻聴→幻視.
　　　　2：20～30歳代→50～60歳代.
　　　　4：2～3年→5～15年.

8 ▶ 4

9 ▶ 1　3：発作が起きやすくなるため注意する.

10 ▶ 2　2：病的酩酊→複雑酩酊.

第 **5** 回

1 ▶ 2　3：老年期→青年期.
　　　　4：ハームリダクションでは，断薬を目的
　　　　とせず薬物使用の背景にある生きにく
　　　　さへの支援を行う.

2 ▶ 2　3：学童期→青年期.

3 ▶ 4

4 ▶ 3

5 ▶ 1

6 ▶ 4　1：体験後，数週間や数年間症状が残るこ
　　　　ともある.

7 ▶ 2

8 ▶ 3　1：薬物療法→心理社会的治療.
　　　　2：多弁を除く3症状が主症状である.

9 ▶ 1

10 ▶ 2

第 **6** 回

1 ▶ 3　4：真正面に座るようにする.

2 ▶ 1　4：自分の感情を認知し患者と接する.

3 ▶ 4

4 ▶ 3　1：2006 (平成18) 年→2004 (平成16)
　　　　年.
　　　　2：2011 (平成23) 年→2013 (平成25)
　　　　年.
　　　　4：2004 (平成16) 年→2006 (平成18)
　　　　年.

5 ▶ 2　2：きちんと挨拶をして，自分の職種，氏

名を述べ，患者の氏名の確認を行う．
これは患者との信頼関係を作る基本的
な要素である．

6 2 3： その人の状態に応じたセルフケア援助
を行う．

7 1

8 3

9 3

10 2

第 **7** 回

1 4

2 3

3 1

4 2

5 4 1： 拒絶→自傷行為．

6 3 1： アドヒアランス→コンプライアンス．
2： コンプライアンス→アドヒアランス．

7 4 4： 悪性症候群の説明である．

8 3 4： 作業療法士の判断→医師の判断．

9 2 1： ピネル→ブロイラー．
3： フロイト→ピネル．
4： ブロイラー→フロイト．

第 **8** 回

1 4

2 2 1： 東京→京都．
3： 宇都宮事件→相馬事件．
4： 大阪→京都．

3 4 4： フロイト→クレペリン．

4 1 2： 大多数が私宅に監置されていた．
3： 1919（大正8）年→1984（昭和
59）年．
4： 1995（平成7）年→1950（昭和
25）年．

5 1 2： 精神保健法→障害者総合支援法．
3： 精神保健福祉法→精神保健法．
4： 精神障害者保健福祉手帳→精神保健福
祉法．

6 3 1： 2013（平成25）年→2006（平成
18）年．
4： 中国→アメリカ．

7 3 1： 48時間→72時間．
2： 措置入院→医療保護入院．
4： 指定病院は，都道府県立精神病院に代

わる施設として，国，都道府県，都道
府県立独立行政法人以外のものが設置
した精神病院（精神科病室を含む）の
全部または一部を，その設置者の同意
を得て都道府県知事が指定する病院で
ある．

8 4

状況設定問題

第 **1** 回

1 3 1： 分類として無い．
2： 1期：軽度の気流閉塞で無症状のこと
が多い．
3： 2期：中等度の気流閉塞で，労作時の
呼吸困難を自覚する．
4： 3期：高度の気流閉塞で症状は持続性
に．呼吸困難の悪化とともに呼吸不全
や右心不全，体重減少などがみられる．

2 1

3 4 1： 禁煙するように強く説得する．
2： 運動は持続して行う．栄養療法との併
用も必要．
3： 抑制することはできない．

4 2 4： ワクチン接種を勧める．

5 1 2： 前立腺がんの検査で用いる．
3： 肝細胞がんの検査で用いる．
4： 食道がんの検査で用いる．

6 4 3： 腹直筋を貫通する場所が望ましい．

7 2 1： 乾いた→濡れた．
3： ストーマベルトを着用すれば可能．
4： 1週間以降→1日～数日．

8 2 2： 晩期合併症にはそのほかに腸脱出，陥
没，穿孔，ストーマ傍ヘルニア，内ヘ
ルニアなどがある．

9 1 1： ガスの発生を抑える効果がある．

第 **2** 回

1 1

2 1

3 3 2： 側臥位で背中を丸める．
4： 高くしないようにする．

4 3

5 3　3：一度ドレナージをクランプし，設定圧が変わらないようにしてから起こす.

6 4

7 3　1：臥床状態で装着する.
　　　2：下着の上から装着する.

8 4　1：後彎→前彎.
　　　2：身体が沈まない程度の硬さがよい.
　　　3：座る前→座った後.

9 1

第 3 回

1 1

2 1　1：腹壁静脈の怒張は，肝硬変などに伴う門脈圧亢進である.

3 2　2：ベッド上排泄が必要.

4 3　1：検査前日の就寝時から禁食. 検査の2，3時間前から飲水を禁止.

5 4　2：胸式→腹式.

6 3

7 3

8 2

9 3

第 4 回

1 4　3：浸出液があるため，ガーゼ交換が必要.

2 4　2：中枢から末梢→末梢から中枢.

3 2

4 1

5 4

6 2　2：腟粘膜が傷つき出血や感染したりする恐れがある.

7 2

8 3

9 2　2：集団での訓練が必要である.

第 5 回

1 2

2 1

3 4

4 3　3：足関節脱臼→股関節脱臼.

5 2

6 3

7 2　1：40〜60°程度にベッドアップして行う.

　　　3：42℃→38℃.
　　　4：200mL/ 分→ 200mL/ 時.

8 3

9 2

10 2　2：食後→食前.

第 6 回

1 4

2 1

3 2

4 2

5 2

6 4　3：国際疾病分類→ヤールの重症度分類.

7 3　3：蕁麻疹→悪性症候群.

8 2

9 1

10 3

第 7 回

1 1　2：産婦の左側腹部に胎児の小部分が触れているので，児背は産婦の右側にあることになる. よって，右臍棘線上中央部付近の最もよく聞こえる部位で聴取する.

2 2

3 2　分娩所要時間は，陣痛開始から胎盤娩出までの時間をいい，12 時間 30 分である.

4 3

5 1

6 4

7 4

8 1　1：出血量が多いため，腹部に冷罨法を施行し，子宮収縮を促す.

9 2　b：胎盤娩出後，1〜2時間は大出血が起こりやすい. 初回歩行時は必ず付き添うようにする.

10 2　a：翌日分娩で妊娠 42 週 0 日となり，過期産である.
　　　c：分娩後2時間までの出血量が500mLを超えるものは異常出血で，その原因として最も頻度が高いのが弛緩出血である.

第 8 回

1 4　1：定期健康診査は，妊娠 30 週では2週

間に1回, 36週では1週間に1回, 定期的に受診し, 妊娠経過が正常であるかどうかを受ける必要がある.

2 ▶ 3　3: 副乳の腫脹がある場合, 母体の苦痛につながるが, 授乳には直接影響はない.

3 ▶ 2　2: 初回授乳は, 乳汁分泌が少ないため哺乳量測定はせず, 初乳を飲ませる. 哺乳の練習, 乳汁分泌の刺激を目的に実施することを説明する.

4 ▶ 4

5 ▶ 3

6 ▶ 3　1, 2: 分娩後も高血圧, 浮腫があり妊娠高血圧症候群の後遺症がみられるので, 食事は減塩（7～8g/日）, 高ビタミン食, 低エネルギー食を勧める.
　　　4: 母子同室とする場合は, 母子ともに異常がないことが条件である. 設問の場合, 母親は, 高血圧, 浮腫, 疲労感がある状態なので適さない.

7 ▶ 3

8 ▶ 3

9 ▶ 1

10 ▶ 2

第9回

1 ▶ 4

2 ▶ 2

3 ▶ 1

4 ▶ 2

5 ▶ 3

6 ▶ 3　1: 1～3歳の乳幼児→3～12か月の乳児.
　　　4: まれ→代表的.

7 ▶ 4

8 ▶ 2　1: バイタルサインは頻回に測定する.
　　　2: 母親にはそばに付き添ってもらう.

9 ▶ 1

10 ▶ 3

第10回

1 ▶ 3

2 ▶ 2　1: 個室が適している.

3 ▶ 2　1: やわらかい毛の歯ブラシを使用して行う.

4 ▶ 4

5 ▶ 1

6 ▶ 4　2: 幼児期から学童期に多い.
　　　3: B群→A群.

7 ▶ 4　4: 多尿→乏尿.

8 ▶ 3

9 ▶ 1

10 ▶ 4

第11回

1 ▶ 2　2: このほかに, 多発神経炎, 手指の振戦, 怒りっぽさなどがみられる.

2 ▶ 3　1: 応急入院である.
　　　2: 任意入院である.
　　　4: 措置入院である.

3 ▶ 4

4 ▶ 1

5 ▶ 3

6 ▶ 3　2: 非社交的で, 社会的関心が低い人がなりやすいといわれている.

7 ▶ 1　1: このほかに, 記銘・記憶の障害や徘徊, 不穏, 不眠などがみられる.

8 ▶ 2

9 ▶ 4

10 ▶ 3

第12回

1 ▶ 2

2 ▶ 2　4: 急性期→慢性期.

3 ▶ 3　1: 完全寛解しにくい.
　　　2: 周囲への関心は減退する.

4 ▶ 1

5 ▶ 3

6 ▶ 4

7 ▶ 3

8 ▶ 2

9 ▶ 1

10 ▶ 4

准看護師試験のための
精選実力テスト集 第7版 〈別冊解答〉

2000年 9 月27日	第 1 版第 1 刷発行
2003年10月28日	第 2 版第 1 刷発行
2006年11月15日	第 3 版第 1 刷発行
2009年12月25日	第 4 版第 1 刷発行
2012年11月20日	第 5 版第 1 刷発行
2018年 8 月27日	第 6 版第 1 刷発行
2022年 6 月10日	第 7 版第 1 刷発行
2024年 6 月 7 日	第 7 版第 2 刷発行

編　集　　メヂカルフレンド社編集部©

発行者　　亀井　淳

発行所　　**株式会社 メヂカルフレンド社**

東京都千代田区九段北 3 丁目 2 番 4 号

〒102-0073　麹町郵便局私書箱第48号

電話03(3264)6611　振替00100-0-114708

https://www.medical-friend.jp

©2022 Printed in Japan 乱丁、落丁本はお取り替えいたします

DTP／㈲マーリンクレイン　印刷／三共グラフィック㈱　製本／㈲井上製本所

303000-178